Ingo Zirks, Markus Angermayr, Susanne Pointner (Hg.)
Anwendungsgebiete der Existenzanalyse

Therapie & Beratung

Ingo Zirks, Markus Angermayr,
Susanne Pointner (Hg.)

Anwendungsgebiete der Existenzanalyse

Der humanistisch-existenzielle Ansatz in Sexualtherapie, Paartherapie und Körperpsychotherapie

Mit Beiträgen von Markus Angermayr, Alfried Längle,
Susanne Pointner, Liliane Strassl und Ingo Zirks

Psychosozial-Verlag

Bibliografische Information der Deutschen Nationalbibliothek
Die Deutsche Nationalbibliothek verzeichnet diese Publikation
in der Deutschen Nationalbibliografie; detaillierte bibliografische Daten
sind im Internet über http://dnb.d-nb.de abrufbar.

Originalausgabe

Gesetzlich vertreten durch die persönlich haftende Gesellschaft Wirth GmbH,
Geschäftsführer: Johann Wirth
Walltorstr. 10, 35390 Gießen, Deutschland
06 41 96 99 78 0
info@psychosozial-verlag.de
www.psychosozial-verlag.de

Umschlagabbildung: Linda Graedel, *Dance of Life*
Umschlaggestaltung und Innenlayout nach Entwürfen von Hanspeter Ludwig, Wetzlar
Druck und Bindung: Majuskel Medienproduktion GmbH
Elsa-Brandström-Str. 18, 35578 Wetzlar, Deutschland
Printed in Germany
ISBN 978-3-8379-3415-1 (Print)
ISBN 978-3-8379-6323-6 (E-Book-PDF)

Inhalt

1 Vorbemerkungen zum (Lese-)Weg

> »Wir brauchen gewissermaßen eine ›poetische Einstellung‹, damit Welt ›zum Sprechen‹ und in ein Antwortverhältnis gebracht werden können.«
>
> *Harmut Rosa (2016, S. 74)*

Zwei Menschen begegnen einander in einem vereinbarten Kontext – im Arbeitsleben, privat, in einer Dienstleistung, in der Praxis. Sie begrüßen sich, setzen sich zusammen. Sofort stellt sich ein inneres Erleben, ein erster Eindruck ein. Der vorsichtige Händedruck, der Blick, die Frage, wo jeder Platz nimmt, ... Der:die Gastgeber:in lädt ein, es sich bequem zu machen, sich dafür auch Zeit zu nehmen, sie tauschen die ersten Sätze aus, während die Körper ankommen, ... Die Begegnung verändert alles. Damit sind bereits die drei Themenkreise angedeutet:

- Immer sind es – auch in der klassischen Praxissituation der psychosozialen Beratung oder der Psychotherapie (mindestens) zwei – Menschen, lebendige, atmend-verkörperte Lebewesen, die sich gegenübersitzen und zwischenleiblich abstimmen, in der Regel völlig unbewusst.
- Immer sind sie als geschlechtliche Wesen präsent. Als Frau, als Mann, oder wie immer sich die Person versteht mit ihrer Identität und ihrem Begehren.
- Immer leben sie mehr oder weniger verbunden mit Anderen, sind geworden durch Beziehungen mit Anderen und einem Universum von Dingen. Diese basalen Erfahrungen sind eingefleischt in die körperleibliche Struktur.

Wir sind immer schon *IN – verwoben* mit dem Ganzen *In-der-Welt-Sein.* All unser bisherigen Gewordensein ist im körperleiblichen Erleben enthalten. Es ist ein Erlebensprozess, in dem sich das Wesentliche von mir, vom Gegenüber, und von dieser aktuellen Begegnung für mich zeigt. Erst im Fassen des Eindrucks und in der Reflexion erfolgen die Differenzierungen des ursprünglich einzigen und ganzen Ereignisses. Unterscheidungen, auch noch so komplexe Theorien, sind nicht im Stande, die Ganzheit des Erlebens abzubilden. Das gilt auch für die Texte dieses Buches. Sie wollen nicht alles neu erfinden, beschreiben oder erklären, sondern unsere perspektivische – existenzielle – Sichtweise einbringen in das Miteinander der wertvollen unterschiedlichen beratenden und psychotherapeutischen Zugänge.

Das vorliegende Werk behandelt drei zentrale Themenkreise, die sich ineinander verweben. Es umfasst paar-beziehungstherapeutische, sexualtherapeutische und leibphänomenologische Perspektiven des verkörperten menschlichen Lebewesens.

Die meisten Texte wurden ursprünglich als Vorträge auf internationalen Kongressen konzipiert. Es ist darin die Lebendigkeit spürbar, der dialogische – auch atmosphärische – Austausch mit den Fachkolleg:innen. Die Überarbeitungen wurden dann durch wissenschaftliche Referenzen und Hinweise auf weitere Verknüpfungen ergänzt und in Form gebracht. Diese Beiträge sollten durch die Buchform einem größeren Leserkreis vorliegen und zugänglich gemacht werden.

Alle drei Themenbereiche sind junge Äste am Baum der Existenzanalyse und verstehen sich als »work in progress«. Am bekanntesten ist wohl die Paartherapie, zu denen Alfried Längle und Kolleg:innen Ansätze entwickelt haben und die von Susanne Pointner und Marc Sattler weiter ausgearbeitet und 2012 als Weiterbildung auf den Weg gebracht wurden. In den letzten zehn Jahren hat Ingo Zirks die existenzanalytische Sexualtherapie entwickelt und ausgearbeitet. Seit 2009 experimentiert Markus Angermayr mit einem leibphänomenologischen Verständnis der Existenzanalyse, deren Ergebnis den Namen »Existenzielles Grounding« bekommen hat.

Es folgt ein Überblick zu den Texten:

Da die Existenzanalyse als humanistisch-existenzielle Richtung der Psychotherapie nicht allen bekannt ist, wird ein in die Existenzanalyse einführender Beitrag von Alfried Längle vorangestellt, um die nachfolgenden Ausführungen im Feld der Psychotherapie und psychosozialen Beratung verorten zu können.

Dann folgen im zweiten Teil Texte zu Beziehung und Begegnung anhand von paartherapeutischen Sichtweisen, Klärungen von Beziehungsdynamiken, bis hin zum gesellschaftskontextuellen Einfluss von romantischen und anderen Beziehungsidealen. Dazu werden die notwendigen Haltungen der Prozessbegleitung aufgezeigt und anhand von Fallvignetten dargestellt. Zentral ist die adaptierte Methode der personalen Existenzanalyse nach Alfried Längle. Diese Texte buchstabieren die existenzanalytischen Annahmen durch und zeigen ihre praktische Anwendbarkeit anhand vieler

Beispiele. Die existenzanalytische Paartherapie wird seit vielen Jahren von Susanne Pointner gelehrt.

Im dritten Teil beschreibt Ingo Zirks Grundzüge einer existenzanalytisch fundierten Sexualtherapie, die er nach den Qualitätsstandards der Deutschen Gesellschaft für Sexualforschung lehrt. Die Offenheit für die Diversität sexueller Identitäten und ihr Verständnis ist dabei eine Grundvoraussetzung, um phänomenologisch arbeiten zu können. Der Umgang mit dem Erleben von Scham als Hüterin der Intimität und Sexualität zeigt uns, wie sensibel und persönlich die Themen Geschlechtlichkeit und Sexualität für uns sind. Skizzen aus der psychotherapeutischen Behandlung von Sexualstörungen nehmen uns mit in die tagtägliche Praxis der Sexualtherapie und runden den zweiten Teil ab.

Im vierten Teil werden grundsätzliche Überlegungen und Praxiserfahrungen eines existenzanalytisch-körperorientierten Zugangs thematisiert. Dieser Zugang wurde von Markus Angermayr unter dem Begriff »Existenzielles Grounding« entwickelt und 2014 erstmals vorgestellt. Dabei werden die die »existenzanalytischen Konzepte« leibphänomenologisch gelesen, das heißt: Die wesentlichen existenzanalytischen Prämissen und Grundbegriffe werden auf ihre körperleiblichen Grundlagen zurückgeführt und von dort her neu in den Prozess eingebracht. Das öffnet und verwandelt die »definierten« Begriffe und Konzepte und hält sie lebendig. Dadurch bekommt die moderne Existenzanalyse einen sanften »embodiment turn«[1], der zu neuen und inspirierenden Effekten führt. Gelehrt wird dieser Zugang heute von Markus Angermayr und Doris Fischer-Danzinger.

Alle drei Entwicklungen sind eine Quelle neuer prozessbegleitender methodischer Möglichkeiten. Anhand der Falldarstellungen wird das phänomenologisch »suchend-tastende« Vorgehen besonders deutlich, sodass Sie in den Arbeiten auch etwas von der eigenen Art des »existenziellen Sehens« spüren können. Das Wesentliche – die »Sache selbst« (Husserl) – zeigt sich. Die Welt – innen wie außen – darf sprechen. Das erscheint einfach, aber das fühlende und spürende Sehen und Verstehen des

1 Vgl. »Embodiment« ist ein Begriff, der sich in der deutschen und internationalen Wissenschaftssprache eingebürgert hat. Er bezeichnet kein einheitliches Konstrukt, sondern eher eine wissenschaftliche Einstellung. Grundlegend fordert die Embodimentperspektive, psychische Prozesse ausdrücklich mit Bezug auf den Körper zu sehen und zu untersuchen. Man geht davon aus, dass psychische Prozesse immer im Körper eingebettet sind (Storch et al., 2010). https://www.embodiment.ch/research/embodiment-def.html

oder der einzelnen Person braucht den dialogischen Prozess, in dem die Resonanzen, Befindlichkeiten und Themen des leidenden Menschen gehoben und geborgen werden können. Bergen meint den zweifachen Prozess, nämlich das Wahrnehmen des Erlebensflusses einerseits und das Schützen andererseits, sodass im Prozess ein stimmiger Umgang damit gefunden werden kann.

Wir – die Autor:innen – rechnen mit zumindest zwei Einsprüchen, die mit der Art des Zugangs zu tun haben: Die wissenschaftlich fokussierten Kolleg:innen werden vermutlich immer wieder beklagen, dass die Begrifflichkeiten manchmal nicht eindeutig geklärt sind und mit Vagheiten operiert wird. Im anderen Fall werden »Praktiker:innen« eventuell stöhnen unter den philosophisch-phänomenologischen Theorie-Bezügen, in welche die prozessualen Ereignisse eingeordnet werden.

Beide Einwände werden nicht bestritten. Es zeigt sich darin die prozesshafte Haltung und der klare Vorrang der Praxis, des gemeinsamen *suchend-tastenden* Vorgehens. Es entspricht dem Verständnis, dass Psychotherapie und psychosoziale Beratung, »existenziell« verstanden und neben wissenschaftlicher Evidenz und praktischem Handwerk, eine Kunst darstellt. Eine Kunst, lebendige Prozesse unserer Klient:innen zu begleiten. Früher sprach man von Heilkunst, eine Kunstform die mehr als akademische Bildung verkörpert, im Sinne Peter Bieris verweist sie auf eine »education sentimental« oder »education by taste«. Angermayr hat diesen Zugang an anderer Stelle mit einer »poetischen Praxis« verglichen, weil es einerseits den intimen, verletzbaren lebendigen Prozess deutlich macht und andererseits die spezielle Atmosphäre anzeigt in der psychotherapeutische (An-)Verwandlung stattfindet. Zudem finden wir bei vielen Schriftsteller:innen eine Tiefe und Lebendigkeit der Beschreibung von Erleben menschlicher Lebewesen die den unabdingbaren theoretischen Konzepten entgeht. Darum können wir in der existenzanalytischen Arbeit von *poetischer Präzision* sprechen, die sich im Prozess zeigt und durch die körperliche Resonanz die Evidenz, das Wahrgenommene und Gegebene bestätigt. Mehr davon im Essay »Existenzanalyse als poetische Praxis«, mit dem das Buch endet, womit wir den Kreis zu schließen hoffen.

Die Autor:innen verstehen ihre Texte als Beiträge zum fachlich-praktischen Diskurs in den angesprochenen Themenkreisen. Ein Anspruch auf zweifelsfreie Richtigkeit und Deutungshoheit ist nicht gegeben, stattdessen ist eine Einladung ausgesprochen, sich auf diesen Zugang einzulassen und selbst zu sehen, wohin er Sie führt.

Lesbar ist das Werk sowohl der Reihe nach, aber es kann auch dem jeweiligen situativen Interesse gefolgt werden und nicht zuletzt erinnern die Autor:innen an die Möglichkeit, die Texte wie Märchen – ohne große Absicht – zu lesen. Lassen Sie sich von einzelnen Sätzen und Bildern berühren, lesen sie sozusagen mit dem ganzen Körper, um wahrzunehmen, was diese in Ihnen wachrufen und wie Sie sich mit ihrem Erleben – Ihrer inneren Lebendigkeit – verbinden und wirken. Wer weiß, vielleicht finden sich überraschende Schätze darin: Verdichtungen, die etwas Neues entstehen lassen. Durch diesen offenen Zugang werden – das ist unsere Hoffnung – sowohl praktische Inspiration als auch interessante, erhellende theoretische Verknüpfungen entstehen.

Dieses Buch wäre nicht möglich, ohne das Vertrauen unserer Patient:innen und Klient:innen, die uns erlauben, sie auf ihrer therapeutischen Reise zu begleiten. Sie lehren uns, genau hinzuhören und ermöglichen uns, wertvolle Erfahrungen zu sammeln. Ebenso Danke an all unsere Kolleg:innen, die an unseren Workshops und Weiterbildungen teilnehmen und durch ihre hilfreichen Anregungen dazu beitragen, dass unsere Konzepte lebendig weiterwachsen. Und natürlich sei unseren Ausbildner:innen, Mentor:innen und Kolleg:innen gedankt, für das feste Fundament, auf dem wir stehen, für ihre Ermutigung, dem eigenen Erleben zu trauen, und für die Inspiration, den Phänomenen Raum zu geben.

Ingo Zirks, Susanne Pointner & Markus Angermayr

Teil 1

Einführung in die Existenzanalyse

2 Existenzanalyse: Was ist das?

Eine moderne Entwicklung der Psychotherapie auf altem Boden

Alfried Längle

Während die Existenzanalyse (EA) in Österreich schon sehr bekannt ist (sie ist seit rund 10 Jahren der größte Ausbildungsverein in Österreich), ist das in anderen Ländern noch nicht der Fall. Darum also eine kurze, einführende Darstellung: Was ist also Existenzanalyse?

Mal ganz trocken zusammengefasst heißt das: Existenzanalyse ist ein psychotherapeutisches Verfahren. Es findet klassischerweise im gesprochenen Dialog statt. Aufgrund ihrer Methodik und des zugrunde liegenden Menschenbildes kann sie *definiert* werden als eine phänomenologisch-personale Psychotherapie mit dem Ziel, der Person zu einem (geistig und emotional) freien Erleben, zu authentischen Stellungnahmen und zu eigenverantwortlichem Umgang mit ihrem Leben und mit ihrer Welt zu verhelfen. Als solche kommt sie bei psychosozialen, psychosomatischen und psychisch bedingten Erlebens- und Verhaltensstörungen zur Anwendung.

Die EA arbeitet auch mit Sinn. Das war das zentrale Thema von Viktor Frankl, der dafür die Logotherapie entwickelt hatte – in der Philosophie bedeutet »Logos« nicht nur Wort, sondern auch Sinn; also Behandlung durch Sinnfindung (Frankl, 2005, 2008; Lukas, 1998). Dieser Zugang ist in der EA weitgehend integriert. Im Unterschied zur reinen Logotherapie steht die EA aber auf einem breiteren Fundament, auf der Existenz, und arbeitet mit anderen Methoden (Längle, 2021).

Wenn es schon Existenz-»Analyse« heißt – was wird da analysiert? Wir richten den Fokus auf das, was es möglich macht, zu einem erfüllenden Leben zu kommen. Eben: wirklich und ganz da zu sein, Präsenz zu leben, in die »Existenz« zu kommen. »Existenz« – das meint zunächst einfach: Es gibt mich, und wenn es mich schon gibt, so sehen wir den Sinn primär darin, dass es mich auch *wirklich gibt*, dass ich körperlich, psychisch, geistig, handelnd und erlebend da bin. Und mich dabei frei erlebe, nicht unter Zwang von Gefühlen oder Vorstellungen stehe! So verstehen wir unter

Existenz ein sinnvolles, in Freiheit und Verantwortung gestaltetes Leben in meiner Welt, mit der ich persönlich in Wechselwirkung und Auseinandersetzung stehe.

Und was geschieht in der existenzanalytischen Psychotherapie und Beratung? Wir wollen die Menschen auf der Basis ihres persönlichen Erlebens unterstützen, anregen und begleiten, zu einem besseren Verstehen zu kommen und lebensfördernde Entscheidungen zu treffen. Das soll ihnen helfen, aus psychopathologischen Fixierungen, Einseitigkeiten in Haltung und/oder Wahrnehmungen, rigiden Gewohnheiten und Reaktionen, die ihr Erleben und Verhalten einengen, herauszukommen. In erster Linie geht es dabei darum, dass die Menschen ein existenziell erfüllendes Leben haben. Der psychotherapeutische Prozess läuft in der EA über phänomenologische Analysen zur Schaffung eines Zugangs zur Emotionalität als Zentrum des Erlebens. Arbeit am biografischen Hintergrund und empathisches Mitgehen der Therapeut:innen tragen zum Verständnis und zu einem besseren Zugang zum Erleben bei. In der anschließenden Arbeit an personalen Stellungnahmen und Entscheidungen sollen die Menschen frei werden für jene Inhalte, Ziele, Aufgaben und Werte, für die zu leben sie sich persönlich angesprochen fühlen.

Das Menschenbild

Wir sehen den Menschen als eine leibliche, psychische und geistige Einheit (s. Abb. 1).

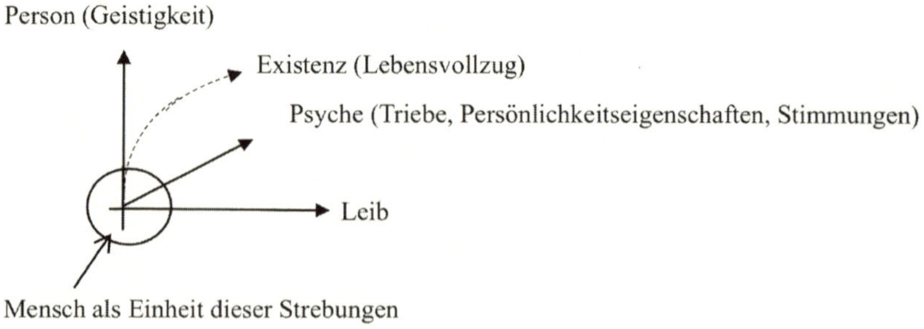

Abbildung 1: Die anthropologischen Dimensionen des Menschen

Daraus leiten sich unterschiedliche Strebungen ab: Als *physisches* Wesen braucht der Mensch Erhaltung und Gesundheit des Körpers, was durch die Bedürfnisse geregelt wird (z. B. Schlaf, Essen, Trinken, Sexualität, Bewegung). Als *psychisches* Wesen geht es dem Menschen um das Wohlbefinden in seinem eigenen Körper und um das Leben seiner vitalen Kräfte. Er strebt nach angenehmen Gefühlen und Spannungsfreiheit, deren Erreichung als Lust erlebt wird; das Scheitern erzeugt Unlust, Spannung, Frustration. Als *geistiges* Wesen sucht der Mensch Sinn und Werte im Leben: Halt, Glaube, Liebe, Gerechtigkeit, Freiheit, Verantwortung usw. Dies sind Strebungen des *Person*-Seins. In der Dimension der *Existenz* kommt die konstitutive Bezogenheit des Menschen auf andere und anderes zum Ausdruck, womit der Mensch zeitlebens im Austausch steht und worauf er sich im Existenzvollzug bezieht (s. Abb. 2).

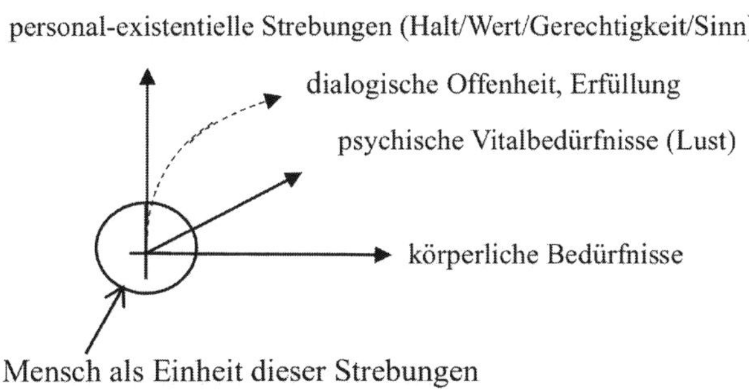

Abbildung 2: Die Dynamiken im Menschen auf den unterschiedlichen anthropologischen Ebenen

Wenn der Mensch unter diesem Blickpunkt gesehen wird, sind somatische, psychologische und psychodynamische Fragestellungen (wie Gesundheit, Intelligenz und Lernvorgänge, die Befriedigung von Triebspannungen) Bausteine und nicht eigentliches Ziel erfüllender Existenz. Die verhaltenstheoretische und die psychodynamische Betrachtung erfahren damit eine diametrale Wendung: Nicht nur unbewusste Konditionierungen und Kräfte lenken und treiben den Menschen, sondern die »Werte in der Welt« ziehen ihn an und die gute, »stimmige« Beziehung zu sich selbst leitet ihn. Die zu erleben und das Leben so zu gestalten, ist »Existenz«.

Um in diesem Sinne arbeiten zu können, bedient sich die EA vorwiegend zweier Theorieblöcke: eines Verständnisses, wie Existenz aufgebaut ist (Strukturmodell), und eines Verständnisses, wie wir in der Existenz Erlebtes verarbeiten und uns ständig wiederfinden können unter dem Einfluss innerer und äußerer Geschehnisse (Prozessmodell). Grundlage von beiden ist ein phänomenologisches Vorgehen, mit dessen Hilfe sie auch gefunden wurden. Unter *phänomenologisch* verstehen wir ein offenes, vorurteilfreies Zugehen und Schauen dessen, was Menschen erleben. Phänomenologie ist Wesensschau (Husserl, 1984). Ziel ist nicht, den Menschen zu erklären, sondern ihn zu verstehen und ihn zu einem Selbstverständnis anzuleiten (Längle, 2013).

Das Strukturmodell: Die existenzielle Motivationslehre

Die Struktur von Theorie und Praxis der EA wird heute von der existenziellen Motivationslehre bestimmt. Um existieren zu können, ist der Mensch vier Themen ausgesetzt, mit denen er sich zeitlebens befasst. Da sie das Leben durchziehen und den Menschen stets bewegen, werden sie als vier existenzielle Grundmotivationen erlebt (Längle, 2021):

1. Es bewegt den Menschen *die Grundfrage der Existenz*: Ich bin da – aber *kann* ich (als ganzer Mensch) da sein? Habe ich den Schutz, genügend Raum, Halt dafür? Diesen erfährt der Mensch vor allem im Angenommensein, was ihm selbst wieder erlaubt, annehmen zu können. Störungen dieser existenziellen Grundlage erzeugen Ängste.
2. Es bewegt den Menschen *die Grundfrage des Lebens*: Ich lebe – aber *mag* ich eigentlich leben? Erlebe ich die Fülle, die Verbundenheit, das Zeit-Haben für Werte? Das Leben als Wert erfährt der Mensch vor allem durch Beziehung, Zeit-Haben, Nähe. Das öffnet ihn selbst, um sich anderem (Menschen, Dingen) zuwenden zu können. Störungen des Lebensbezugs bedingen Depressionen.
3. Es bewegt den Menschen *die Grundfrage der Person*: Ich bin ich – aber *darf* ich so sein, wie ich bin? Erfahre ich Beachtung (Respekt), Gerechtigkeit, Wertschätzung? Das führt zum Selbstwert. Defizite im Selbst-Sein-Können führen zum histrionischen Symptomkomplex sowie zu den wichtigsten Persönlichkeitsstörungen.
4. Es bewegt den Menschen *die Sinnfrage der Existenz*: Ich bin hier – aber wofür ist das gut? Was *soll* daraus werden? Das bedeutet einerseits: Was ist heute zu tun, damit mein Leben in einem sinnvollen Ganzen steht? Und andererseits (was bis ins Religiöse geht): In welchen größeren Zusammenhängen verstehe ich mich? – Wofür

lebe ich? Defizite schlagen sich psychopathologisch vor allem in der Sucht und Suizidalität nieder.

Das Prozessmodell (PEA)

Die PEA ist eine vorwiegend phänomenologische Methode zur Restrukturierung und Stärkung des Ichs, wenn unter dem Druck von Ereignissen der Zugang zum eigenen Wesen, dem innersten Person-Sein eingeschränkt wurde oder verloren ging. Probleme, Leid, Mangelzustände oder Konflikte können zu einer Mobilisierung der primär auf Lebenserhaltung ausgerichteten Psychodynamik führen, wodurch der Mensch in ein reagierendes (Schutz-)Verhalten gerät (z. B. Aggression, Aktivismen usw.). Um zum entschiedenen, verantwortlichen (kongruenten) und an den Ursachen kausal ansetzenden Handeln zu gelangen, müssen personale Ressourcen eingesetzt werden (Längle, 2000).

Die Etappen dieser Methode sind:

1. Arbeit an *Wahrnehmung* und sachlicher Schilderung
2. *Eindruck:* Gefühle und subjektives Erleben des Inhalts
3. Integrativ-biografisches Erarbeiten personaler *Stellungnahmen*
4. Finden des authentischen und situationsbezogenen *Ausdrucks* und Handelns

Nach der genauen Erhebung der Sachlage kann mit den spezifischen Schritten begonnen werden. Den *Eindruck* kennzeichnen Gefühle, spontane Impulse und tiefes, unmittelbares Verständnis des Erlebten (Heben des »phänomenalen Gehalts«).

Die *Stellungnahme*, der zweite Abschnitt der Methode, beginnt mit der Arbeit am Verstehen der eigenen Reaktion sowie am Verstehen der anderen Personen, um dann über das Ergründen der tiefsten eigenen Empfindung das Erlebte (bzw. Getane) hinsichtlich seiner Adäquatheit (Richtigkeit) einzuschätzen und zu einer *Stellungnahme* zu kommen. Auf der Basis dieses personalen Urteils, das auch Reflexionen und Wissen einbezieht, wird die Willensstrebung gehoben und umschrieben, was der Person am Erlebten (Getanen) wichtig ist und was sie damit nun tun will.

Der *dritte Abschnitt* ist die strategische Entwicklung eines praktischen *Handelns*, das auf die reale Situation abgestimmt wird und auf die Konsequenzen vorbereitet.

So kommt der Mensch wieder zu einem ganzheitlichen Erleben und Verhalten, das die Psychodynamik und das Organismische mit seinen Entwicklungspotenzialen integriert und von der Person mit ihrer Freiheit und ihrem Selbstsein durchdrungen ist. Dies ist ein Weg, wie der Mensch seine Kongruenz wieder finden und vor dem Erlebten als Person bestehen kann, ja es ins Leben integrieren kann.

Neuere Entwicklungen

Existenzanalytische Psychotherapie geschieht vorwiegend über das Wort bzw. Dialog und Begegnung, Verstehen und empathisch mitgehen sind das basale Instrumentarium in der EA. Dabei versuchen wir uns anfänglich möglichst zurückzuhalten mit allem Eigenen: mit den Ideen, Gedanken, Impulsen, Reaktionen, Wissen, Theorien, Erfahrungen. Kurz: Wir versuchen, uns ganz offen zu halten für den Menschen und das ihn aktuell Bewegende. Das nennen wir phänomenologische Offenheit, mit der wir dem Menschen im Gespräch begegnen. Und das bedeutet, wir machen vorerst keine Interpretationen im Sinne von Dazugeben von Fremdwissen. Also keine Theorie, keine Erklärungen. Vielleicht später, wenn wir gut verstanden haben. Aber vorerst nicht. Zunächst wollen wir die Beweggründe kennen, die den anderen umtreiben, ihn:sie leiden lassen, beschäftigen, besetzen, bewegen.

In unserer Arbeit ist uns ein ganzheitliches Menschenbild wichtig, also den Menschen als Ganzen »in seiner Welt« zu sehen. Natürlich spielen Lernprozesse, Adaptationsvorgänge, psychische Dynamiken, bewusst oder unbewusst, systemische Konstellationen allesamt eine Rolle in unserem Leben. Das alles ist hilfreich, wenn es unserem Fokus dient, persönlich präsent zu sein. Dem wollen wir auch im praktischen Vorgehen entsprechen. Körper, Psyche, Geist (Person) stellen eine Einheit dar, die im Existenzvollzug immer als eines da sind, zwar mit Dominanzen und manchmal Schlagseiten, aber untrennbar voneinander durchdrungen (Längle, 2009). Wir arbeiten im Bewusstsein, dass das Leben nur subjektiv gelebt werden kann, nie objektiv; und nur in der Gegenwart, weder im Morgen noch im Gestern. Leben/Existenz ist immer getragen von dieser *Ganzheit*, von der sich gegenseitig durchdringenden *Einheit* aller Strebungen, Fähigkeiten, Potenziale, Bedürfnisse, Sehnsüchte, Verlangen, Interessen, Liebe, die in jedem Moment zusammenkommen. *Person-Sein* bedeutet daher immer auch *Leib-Sein*, empfindend und operierend mit den vitalen Kräften der Psyche. Die Resonanzfähigkeit, die das Person-Sein darstellt, emergiert aus dem Leiblich-Psychischen und drückt sich auch darüber aus. Körper und Psyche können sogar Stellvertreterfunktion haben, d. h. füreinander eintreten, der Körper mit Symptomen, wenn die Psyche überfordert ist, die Psyche mit Beschwernissen, wenn es dem Körper zu viel wird, wenn sich der Mensch zu sehr von seinem Wesen entfernt. Psychosomatische Reaktionen stehen einem aktuell verwaisten Person-Sein zur Seite und versuchen, seine Anliegen zu vertreten, wenn die Anstöße und Regungen des Person-Seins auf direktem Wege nicht gehört werden. Informationsverarbeitung, Erleben, Lebensvollzug, ja Person-Sein als das wesentliche Sich-selbst-Sein geschieht viel in ähnlicher Struktur wie körperliche Prozesse verlaufen. Wir verwenden oft genug körperanaloge Begriffe wie »Das muss ich erst verdauen«, »Es liegt mir schwer im Magen«, »Das drückt mir das Herz ab«, »Das treibt mir den Schweiß ins Gesicht«, »Das macht mir Kopfweh«. Aufnehmen, verdauen, Extrahieren von Lebenswertem, separieren von Unbrauchbarem und Giftigem, das geschieht nicht nur im Körper ständig, sondern ebenso in der Psyche und im Geist. Wie viel leichter ist manche Verarbeitung von Problemen oder kreatives Finden von Neuem bei einem Spaziergang oder beim Laufen …? Diese Hinweise auf die Bedeutung des Körper-Seins – und auch Körper-Habens – sollen hier als anthropologische Skizze genügen, mehr folgt im Buch!

Zum Leben und damit zur Existenz gehört auch die Weitergabe von Leben, eine Funktion der *Sexualität*. In ihr drückt sich die Vitalkraft in besonderer Weise aus, sie verweist den Menschen auf das Du und zugleich auf die Notwendigkeit einer guten Beziehung zu sich selbst. Sexualität ist Vermählung mit dem Körper, dem eigenen und dem des:der anderen. Sie ist Sprache, Dialog ohne Worte – Musik der Existenz könnte man sagen. In der Sexualität kommt Existenz zum Schwingen, kommt es zur Berührung des Du in einem intimen Erleben. Natürlich kann sie auch versachlicht, verkauft und funktionalisiert werden. In einem existenziellen Licht steht sie da als eine Kraft, auf deren Rücken die Person zu einer intimen, sehr innerlichen Begegnung getragen wird und in der Ekstase das Unsagbare berührt. Existenz ohne diese Kraft würde verarmen. Zwar wird sie von uns als nicht so bestimmend und alles durchwirkend angesehen, wie in der Psychoanalyse in Form der Libido, aber als ein sehr intensives Mittel für Begegnung und Selbsterleben geschätzt. Weil so kraftvoll, kann sie natürlich auch starke Probleme hervorspülen. Mehr von all dem später.

Aber es geht noch weiter mit den neueren Entwicklungen in der EA. Denn wie Menschen das sexuelle Beisammensein ausgestalten, sich als *Paar* verstehen und dieses gemeinsame Schwingen in einer liebenden Verbundenheit leben können, ist Thema der *Paartherapie*. Eine solche Zusammengehörigkeit zu leben, bringt leicht Spannungen auf: Eigene Bedürfnisse und Wünsche sind mit dem:der Partner:in abzugleichen, zwischenleibliche Vorerfahrungen spielen herein, Erwartungen können enttäuscht werden, Treue verletzt, die Attraktion kann verloren gehen, Affekte den Alltag und das Zusammenleben dominieren, sodass es in der Beziehung nicht mehr zur Begegnung kommt und die Partner:innen sich gegenseitig verletzen und nicht mehr guttun. Damit verliert die Beziehung ihren eigentlichen Sinn. Wie hier zu einem Miteinander kommen, das den anderen Menschen respektiert, den Blick auf sein ganz persönliches Wesen, das am Beginn der Beziehung einmal so gefallen hat, wieder auftut, das sind zentrale Inhalte einer existenziellen Paartherapie.

Es ist zu begrüßen, dass diese Themen und Aspekte der Existenz in diesem Band speziell dargestellt und illustriert werden. Sie geben der modernen EA »Fleisch« und verleihen ihr pulsierendes, warmes Leben.

Literatur

Eberwein, W. & Thielen, M. (Hrsg.). (2014.) *Humanistische Psychotherapie. Theorien, Methoden, Wirksamkeit*. Psychosozial-Verlag.

Existenzanalyse. Fachzeitschrift der GLE (seit 1984).

Frankl, V. (2005). *Der leidende Mensch. Anthropologische Grundlagen der Psychotherapie*. Huber.

Frankl, V. (2007). *Ärztliche Seelsorge*. Deuticke.

Frankl, V. (2008). *... Trotzdem ja zum Leben sagen. Ein Psychologe erlebt das Konzentrationslager*. Dtv.

Husserl, E. (1984). *Logische Untersuchungen. Zweiter Band. Erster Teil. Husserliana XIX/1; zweiter Teil Husserliana XIX/2*. Nijhoff.

Kolbe, C. & Dorra, H. (2020). *Selbstsein und Mitsein. Existenzanalytische Grundlagen für Psychotherapie und Beratung*. Psychosozial-Verlag.

Kriz, J. (2001). *Grundkonzepte in der Psychotherapie*. Beltz.

Längle, A. (1998). *Viktor Frankl*. Ein Porträt. Piper.

Längle, A. (2000). *Praxis der Personalen Existenzanalyse*. Facultas.

Längle, A. (2007). *Sinnvoll leben. Eine praktische Anleitung der Logotherapie*. Residenz.

Längle, A. (2009). Das eingefleischte Selbst. Existenz und Psychosomatik. *Existenzanalyse, 26*(2), 13–34.

Längle, A. (2011). *Erfüllte Existenz. Entwicklung, Anwendung und Konzepte der Existenzanalyse*. Facultas.

Längle, A. (2013). *Lehrbuch zur Existenzanalyse*. Facultas.
Längle, A. (2021). *Existenzanalyse und Logotherapie*. Kohlhammer.
Längle, S. & Gawel, B. (2016). *Themen der Existenz – Existenz in Themen. Ein Lesebuch zur Existenzanalyse*. Facultas.
Längle, S. & Sulz, M. (2005). Das Eigene leben. Ein Lesebuch zur Existenzanalyse. GLE freies Download unter https://www.existenzanalyse.org/wp-content/uploads/Lesebuch-Silvia-Laengle.pdf
Lukas, E. (1998). *Lehrbuch der Logotherapie. Menschenbild und Methoden*. Profil-Verlag.
Stumm, G. (2011). *Psychotherapie. Schulen und Methoden. Eine Orientierungshilfe für Theorie und Praxis* (3. vollst. überarb. und erw. Aufl.). Falter.
Waibel, E.-M. (2009). *Erziehung zum Selbstwert*. Brigg.
Yalom, I. (1989). *Existentielle Psychotherapie*. EHP.

Biografische Notiz

Alfried Längle, Dr. med., Dr. phil., DDr. h. c., Privatdozent Univ.-Prof., ist Arzt für Allgemeinmedizin und psychotherapeutische Medizin, klinischer Psychologe und Psychotherapeut. Er ist Begründer des psychotherapeutischen Verfahrens Existenzanalyse sowie langjähriger Vorsitzender und Präsident der GLE International. Er ist weltweit als Lehrtherapeut und Lehrsupervisor in der Verbreitung der Existenzanalyse als Psychotherapie, Coaching-Ansatz und Existential Leadership tätig. Für weitere Informationen siehe https://www.laengle.info sowie https://www.existenzanalyse.org

Teil 2

Existenzanalytische Paartherapie

3 »Wie soll ich meine Seele halten …«

Vom Schrei nach Liebe zum Zuruf des Liebenden[1,2]

Susanne Pointner

»Wie soll ich meine Seele halten, dass sie nicht an deine rührt?« So beginnt Rainer Maria Rilkes Gedicht *Liebeslied* (Rilke, 1994). Am Anfang der Beziehung kann dieser Satz den süßen Sog der Liebe ausdrücken. Wer erinnert sich nicht gern an die Tage, als er und sie frischverliebt durch den Wald schlenderten? Die ersten Begegnungen mit der Geschwisterseele haben eine Mächtigkeit, der man sich kaum entziehen kann – und möchte.

In der Erschöpfung des Alltagstrotts oder des oft einsetzenden Machtkampfs hat sich der wunderbare Hormoncocktail verflüchtigt. Dann ist es manchmal mehr ein Stöhnen: »Ach gerne möcht ich sie bei irgendwas Verlorenem im Dunkel unterbringen an einer fremden stillen Stelle, die nicht weiterschwingt, wenn deine Tiefen schwingen« (ebd.).

In der Therapie und Beratung ist das Leiden an einer Paarbeziehung häufig Thema. Früher wurde der Schmerz des Zusammen-und-doch-getrennt-Seins oft lange ausgehalten, heute denken viele Paare rascher an Trennung. Manchmal ist das die beste Lösung, auch für die Kinder. Häufig sind aber auch die Trennungen langfristig belastend und teuer. Paartherapie oder Trennungsbegleitung ist in jeder Hinsicht ressourcenschonender.

Relativ wenige Paare lassen sich jedoch im Paarsetting unterstützen. Laut Guy Bodenmann, Paarforscher an der Universität Zürich, hat nur eines von zehn Paaren versucht, seine Schwierigkeiten in der Paartherapie zu besprechen (Bodenmann, 2003). Wenn sie nicht zu spät kommen

---

1 Korrigierte Fassung von: Pointner, S. (2019). »Wie soll ich meine Seele halten …«. Vom Schrei nach Liebe zum Zuruf des Liebenden. *Existenzanalyse, 2*, 55–62.

2 Eine Präsentation zu diesem Beitrag finden Sie hier: https://prezi.com/view/SuqlBrsEchb3aFuyBn2z/

und die Liebe noch nicht unter Trümmern begraben liegt oder woanders ihre Zelte aufgeschlagen hat, lässt sich im Paarsetting die leidvolle Psychodynamik der Partner:innen gut bearbeiten – und zwar unmittelbar in dem Moment, in dem sie aufflackert.

Wir stellen hier die Arbeit mit Paaren auf der Basis der Methode der Personalen Existenzanalyse (PEA) von Alfried Längle (2014) vor. Im Paarsetting hat sich die Ergänzung mit Tools aus der Imago-Therapie bewährt. Diese wurde von Harville Hendrix und Helen Hunt entwickelt (Hendrix, 2009) und ist in Österreich durch Sabine und Roland Bösel (2012) und Evelin und Klaus Brehm (2018) bekannt geworden.

Viele Klient:innen, aber auch Therapeut:innen haben Bedenken gegenüber der Arbeit im Paarsetting. Ich möchte drei häufig genannte hier reflektieren. Danach werde ich Martin und Sonja vorstellen, denen es gelingt, im Prozess der gemeinsamen Personalen Existenzanalyse aus der Verstrickung, oder »Kollusion« wie der Paartherapeut Jürg Willi (2008) es nennt, in die Koevolution zu kommen.

Paartherapie: Für und wider

Argument 1: »Mein Partner geht nicht in Paartherapie«

Ohne den:die Partner:in ist Paartherapie schwierig. Es ist aber auch in der Einzelberatung möglich, die Bezugspersonen in das innere Bild einzubeziehen und den Paardialog zu fördern. Die Anregung lautet in diesem Fall, mit dem:der Partner:in im imaginativen Raum direkt, anstatt über ihn zu sprechen. Das verändert etwas in der Haltung der Klient:innen:

Th: Was sagen Sie denn zu ihm, wenn er da jetzt sitzt?

K: Ich formuliere es als Bitte. Ich sage »Kannst du bitte endlich den Müll hinuntertragen …«

Th: Was fühlen Sie dabei?

K: Ungeduld, Ärger, Ohnmacht.

Th: Und was sagt Ihr Partner?

K: Er wird mich anfahren. »Ich bin den ganzen Tag im Büro, da kannst du doch wenigstens den Müll selbst hinuntertragen.«

Th: Was fühlt er?

K: Ich weiß nicht ... vielleicht auch Ärger. Erschöpfung. Aber es kann doch nicht sein, dass ...
Th: Wollen wir einmal versuchen zu verstehen, was sie beide bewegt?

Nun gilt es zunächst, das Leid des:der Klient:in zu verstehen und zu versorgen. Danach ist der Blick auf den:die Partner:in mit mehr Offenheit und Empathie möglich, und die eigene Beteiligung an der Paardynamik kann in den Blick kommen.

Schneller und manchmal effizienter lassen sich die Konflikte im Paarsetting bearbeiten. Oft scheint es so, als würde nur ein Partner diesen Wunsch hegen und der andere ihn abblocken. In der Regel haben aber beide Angst vor Veränderung und ebenso große Angst, dass es so weitergeht, wie bisher.

Ein Schlüsselsatz in der Paartherapie lautet: »Die Ambivalenz liegt im Paarzwischenraum.« Paare sind in ihren Sehnsüchten, Werten, biografischen Verletzungen und Lebensthemen verbunden. Jürg Willi nennt den psychodynamischen Aspekt dieser Verbundenheit bis hin zur Verstrickung »Kollusion« (Willi, 2008). Paare haben den meist unbewussten Wunsch, ein Thema gemeinsam zu bewältigen. Dadurch sind sie auch zusammengespannt (vgl. englisch »couple – das Joch«). Die Partner fühlen sich zueinander hingezogen, aber nach und nach immer unfreier.

Wie wir später sehen werden, ist bei dem Paar Sonja und Martin die Ressource Humor ambivalent besetzt. Im Dialog bittet Sonja ihren Mann, in ernsten Momenten weniger Scherze zu machen. Beide lachen gern und beide haben viel Ernst und Tiefgang. Sie möchten beide Pole integrieren. Wären sie im Machtkampf, würde Martin ständig witzeln und Sonja ihn permanent dafür abwerten. Paare teilen sich also bei einem Thema die Pole: Einer ist oft in aktivistischer – Willi nennt es progressiver – Form, der andere dagegen im regressiven, passiven Schutzmuster. Das ist die stille Vereinbarung.

Wenn nun ein Partner sich in die Mitte bewegt, etwa indem er sich und dem anderen seine zwiespältigen Gefühle eingesteht, kommt Bewegung in die Paardynamik: »Ich würde mir gern in der Paartherapie unser Konfliktmuster anschauen, aber ich habe Angst, dass ich dann als die Schuldige dastehe. Wie geht es dir damit?« Sehr oft ist es dann möglich, den:die Partner:in zu einer Schnupperstunde zu bewegen. Wenn bei beiden die Ambiguität sichtbar und verstehbar gemacht werden kann, lässt sich auch der »mitgeschleppte« Partner zur Mitarbeit einladen.

Argument 2: »Die monogame Paarbeziehung zwischen zwei Menschen ist ein Auslaufmodell«

Trennen sich heute nicht die meisten lieber, als dass sie an der Beziehung arbeiten? Es gibt und gab immer schon Alternativen zur monogamen langfristigen Paarbeziehung – Askese, Hetären und Halbweltdamen, One-Night-Stands, Affären. Neuerdings gibt es auch Onlinebeziehungen und alle Arten von künstlichen Ersatzbeziehungen. Die Zukunft hält noch ganz andere Liebestechnologien bereit: Personalisierte Sexroboter mit künstlicher Intelligenz sollen zu ungeahnten Höhepunkten führen, digitale Avatare zum virtuellen Liebesrausch verhelfen oder einfach als nette Lebensgefährtin dienen, so wie die holografische Assistentin Azuma Hikari, die die Gatebox – eine japanische Version der »Alexa« – bewohnt und angeblich das Leben ihres »Meisters« versüßen will. Der Zukunftsforscher Matthias Horx spricht in seinem Buch *Future Love* vom »digitalen Outsourcing des Sex« – und nicht nur des Sex (Horx, 2017).

Die meisten Menschen sind allerdings in Sachen Liebe recht konservativ. Horx schildert Gegenbewegungen, die unser zukünftiges Liebesleben prägen werden. Die Rückkehr zum Liebesbrief oder Liebesschulzentren, wo Paare die Kunst der hohen Minne üben. Eine Umfrage des Umweltministeriums in Deutschland im Jahr 2018 mit dem Titel »Zukunft? Jugend fragen!«, die auf einer Befragung von mehr als 1.000 jungen Menschen zwischen 14 und 22 Jahren basiert, zeigt: Stabile soziale Bindungen stehen für die 14- bis 22-Jährigen als wichtigster Faktor weit oben auf der Liste (Nier, 2018). Aber: 90 Prozent möchten immer wieder neue Erfahrungen machen können. Um diese Pole zu verbinden, wird immer öfter professionelle Begleitung gesucht (vgl. Beck-Gernsheim, 2010).

Die Mehrheit der Beziehungssuchenden ist erstaunlich romantisch. Diese verschiedenen »Moden in der Liebespraxis« sind für Kornelia Hahn, Soziologin an der Universität Salzburg, kein Widerspruch (Hahn, 2011). »Wir sehen in unserer Forschung, dass gerade die neuen Kommunikationstechnologien ältere Anbahnungsformen wieder aufleben lassen.« In einer Studie analysierte sie »Erfolgsgeschichten«, die auf Parship veröffentlicht wurden. Das Zusammenfinden wird von den meisten Paaren nicht als etwas empfunden, das durch Algorithmen oder durch das aktive Handeln der Beteiligten zustande gekommen ist. Es wird auch in der Partnerbörse dem Einfluss einer »höheren Macht« zugeschrieben.

Argument 3: »Paartherapie ist ungeeignet bei psychischen Störungen«

Manche Therapeut:innen meinen, Paartherapie sei ungeeignet für die Bearbeitung von psychischen Störungen und für Menschen mit schwacher Ich-Struktur oder mit sehr fixierten Copingstrategien. Manchmal ist tatsächlich die Psychodynamik in der Paarsitzung so mächtig, dass schon die ersten Elemente des Dialogs – innere Entspannung und Zentrierung, gegenseitige Wertschätzung – nicht oder verzerrt stattfinden können: »Ich schätze es, dass du gestern endlich einmal den Müll hinuntergebracht hast, nachdem ich dich dreimal gebeten habe!« Dann beginnt man schon mal die Fenster zu schließen in der Praxis … und fühlt sich wie in Daniel Glattauers *Wunderübung* (2016).

Voraussetzung für gelungene Begegnung: Grundmotivationen

Manche Paare brauchen enge Grenzen, um sich frei entfalten zu können. Sie erleben und produzieren das leidvolle Beziehungsmuster im Hier und Jetzt. Wenn es gelingt, das Paar so gut zu versorgen, dass es in den personalen Dialog kommt, kann das erstaunlich schnell Entwicklung anregen. Das gilt auch für traumatisierte oder in den Schutzmustern sehr fixierte Menschen, weil diese Paare durch den hohen Leidensdruck ein großes gemeinsames Heilungspotenzial entwickeln können. Den Stress zu verringern, ist die erste und vorrangige Aufgabe des:der Therapeut:in, sodass personale Begegnung wieder möglich wird.

> »Die Achse einer Paarbeziehung ist der Austausch, das gelebte Miteinander. Die dem Menschen gemäße Form des Austausches ist der personale Dialog. Der aber beruht auf Personen, die Zugang zu sich haben und ihre Partner respektieren, Interesse an ihm haben, ihn in seiner Andersheit gelten lassen« (Längle, 2008).

Die Paartherapie dient mindestens so sehr der Anleitung zur Differenzierung und Selbstfürsorge wie zur Unterstützung der Verbundenheit und Zuneigung. Mit den Worten des Dichters Khalil Gibran (2009) ausgedrückt: »Steht einer beim anderen, aber steht nicht zu nah, denn die Säulen des

Tempels stehen einzeln, und Eiche und Zypresse wachsen nicht im gegenseitigen Schatten«. Die Säulen des existenzanalytischen Dialogs bilden die von Alfried Längle entwickelten Grundmotivationen, der Prozess führt über den Königsweg der Personalen Existenzanalyse (PEA). Sie schafft dem Paar und dem:der Therapeut:in einen transparenten, strukturierten, aber inhaltlich offenen Rahmen, liefert einen Handlauf (Längle, 2014).

Halt

Die Traumaforschung und die Neurobiologie haben bestätigt, was wir intuitiv immer schon wussten: Menschen brauchen einen sicheren Raum, um sich nach innen und nach außen zu öffnen und um neue Lernerfahrungen machen zu können. Je weniger das Grund- und das Selbstvertrauen von Klient:innen ausgeprägt ist, desto mehr Halt braucht das Paar durch den:die Therapeut:in sowie durch eine klare Struktur. Je bedrohter sich die Partner fühlen, desto mehr Schutz brauchen sie durch Unterbrechungen, Maßnahmen der unmittelbaren Selbstfürsorge und auch punktuell und sparsam eingesetzte psychoedukative Interventionen.

Raum

Aus der Imago-Therapie wurde die Trennung von Sendenden und Empfangenden übernommen. Kurt Hahlweg (Schindler, Hahlweg & Revenstorf, 2013) von der TU Braunschweig meint in seinem partnerschaftlichen Lernprogramm: »Soll ein Gespräch gewinnbringend verlaufen, so müssen beide Beteiligten zum Zug kommen. Das erfordert, dass jeweils einer sich zurücknimmt und zuhört.« Er untersuchte den Effekt des Trainings anhand von Paaren, die Eheseminare besuchten. Die Kontrollgruppe bekam nur theoretische Inputs. Alle Paare wurden danach über 25 Jahre hinweg immer wieder befragt, wie es in der Beziehung läuft. Bei den Paaren, die das Kommunikationstraining gemacht hatten, war die Scheidungsrate vier Prozent, bei den anderen waren es ca. 28 Prozent (2013).

Die Empfangenden sind Besucher im Land des anderen und schauen sich dort um – fremde Länder, fremde Sitten. Sie werden dabei immer wieder von den Therapeut:innen unterstützt, beruhigt oder ermutigt. Die Sendenden haben genug Raum, um ihr Erleben möglichst in Ich-Botschaften, mit emotionaler Wahrhaftigkeit und gemäßigten Appellen zu schildern. Der aktive Entwicklungsprozess liegt eher bei den Sendenden, der verstehende Part eher bei den Empfangenden. Somit kommen die Sendenden von der appellativen Haltung in die Selbstoffenbarung, und die Empfangenden aus der Verteidigungshaltung in ein zugewandtes Interesse. »Raum haben« heißt für Menschen mit aktiveren Copingstrategien, dass ihnen das Gegenüber endlich wirklich zuhört. Für die zurückgezogenen Partner:innen bedeutet das, dass sie nicht bombardiert werden mit Fragen, und in Ruhe nachdenken können. Es ist wichtig, darauf zu achten, dass die stillere Partner:innen sich nicht verschließen, sondern jede nonverbale Geste als Anlass gesehen wird, die Irritation aufzugreifen und zu versorgen. Sie werden am Beginn des Dialogs dazu aufgefordert, die Botschaften der Partner:innen zu portionieren, sprich, sie zu unterbrechen mit den Worten: »Lass mich zusammenfassen, was ich gehört habe«.

Um die Begegnung der Partner:innen zu fördern, wird möglichst wenig über sich oder über die anderen, sondern vorwiegend zueinander gesprochen. Das Paar lernt, miteinander wieder so zu kommunizieren – verbal und nonverbal –, dass gegenseitiges Verstehen möglich wird. Ein weiteres Hilfsmittel ist das Zusammenfassen des Gehörten durch die Empfangenden und das Vorgeben von Satzanfängen anstatt von Fragen durch die Therapeut:innen. Sie führen das Paar in die Verbundenheit und – wenn nötig – in die Abgrenzung und sind Hilfs-Ich für die Klient:innen im Beziehungsgeschehen. Im existenzanalytischen Arbeiten werden die Satzanfänge weder im Inhalt noch im Ablauf vorgegeben – sie entstehen aus dem Prozess. Es wird eine klare Struktur vorgegeben, um größtmögliche inhaltliche Offenheit zu gewährleisten.

Schutz

Die Klient:innen lernen in einem ersten Schritt, Signale wahrzunehmen, die darauf hinweisen, dass sie selbst oder der:die Partner:in nicht mehr in der Sicherheitszone sind. Wenn sie von Beginn an ihr Einverständnis geben, die Schutzmaßnahmen der Therapeut:innen zuzulassen, spielt sich das Durchbrechen der psychodynamischen Bahnungen zumindest im Therapieraum relativ schnell ein. Es ist für die meisten Klient:innen einleuchtend, dass ihre Fähigkeit zuzuhören, das Wesentliche zu erfassen oder auszudrücken und neue Lernschritte zu machen, eingeschränkt ist, wenn sie unter Stress stehen. Sobald es zu verletzenden Äußerungen kommt, unterbricht der:die Therapeut:in den Dialog und arbeitet sowohl versorgend als auch konfrontierend mit den Aggressor:innen.

Für viele Klient:innen ist die Erfahrung, Schutz vor den kleinen bis heftigeren Nadelstichen der Interaktion zu finden, neu. Sie können durch die Intervention der Therapeut:innen ein inneres Bild, ein Modell entwickeln, das ihnen die Abgrenzung gegenüber den Partner:innen, aber auch von Verletzungen durch andere, etwa durch die eigene Herkunftsfamilie, ermöglicht. Es tut der jungen Frau gut, wenn ihr sanfter Mann endlich der übergriffigen Schwiegermutter eine Grenze setzt, weil er selbst es in der Paarberatung erfahren und lernen konnte. Letztlich ist sie auch froh, wenn er auch ihr gegenüber ein klares »Nein« ausspricht – in der Hoffnung, dadurch ein anderes Mal endlich ein klares »Ja« von ihm zu hören.

Sicherheit bietet auch die Beschränkung des Settings auf die Paarsitzung. Manche Kolleg:innen arbeiten auch einzeln mit den Partner:innen. Es besteht die Gefahr, Geheimnisträger:in zu werden und diverse Ängste und Vermutungen in den nicht anwesenden Partner:innen zu erzeugen. Die Vereinbarung, alle Informationen (auch Emails, Anrufe etc.) zu teilen und erst zu beginnen, wenn beide Partner:innen anwesend sind, schafft Klarheit, Transparenz und Schutz – auch für die Therapeut:innen. In der Regel ist es auch eher ungünstig, vom Einzel- ins Paarsetting zu wechseln und umgekehrt. Das Paar sucht und schafft einen gemeinsamen Raum, in dem beide vor, während und nach der gemeinsamen Arbeit ihren Platz finden und behalten sollen.

Fallbeispiel

Vorstellung

Anhand der Darstellung einer Sitzung (einer Doppeleinheit von 90 Minuten) möchte ich die Schritte der PEA im paartherapeutischen Prozess darstellen.

Sonja und Martin sind ein Paar, das sich dankenswerterweise bereiterklärt hat, eine Demonstration zu machen und so ein wenig Einsicht in ihre Paarbeziehung zu geben. Sie sind um die 50 Jahre und seit 27 Jahren verheiratet. Sie haben drei erwachsene Söhne und leiten nebenberuflich Ehevorbereitungskurse. Dadurch haben sie viel Erfahrung darin, sich als Paar zu zeigen und trotzdem auf ihre Privatsphäre zu achten.

Sonja und Martin fokussieren sich kurz und geben einander eine Wertschätzung. Dann schildert Sonja ihr Anliegen. Martin fasst immer wieder zusammen, was er gehört hat.

PEA 0: Deskription und PEA 1: Entflechtung und neue Verbundenheit

Sonja und Martin haben ihre Aufmerksamkeit kurz nach innen gerichtet und sich dann gegenseitig gesagt, was sie aneinander in der letzten Zeit geschätzt haben. Danach lädt Sonja Martin in ihr Land ein.

Die Partner sitzen vis-á-vis relativ nah beisammen. Paare kommen so schwerer ins Diskutieren – das tun sie ohnehin daheim. Sie können die eingefrästen Erwartungshaltungen nicht verändern, indem sie darüber reden, wer wann welchen Scherz machen soll oder nicht machen soll. Wir müssen im Hier und Jetzt neue Wirklichkeiten schaffen. Das Paar will wieder die Liebe spüren oder im Falle einer Trennungsbegleitung zumindest die Wertschätzung erhalten und das gemeinsame Anliegen retten. Der personale Dialog braucht das entschiedene Ablegen der Waffen. Erst wenn beide ehrlich sagen können: »Ich möchte Dich einladen in mein Land« und »Ich möchte Dich gern besuchen« ist die Atmosphäre dafür geschaffen. Das Bild vom Land des anderen hilft Martin die eigene Sichtweise zurückzustellen. Es geht nicht um die objektive Wahrheit, sondern um subjektive Wahrnehmung. In anderen Ländern herrschen andere Sitten, und Symbole werden anders gedeutet. Martin versucht zu hören und zu verstehen, was Sonja mit bestimmten Begriffen meint und wie sie Situationen erlebt.

Sonja schildert Martin ihre Frustration darüber, dass er immer wieder Scherze macht, wenn sie traurig ist. Sie schätzt seinen Humor, aber in manchen Momenten fühlt sie sich von ihm durch die Witze übergangen und verletzt.

Sie weint.

Martin fasst zusammen, was er gehört hat. Er ist berührt von dem, was Sonja sagt.

Sehr oft fließen in der Paartherapie Tränen – auch bei Männern. Eher intellektuell ausgerichtete, reflektierte Klient:innen kommen durch die Intensität des Geschehens leichter ins Fühlen. Menschen, die zu überschießenden Reaktionen neigen, lernen im direkten Kontakt mit dem Auslöser durch die Intervention der Therapeut:innen, ihre Emotionen zu regulieren und in die Selbstfürsorge zu gehen (vgl. Pointner, 2018).

Wenn die zurückhaltende Sonja darauf vertrauen kann, dass ihr eloquenter Mann nur zusammenfasst, was er hört, dass niemand Fragen stellt oder etwas erklärt, und sie gefühlt alle Zeit der Welt hat, steckt sie vorsichtig den Kopf aus dem Schildkrötenpanzer. Martin versucht dann zunächst die Gelegenheit zu nutzen und ein wenig mehr aus ihr herauszubekommen, entspannt sich aber im Lauf der nächsten Sitzungen, weil er merkt, dass es nicht die erste und letzte Gelegenheit dafür ist. Dadurch kommen beide von den primären Emotionen bzw. den Coping-Strategien – Ärger, Ohnmachtsgefühle, Lähmung, Kränkung, Ekel – in die tiefere Emotion, den Schmerz, die Angst, die Sehnsucht. Sie offenbaren das, worum es ihnen eigentlich geht und werden in ihrer Verwundbarkeit sichtbar. Anleiten, Modulieren und Vertiefen des nonverbalen Dialogs sind entscheidend für die Qualität des Dialogs. Gelingt die Verbindung der Herzen nicht, dann ist die Enttäuschung umso größer. Umso schöner ist die Erfahrung, verstanden und umarmt zu werden – oder selbst zu verstehen und zu umarmen. Paardialoge sind oft emotionaler als Einzeltherapien und die körperliche Nähe der Partner darf hier durchaus einbezogen werden.

Sonja schildert nun den Bezug zu ihrer Kindheit. In ihrer Familie gab es Herzlichkeit und Fröhlichkeit. Ernst und bedrückt zu sein war allerdings weniger erwünscht. Sonja fühlte sich mit ihrer Traurigkeit oft allein gelassen. Martin validiert das Gehörte. Er kann gut nachvollziehen, wie die kleine Sonja sich gefühlt hat und dass sein Verhalten diese alte Wunde immer wieder anrührt.

Für das Vertiefen der Emotionen und vor allem für das Heben des phänomenologischen Gehalts (»Was sagt mir dein Verhalten?«) kann es oft hilfreich sein, den biografischen Faden – das Lebensthema – aufzugreifen. Sonja schildert den Bezug zu ihrer Kindheit, Martin wird eingeladen, das Gehörte gelten zu lassen und zu verstehen. Das verändert Martins Haltung – er ist nicht allein »schuld« oder verantwortlich für Sonjas Schmerz. Er kann nun besser verstehen und nachfühlen, was er durch sein Verhaltensmuster in ihr auslöst. Um dieses zentrale verbindende Element zu unterstützen, wird er eingeladen, das Gehörte zu validieren:

»Ich kann verstehen, wie es dir als Kind ergangen ist, weil Traurigkeit nicht erwünscht war. Du warst allein damit. Und es ist mir nachvollziehbar, dass du dich daher heute manchmal, wenn ich Scherze mache, übergangen fühlst und ärgerlich wirst.«

Implizit ist darin eine Stellungnahme zu seinem Verhalten enthalten.

Der zweite Schritt der PEA wird also von den Empfangenden in enger Kooperation mit den Sendenden und den Therapeut:innen unterstützt. Dadurch fühlen sich die Empfangenden endlich gesehen und verstanden. Die Gefahr beim Rückbezug auf die Kindheitsgeschichte ist, dass die Schuldlast nun den Eltern aufgebürdet wird und die Klient:innen in der Opferhaltung bleiben: »Nicht du, sondern die Eltern (Großeltern, der Expartner …) sind schuld. Aber du bist der Trigger und du kannst mich heilen – also bitte gib mir endlich, was ich brauche!« Es ist hilfreich, die ursprünglichen und eigentlichen Adressaten der Wut, der Kränkung oder der fehlgeleiteten Loyalität zu identifizieren. Damit kann eine Distanzierung vom Geschehen erfolgen und das Verstehen sowie der Verarbeitungsprozess ermöglicht werden. Entscheidend ist dafür aber auch der nächste Schritt:

PEA 2 und PEA 3: … und Wachstumsschritte

Sonja formuliert die Sehnsucht des inneren Kindes: Ich möchte, dass du mich immer ernst nimmst und nie meine Traurigkeit übergehst. Das kleine Mädchen will, dass du mich immer siehst und auf mich eingehst.

Es löst oft bei beiden Partnern ein Lächeln aus, wenn die Sehnsucht des inneren Kindes frei heraus gesagt werden kann. Damit wird beiden klar, dass der Partner die Wünsche nicht erfüllen kann und soll, denn wie wäre sonst die Autonomie des Senders gewährleistet? Aber Martin kann sie trösten. Trost kann – wenn die Verbindung gelingt – direkt und unmittelbar durch die Person erfolgen, nach deren Verständnis und Zuwendung sich die Senderin in der Gegenwart am meisten sehnt. Die körperliche Nähe der Partner darf und soll einbezogen werden. Martin tut es gut, der geliebten Frau das geben zu können, wonach sie sich sehnt – fürs Erste einmal in den Bildern der Vergangenheit. Nebenbei heilt auch sein inneres Kind dabei, weil es in der biografischen Verletzung viel Gemeinsamkeit gibt.

Sonja nimmt Stellung zu ihrem eigenen Verhalten. Sie zeigt und äußert ihre Traurigkeit nicht, sondern zieht sich still zurück und wird ärgerlich, wenn Martin nicht auf sie eingeht. Dadurch löst sie bei Martin, für den sowohl Rückzug als auch Aggression bedrohlich waren als Kind, sein Schutzmuster aus. Martin fasst das Gehörte zusammen.

Sonja wird dazu eingeladen, ihr eigenes Verständnis zu ergänzen, und aus der regressiven Position bewusst herauszutreten. Es geht darum, die übernommenen oder als Reaktion entwickelten Abwehrmuster anzunehmen, zu verstehen, zu würdigen und loszulassen. »Als Erwachsene sehe ich es so, dass …«. Dabei geht es um die Stellungnahme zu dem, was passiert ist, aber auch zu den eigenen fixierten Abwehrmustern, die von den Eltern übernommen wurden oder als Reaktion entwickelt wurden: »Ich habe gelernt, zu … und dadurch mache ich es dir schwer …« oder »Ich habe damals beschlossen … und verhindere damit, dass …«. Die Klient:innen übernehmen für ihren Teil des Beziehungskonflikts die Verantwortung, soweit ihnen das zu diesem Zeitpunkt möglich ist – und sei es die Erkenntnis, dass sie sich nicht schützen, dass sie z. B. nicht gehen.

Das Erarbeiten von Sonjas Stellungnahme löst durch die nun einfühlsame, verständnisvolle Haltung von Martin – mit Unterstützung der Therapeutin – ein spontanes Erleben der Freiheit aus. Der Schritt ins Erwachsenen-Ich, das nun aufgrund der Erkenntnis der dysfunktionalen Schutzmuster aus eigenem Antrieb heraus eine Veränderungsmöglichkeit sucht, ist Angelpunkt und Drehscheibe des existenzanalytischen Dialogs. Selbstdistanzierende, etwa humorvolle Elemente sind hilfreich, um aus der regressiven Erinnerung wieder in die eigenverantwortliche Position der Gegenwart zu kommen.

Sonja möchte versuchen, in den nächsten zwei Wochen einmal, wenn sie traurig ist, das Gefühl von sich aus zu benennen und Martin um eine Umarmung zu bitten. Martin möchte sie unterstützen, indem er ihr die Umarmung zusagt.

Sonja arbeitet an einem konkreten Schritt, der ihre Haltungsänderung ausdrückt. Martin kann und soll Sonjas Wachstumsschritt unterstützen – nicht im Sinne eines Kompromisses oder gar einer Unterwerfung, sondern im Sinne einer eigenen Entwicklungschance. Dabei wird darauf geachtet, dass beide einen möglichst kleinen, konkreten, messbaren Handlungsschritt setzen. Das eigene Schutzmuster soll gewürdigt und verändert werden. Martin wird gebeten, den Schritt zu unterstützen. Das Paar notiert sich das gemeinsame Vorhaben, und wird dazu in der nächsten Stunde befragt. Die Umsetzung der erarbeiteten (kleinen) Handlungsschritte – meist nur eine einmalige, quasi experimentelle Handlung – kann Unterstützung finden durch den:die Partner:in. Diese:r erlebt die Hilfestellung nicht als Kompromiss oder Unterwerfung, sondern im Gegenteil als einen entwicklungsfördernden Dehnungsschritt.

Geübteren Paaren gelingt es oft, innerhalb der Stunde noch einen Wechsel von Sendenden und Empfangenden zu machen. Der:die neue Sendende spricht über das, was das Gehörte in ihm:ihr ausgelöst hat, welche Erkenntnisse er:sie gewonnen hat und was seine:ihre stimmige Antwort darauf sein könnte. Sehr häufig zeigt sich hier das ähnliche Lebensthema und die Entwicklungschance.

Zusammenfassung

Das Erleben der personalen Begegnung führt zur erweiterten Wahrnehmung, zur emotionalen Verbindung, zum Verstehen der Schutzmuster und zum gemeinsamen und individuellen konkreten Wachstumsschritt. In der Paarberatung werden offene Felder schnell von der Psychodynamik zurückerobert, wenn nicht am Ende Nägel mit Köpfen gemacht wird. Die PEA führt das Paar in ihre eigene Gestaltungskraft und entlässt es mit einem Ergebnis.

Die Arbeit mit Paaren erweitert das Blickfeld. Sie lässt Therapeut:innen blinde Flecken von Klient:innen – manchmal auch eigene – besser erkennen und sie vertieft generell das Verständnis für Beziehungs- und Kommunikationsmuster. Die Arbeit mit Paaren braucht allerdings viel Psychohygiene. Sie kann bei Therapeut:innen, die selbst in disharmonischen Familien aufgewachsen sind, Erinnerungen anrühren und innere Alarmglocken zum Schrillen bringen, die nach vielen Stunden Selbsterfahrung und Supervision längst zum Glockenspiel umgewandelt wurden. Darin liegt auch eine Chance der vertieften Aufarbeitung. Wir können mit und von den Paaren lernen, wie ein Neubeginn oder eine gute, stimmige Trennung vollzogen werden kann und wie reife Patchwork-Beziehungen aussehen können.

Der dargestellte Prozess ist ein grober Leitfaden und muss für alle Klient:innen, für jedes Paar adaptiert werden. Bei schwerer psychischer Beeinträchtigung oder Fixierungen kann, wie auch in der Einzeltherapie, der Prozess nur in kleinen Schritten, mit viel Beziehungsangebot der Therapeut:innen erfolgen. Es ist auch hier möglich und sinnvoll, die Paare vorwiegend im Dialog zu führen. Dieser muss häufig unterbrochen werden durch Versorgung, psychoedukative Elemente und Ressourcenstärkung (vgl. Pointner, 2016). Grundsätzlich ist es wichtig, Paaren zwischen der Problembearbeitung Stärkendes, Nährendes und Verbindendes anzubieten: Beispielsweise einander die sicheren Orte, schöne Kindheitserinnerungen beschreiben zu lassen, Wertschätzungen zu geben, Lebensfreude und sinnliches Schwingen zu unterstützen. Letztlich gilt es, auf die höhere Macht der Liebe zu hoffen und zu vertrauen. Sie kann personales Potenzial auch in heftiger und erstarrter Dynamik wecken. »Sie (die Liebe) [...] bleibt ein Geschenk und ein Geheimnis, das [...] im Horizont unbewusster Geistigkeit wurzelt« (Kolbe, 2008, S. 5).

Rilkes Gedicht (1994) endet mit innerer Zustimmung und Hingabe:

> »Doch alles, was uns anrührt, dich und mich,
> nimmt uns zusammen wie ein Bogenstrich,
> der aus zwei Saiten eine Stimme zieht.
> Auf welches Instrument sind wir gespannt?
> Und welcher Geiger hat uns in der Hand?
> O süßes Lied«

Literatur

Beck-Gernsheim, E. (2010). *Was kommt nach der Familie? Alte Leitbilder und neue Lebensformen*. Beck'sche Reihe.

Bodenmann, G. (2003). Die Bedeutung von Stress für die Partnerschaft. In I. Grau & H.W. Bierhoff (Hrsg.), *Sozialpsychologie der Partnerschaft* (S. 486–502). Springer.

Bösel, S. & Bösel, R. (2012). *Leih mir dein Ohr und ich schenk dir mein Herz. Wege zu einer glücklichen Liebesbeziehung*. Unter der Mitarbeit von Daniela Pucher. Kremayr und Scheriau.

Brehm, E. & Brehm, K. (2018). Imago-Paartherapie. Die Beziehung als gemeinsamer Entwicklungsraum. In R. Hutterer-Krisch & G. Rass-Hubinek (Hrsg.), *Paardynamik. Methodenspezifische und methodenübergreifende Beiträge zur Psychotherapie im Paar- und Einzelsetting* (S. 183–214). Facultas.

Gibran, K. (2009). *Wenn die Liebe Dir winkt. Über Liebe, Ehe und Freundschaft*. Patmos.

Glattauer, D. (2016). *Die Wunderübung*. Goldmann.

Hahn, K. (2011). Zur Soziologie des Privaten. In K. Hahn & C. Koppetsch (Hrsg), *Soziologie des Privaten* (S. 7–16). VS Verlag für Sozialwissenschaften.

Hendrix, H. (2009). *So viel Liebe wie Du brauchst*. Renate Götz Verlag.
Horx, M. (2017). *Die Zukunft von Liebe, Sex und Familie*. DVA.
Kolbe, C. (2008). Existenzanalytische Paartherapie. *Existenzanalyse, 25*(2), 4–11.
Krichmayr, K. (2018). Die Liebe ist ein seltsamer Code. *Der Standard*. www.derstandard.at/2000076514875/ Die-Liebe-ist-ein-seltsamer-Code (20.8.2019).
Längle, A. (2008). Haltungen und praktische Vorgangsweisen in existenzanalytischer Paartherapie und Beratung. *Existenzanalyse, 25*(2), 54–57.
Längle, A. (2014). *Lehrbuch der Existenzanalyse*. Facultas.
Nier, E. (2018). Was Jugendlichen wichtig ist. https://de.statista.com/infografik/12696/was-jugendlichenwichtig-ist/ (20.8.2019).
Pointner, S. (2016). *Über die Befreiung aus Abhängigkeit und Isolation in Paarbeziehungen*. Kremayr und Scheriau.
Pointner, S. (2018). *Die Wiederentdeckung der Berührbarkeit. Warum Gefühle wieder salonfähig sind*. Kremayr und Scheriau.
Rilke, R.M. (1994). *Wie soll ich meine Seele halten. Liebesgedichte*. Insel Verlag.
Schindler, L., Hahlweg, K. & Revenstorf, D. (2013). *Partnerschaftsprobleme. Diagnose und Therapie*. Therapiemanual. Springer.
Willi, J. (2008). *Therapie der Zweierbeziehung*. Klett-Cotta.

Biografische Notiz

Susanne Pointner, Mag.a, ist Psychologin, Psychotherapeutin, Lebensberaterin/Coach und Lehrtherapeutin der Gesellschaft für Existenzanalyse und Logotherapie (GLE International). Sie ist Vortragende an den Universitäten Wien und Salzburg sowie an der Bertha von Suttner Privatuniversität. Sie ist Vorsitzende des Ausbildungs- und Methodenforums des Österreichischen Berufsverband für Psychotherapie sowie Vorsitzende der Ethikkommission im Psychotherapiebeirat des Bundesministeriums für Gesundheit Österreich.

4 Adam, wo bist du? Eva, was tust du?

Das Suchtpotenzial des romantischen Beziehungsideals und seine Auswirkungen auf Beziehungsgestaltung und Partnerschaft[1]

Susanne Pointner

Seit Adam und Eva …

Gesellschaftliche Veränderungen haben einen Wertewandel in Partnerwahl und Beziehungsgestaltung bewirkt. Die Betonung der Authentizität, der Dialogbereitschaft, der wechselseitigen Unterstützung der Partner:innen in der persönlichen Entwicklung und Erfüllung hat zentrale Bedeutung gewonnen. Oft sind wir überfordert damit, den hohen Idealen, die wir an uns selbst und aneinander stellen, gerecht zu werden. Der Abgrund zwischen Liebessehnsucht und alltäglicher Isolation ist der Nährboden für Bindungsvermeidung und für symbiotische Muster. Diese sollen zunächst aus einer bildhaften Perspektive reflektiert werden, um die Grundproblematik, die sich häufig in der paartherapeutischen Praxis offenbart, zu veranschaulichen. Dabei dient der biblische Schöpfungsmythos, jenseits der theologischen Interpretation, als Inspiration.

In der ersten Erwähnung von Mann und Frau erschafft Gott sie gleichzeitig und übergibt ihnen die Erde als Lebensquelle. Erst in der nächsten Erzählung wird Adam aus Lehm geformt, ihm wird Leben eingehaucht, die Sehnsucht nach der Gefährtin wird in ihm wach, er benennt, sprich unterwirft und kontrolliert die Tierwelt, findet die »Hilfe, die ihm entspricht« jedoch nicht. Gott schafft die Frau aus seiner Seite während Adam schläft, damit sie »ein Fleisch« werden. Sie schämen sich voreinander nicht, sind verbunden in paradiesischer Umarmung, bis die Schlange Eva einlädt, einen Apfel vom Baum der Erkenntnis zu kosten.

Was passiert mit dem Paar nach der ersten Zeit der seligen Umarmung?

1 Korrigierte Fassung von: Pointner, S. (2015). Adam wo bist Du? Eva was tust Du? Das Suchtpotential des romantischen Beziehungsideals und seine Auswirkungen auf Beziehungsgestaltung und Partnerschaft. *Existenzanalyse, 32*(2), 83–86.

Es ist in alten Erzählungen oft die »weibliche«, die intuitive, zugewandte, leicht ansprechbare, naturhafte Seite im Menschen, welche verführt wird. Die Störenfriede initiieren Konflikt, Trennung und damit auch ersehnte Entwicklung und Wiedervereinigung auf einer reiferen Ebene. In der modernen Beziehung sind es die neue Ausbildung, die Ablösung der Kinder oder die Affäre.

Eva will Kontrolle und Erkenntnis jedoch nicht allein für sich, sie reicht auch Adam die Frucht, die er offenbar ohne viel Federlesen ergreift. Der Heros belässt es im Mythos gern bei ein wenig Geheimnis und damit Ungebundenheit trotz inniger Nähe. Doch der Zauber und die Kindhaftigkeit des Anfangs können nicht währen. Eva will erkennen und erkannt werden: »Wer und was bist du wirklich? Was willst du wirklich? Und wie sieht deine dunkle Seite aus?« Sie – oder das Wachstumsfördernde, Unruhige im Menschen – fragt, forscht, auch auf Kosten der heiligen Ordnung (vgl. Flasch, 2005). Es geht ihr um das gemeinsame Erwachsen-Werden. Doch sie versäumt es, prüfend hinzusehen auf die Wirklichkeit und ihre eigene Fähigkeit und Bereitschaft, die Konsequenzen zu tragen. Auch die heutige »Eva« bezieht ihren Adam oft nicht in ihre Entscheidungen ein, nutzt seine Ressourcen nicht, unterbricht die Verbindung zu ihm. Sie entzieht sich der Auseinandersetzung, der Stellungnahme, dem Konflikt. Sie hat in langen Jahren des Patriarchats gelernt, darauf zu »vergessen«, ihn über den Verwandtenbesuch rechtzeitig zu informieren oder ihn in die Schulentscheidung des Kindes wirklich einzubeziehen. Die sonst so dialogfreudige Ausbildungskandidatin spricht wenig über die Inhalte, die sie gehört und die Erfahrungen, die sie im Kurs gemacht hat. Sie verändert sich, ohne dass ihr Partner Zugang zum Prozess bekommt. Er reagiert darauf mit Rückzug, was sie wiederum als Desinteresse interpretiert und zum Anlass nimmt, ihm mehr Geschichten, aber noch weniger von sich zu erzählen.

Wenn wir im Bild bzw. der modernen Interpretation des Mythos bleiben, so könnte man auch Adams Abwesenheit aufgreifen und sich schon vor der göttlichen Stimme fragen: Adam, wo bist Du?

Wo ist Adam, was ist sein Part in dem Beziehungsmuster? War er vorher voll Sehnsucht, so geht nun Wesentliches im Leben seiner Gefährtin an ihm vorbei. Schläft er, achtet er nicht darauf, was sie tut und spricht, nimmt er es nicht so ernst oder hat er den Kopf voll mit dem Auftrag, den Garten Eden zu bebauen und zu hüten? Was bewegt ihn, die angebotene Frucht so schnell zu ergreifen? Fürchtet er in der Anfangszeit, Eva zu verlieren, wenn er nicht alles teilt, was sie sich einverleibt oder sie nicht in alle paradiesischen Gefilde begleitet? Kann er sich nicht abgrenzen gegen seine schöne nackte Frau mit der süßen Frucht in der Hand? Ist er so gleichgültig, oder spürt auch er den Reiz des Wissen-Wollens auf die Gefahr hin, mehr zu erkennen als ihm lieb ist – will aber die Konsequenzen nicht tragen? Es zeigt sich, dass seine Verbindung mit Eva nicht tragfähig ist, er genießt die süßen Früchte, die sie ihm bietet, wenn es aber nur gilt, die Folgen – Erkenntnis und irdenes Leben – gemeinsam zu tragen, wendet er sich (zunächst) von ihr ab. Es scheint fast, als wolle er zurückhuschen in die einsam-erhabene Zweisamkeit mit Gott und der Tierwelt (die er benennen, also beherrschen kann) – wie man z. B. Computerspiele oder Internetseiten kontrollieren kann, nicht aber die Partnerin in der offenen liebenden Begegnung. Nun einander in ihrer Unterschiedlichkeit erkennend, bedecken sie sich, verstecken (und schützen) sich – vielleicht mehr voreinander als vor Gott, bis dieser kommt und fragt als Wegbereiter für Generationen von Paartherapeut:innen: »Adam, wo bist Du?« und später »Eva, was hast Du getan?«

Eva wird verlassen – wie so oft, nicht physisch, aber doch durch Adams Sich-Verhüllen und die Anschuldigung: Du hast mich von meinen Werten/meinem Innersten getrennt. Eva schiebt die Verantwortung auf die Schlange ab und Adam beschuldigt Eva. Sie richten die Aggression gegeneinander und gegen die Welt, anstatt sie gemeinsam für die Auseinandersetzung mit dem Schicksalhaften einzusetzen. So werden sie bestraft – und zur Weiterentwicklung gedrängt. Ausgestattet mit Fellen, immerhin, werden sie in das Leben jenseits der Paradiespforten geschickt, das, so viel ist absehbar, kein Honiglecken ist. Das Paradies bleibt erhalten – wird jedoch mit Hüter und Flammenschwert versehen. Adam wird von nun an »im Schweiße seines Angesichts« und »unter Mühsal« sein Brot essen und »Disteln und Dornen« werden ihm auch in der Ehe wachsen. Eva, die nun Gut und Böse auch in Adam erkennt, wird unter Schmerzen seine Kinder gebären und Gott spricht die prophetischen Worte: »Du wirst Verlangen haben nach deinem Mann, er aber wird über Dich herrschen.« Er wird es zumindest versuchen. In den Folgen liegen Fluch und Segen. Eva wird sich sehnen nach der unkomplizierten Begegnung der ersten Tage. Sie wird ihm die köstlichsten Früchte reichen, die sanftesten Gesprächsangebote machen, die klügsten Bücher über Beziehung empfehlen, die schönsten Unternehmungen planen, und er wird sie nicht annehmen. Sie wird locken, argumentieren, flehen, toben und resignieren. Sie wird, auch durch Schmerz und Leid, auf sich selbst zurückgeworfen, lernen, in die Differenzierung zu gehen und doch in Verbindung zu bleiben, sich und Adam zu lieben, zu achten und zu ehren.

Adam wird lernen, die Verbundenheit auch zu halten und den Blick auf das gemeinsame Gut zu bewahren, auch wenn das Mühsal und Dornen beschert. Es wird ihn zu Fleisch von seinem Fleisch treiben, er wird bitten, drängen, drohen, trotzen und fliehen. Er muss lernen auszuharren, sich selbst zu versorgen, zu sich und Eva zu stehen, in guten und in schlechten Tagen. Das Wesentliche aber ist: Adam nimmt seine Frau an der Hand und geht. Er sagt nicht zu Gott: »Da hast Du sie zurück, die Frau, die Du mir beigesellt hast, stiftet nur Unheil!« Er nennt sie »Eva – Leben« und: »er erkannte sie«, und »sie wurde schwanger«. Fruchtbar wird das Paar nach dem »Sündenfall«, durch die Annahme des Anders-Seins, des Begrenzt- und Fehlbar-Seins. Nicht in der paradiesischen allumfassenden Möglichkeit, wo wir von allen Früchten kosten dürfen, doch keine ruft und herausfordert uns, erst in der leibhaftigen, ergriffenen Existenz wird das Wesenhafte sichtbar. Stellen wir uns dann in der offenen, sehenden Begegnung dem anderen, so entsteht ein »generatives Feld«, »eine gemeinsame, verbindende Plattform, die sie zu einem erlebten Wir macht« und in dem ein »Wechselspiel der Kräfte« entsteht, »das wesentliche Eigenschaften der Beteiligten sichtbar macht und zu Erkenntnissen voneinander und aneinander führt« (Längle, 2007, S. 21).

Aus der naiven Verbundenheit ist eine Schicksalsgemeinschaft geworden. Eine friedliche Ehe wird es nicht gewesen sein, nach dem, was passiert ist, und nach dem späteren Brudermord ihrer Kinder zu schließen – die Verstrickung hält an und wird weitergegeben. Nun wird jedoch auch der Keim der Erlösung sichtbar, das Entwicklungspotenzial. Für die reife Verbindung braucht es das Entdecken der Scham, das Durchleiden der Trennung, das sich Neu-Hingeben unter Wahrung der eigenen Identität und die gemeinsame Ausrichtung auf etwas, das über die persönliche Kränkung hinausgeht. Die Frage an Berater:innen und Helfer:innen ist: Was braucht das Paar, um individuelle und gemeinsame Entwicklung zu verbinden und zu einem gelassenen Engagement in der Beziehung zu finden und wie können wir sie dabei unterstützen? Auftrag der Therapie und Beratung ist die Unterstützung bei der Entflechtung und die Dialoganbahnung, aber auch Bewältigung der unaufhebbaren Spannung zwischen Sein und Sollen (vgl. Kolbe, 2008). Letzteres wird jedoch erschwert durch das Beziehungsideal, das wir verstärkt seit dem Ideal der Romantik im 18. Jahrhundert kultiviert haben.

Das romantische Beziehungsideal und die Realität des Paares

Viele Paare hoffen insgeheim, die Verstrickung aufheben, ins Paradies zurück zu können. Das hängt unter anderem mit der Vorstellung zusammen, dass wir, da wir unseren Partner selbst wählen können, in der Lage sein sollten, die Beziehung auch weiterhin erfüllend zu gestalten. Das entscheidende Kriterium für die Partnerwahl ist dabei, trotz Internet und Kontaktbörse, weniger die gesellschaftliche oder psychologische Kompatibilität als vielmehr die subjektiv erlebte Anziehung, spürbar als Verliebtheit. »Wir sehnen uns, ach! unser ganzes Wesen hinzugeben, uns mit aller Wonne eines einzigen, großen, herrlichen Gefühls ausfüllen zu lassen«, seufzt Goethes Werther. Seit der Romantik wurde die freundschaftliche und erotische Liebe zu einem Muss in der Ehe. Sie wurde nicht mehr als gesellschaftliche Notwendigkeit und religiös-moralische Absicherung, sondern als Krönung der Liebe von zwei Individuen gesehen (vgl. Luhmann, 1982). Mit dem Infrage-Stellen religiöser, politischer, naturwissenschaftlicher und gesellschaftlicher Anschauungen und Normen wurde die Gestaltung eines glücklichen, sinnvollen und erfolgreichen Lebens Aufgabe und Herausforderung des Individuums und der Paarbeziehung. Man sucht im anderen nun sein Spiegelbild, die Integration der eigenen Schattenanteile und sein Entwicklungspotenzial. Persönliche und gemeinsame Entwicklung werden miteinander verbunden.

> »Man sucht im Sich-Einlassen auf Intimbeziehungen (und dies besonders bei sexuell fundierter Intimität) Gewissheiten, die über den Moment hinausreichen, und man findet sie letztlich in der Art, wie der Partner/die Partnerin sich mit sich selbst identisch weiß: in seiner/ihrer Subjektivität. Die Subjektivität ragt über den Moment hinaus, weil sie auch jeder Änderung des eigenen Wesens zugrunde liegt. So kann die Person des anderen, und nur sie, in ihrer dynamischen Stabilität der Liebe Dauer verleihen, und dies speziell dann, wenn sie als Subjekt-Welt-Verhältnis begriffen ist, also allen Wandel schon vorweg in sich einschließt« (Luhmann, 1982, S. 169f.).

Der Verschmelzungswunsch umfasst häufig, implizit oder explizit, auch die spirituelle Dimension. Die sinnliche Liebe wird nicht mehr von der »höheren Liebe« zu Gott getrennt. Was bisher als Blasphemie galt, wurde nun religiöser Inhalt: Die im Mythos des Schöpfungsdramas verknüpfte

Trennung von Gott und Welt und von Mann und Frau wurde als Einheit erkannt, und die Sehnsucht nach Erlösung, nach Aufheben der Trennung und Rückkehr in die verloren gegangene Heimat, galt der:dem Liebsten ebenso wie dem göttlichen Ursprung. »Jeder Liebesakt, den das Erlösungsmotiv beherrscht, ist ein Anlauf zur Vollkommenheit, ein Vorspiel der Wiederverschmelzung von Gott und Welt« (Schubart, 1941, S. 102). Auch Ganzwerdung der Person sowie Erkenntnis und Erleuchtung wird durch die Vereinigung der Liebenden angestrebt.

Partner:innen lasten somit hohe Erwartungshaltungen. Wenn die Liebe mit dem Liebeserleben gleichgesetzt wird, dann bedeutet es auch, dass mit dem Abflachen der Verliebtheit die Partnerwahl infrage gestellt wird. Der natürliche Prozess der Korrektur und Erweiterung der Wahrnehmung der eigenen Person und des:der Partner:in nach der Verarbeitung des emotionalen Rauschs der jungen Liebe wird als persönliches Versagen und als Enttäuschung erlebt. Das Happy End der Hollywoodblockbuster weckt, trotz kognitiver Richtigstellung, tiefe Sehnsüchte, die nach Erfüllung streben. Die Paare fragen sich irritiert, warum sie so wenig Lust auf Sex haben. Ihnen ist zu wenig bewusst, dass die Voraussetzungen für das Aufkeimen von Begegnung, Erotik und Lust oft nicht ausreichend gegeben sind. Raum und Zeit, sich einzulassen auf den anderen, aber auch das Erleben der eigenen Authentizität, welches die Spannung der Liebe trägt, sind oft defizitär und so stellen sich die ersehnte Öffnung und die erwartete Vitalität nicht ein. Die Fremdheit und Wildheit des:der anderen macht Angst, ist nicht kontrollierbar wie die leicht zugängliche virtuelle Lust, nicht hygienisch sauber verpackt, unverbindlich, wiederholbar.

Umgekehrt wollen Männer und Frauen jedoch nicht auch in diesem intimen Bereich noch etwas beweisen oder »funktionieren« und reduzieren unbewusst die sexuellen Impulse, wobei häufig einer den anklagenden, der andere den eher schuldbesetzten Part übernimmt. Beide halten gemeinsam die Ambivalenz aufrecht. In der Therapie von sexuellen Störungen weckt erst die Kunst des Lassens – des Sich-berühren-Lassens, des Zurücklassens der Alltagsrealität, des Loslassens von Zielvorgaben – das erotische Potenzial der Liebenden (vgl. Längle, 2012). In der »befreiten Sexualität« wird die erotische Anziehungskraft zum Gradmesser für die Qualität der Beziehung. Den zu erhaltenden Standard geben Werbungen, Zeitschriften, Blockbuster und Fernsehserien vor. Eva Illouz (2003) hat in einer Studie über den »Konsum der Romantik« gezeigt, wie sich »romantische Praktiken zunehmend mit dem Konsum von Freizeitgütern und Freizeittechnologien verbanden, die vom wachsenden Massenmarkt angeboten wurden« (S. 28). Der Plan, das Händchenhalten bei

Sonnenuntergang im perfekt formenden Bikini in den Familienurlaub fix einzuplanen, ist störanfällig.

Wo die Lust abhanden kommt, stellen sich Dynamiken ein, die die Lücke füllen sollen – sowohl Möglichkeiten der persönlichen Bedürfnisbefriedigung, also jegliches Suchtpotenzial der beiden Partner, als auch Halt gebende Elemente für die Beziehung, vorwiegend auf der funktionalen Ebene. Wenn längst kein Gespräch mehr stattfindet, wäscht sie ihm noch die Wäsche, wenn Sex nur mehr eine schwache Erinnerung hervorruft, fährt er ihr Auto noch zum Reifenwechsel. Leider werden diese Gesten nicht mehr mit Dankbarkeit und Wertschätzung (sich und dem anderen gegenüber) wahrgenommen, sondern als selbstverständlich, als notwendige, aber lästige Pflicht, als Benutzt-Werden – was, weil es nicht mit echter Zustimmung geschieht, nachvollziehbar ist. Die Beziehung bleibt erhalten, die Liebe geht in den Untergrund.

Der Traum von der anhaltenden Verzauberung mit dem:der idealen Partner:in wurde in der Postmoderne nicht aufgegeben, sondern im Gegenteil die perfekte Beziehung zum Marktwert und Statussymbol erhoben. Das »Gelingen« von Beziehungen hat großen Einfluss auf die Bildung der eigenen Identität und die Erhaltung des Selbstwerts. Durch die individualisierte Entscheidung zur Ehe wird deren Scheitern als persönliches Versagen erlebt. Obwohl heute scheinbar alles erlaubt ist und die Scheidungsrate steigt, ist die soziale Sanktionierung der Veränderung von Familienstrukturen wesentlich selbstwertschädigender als der fast heroische Liebeskummer des romantischen Helden. Durch die selbstwertbildende Funktion und die leichtere Auflösbarkeit von Beziehungen (zu zwei Drittel von Frauen initiiert) muss die Anerkennung des anderen rasch gewonnen und unbedingt erhalten werden. Das setzt in Zeiten der Individualisierung ein hohes Maß an zur Schau gestellter Schein-Autonomie, sprich »kultivierter Bindungsvermeidung« voraus. »Männer verhalten sich wie in einem Markt, in dem ein Angebot an Liebe, das größer ist als die Nachfrage nach ihr, von vornherein ein Ungleichgewicht erzeugt, das diese Männer zwingt, sich irgendwie zu distanzieren« (Illouz, 2011, S. 157). Frauen wiederum, in der verständlichen Komplementärreaktion, »suchen mit saugendem Blick und einer bald schmeichelnd werbenden, bald nörgelnden Stimme die Männerwelt ab, ob endlich die ideale Mischung von Bindungsbereitschaft und Gefühlssicherheit auftaucht, die ihrem Wunsch nach Zärtlichkeit und differenziertem Gespräch standhält« (Schmidbauer, 1985, S. 103).

Die Technisierung der Gesellschaft prägt Denken und Haltungen. Wenn endlich der:die Richtige gefunden wurde, dann steht das frischverliebte Paar unter hohem Druck, die Beziehung soll »funktionieren«. Für das unvermutete Berühret-Werden, für das Eintauchen in die Wertewelt des anderen, für das Erspüren und Aushalten des einander auch Fremd-Seins bleibt nicht viel Platz. Das Entdecken der Fremdheit des:der anderen macht Angst, es gibt keine Versicherung dagegen. Die Andersartigkeit des:der Partner:in löst immer wieder Fassungslosigkeit aus: »Das darf doch nicht wahr sein, dass sie es wieder vergessen hat!« Es wird dann schnell erklärt, entschuldigt, weichgezeichnet oder es wird die Warteposition eingenommen: Er/sie wird sich schon ändern, wenn erst einmal ... oder: Beim nächsten Mann/bei der nächsten Frau wird alles anders«. Auch die eigenen dunklen Seiten, Wut, Trauer, Ohnmacht werden möglichst schnell »überwunden« durch Aktivität (»wir müssen reden«) oder Sich-Entziehen (»Ich spiel noch das Level fertig«).

Symbiose – Bindungsangst – Entthronung der Person

Durch den Druck, der auf Partnerschaften lastet, wächst einerseits die Bindungsangst, die »provisorische Beziehung« andererseits, die Bindungssucht, das Klammern, der Hang zur Symbiose. Das Suchtmittel, von dem die Paare nicht lassen können, ist die reale und mentale Beschäftigung mit den Partner:innen und/oder der Beziehung andererseits. Sie können die Konfliktherde nicht ruhen lassen oder den Kontakt zurückstellen. Die Schutzmuster verstärken sich, sobald der:die Partner:in weniger verfügbar ist oder erste Schritte in Richtung Autonomie macht. Man fühlt sich erinnert an Herbert Achternbusch im Anblick des heimatlichen Chiemsee: »Diese Landschaft hat mich kaputt gemacht. Und ich bleibe so lange, bis man es ihr ansieht.«

In den typischen Grundmustern und Stadien von symbiotischen Paarbeziehungen spiegeln sich die Coping-Strategien der vier Grundmotivationen mit den jeweils vier Polen Vermeidung, Agitation, Angriff und Lähmung, Totstellreflex.

Die Grundbewegung (vermeiden/fliehen/sich distanzieren) und die paradoxe Bewegung (sich bemühen/fordern/provozieren)

Trotz hoher emotionaler Belastung wird die Beziehung als das geringere Übel empfunden, weil, meist unbewusst, der haltgebende Aspekt subjektiv überwiegt. Jürg Willi (2004) beschreibt das uneingestandene Zusammenspiel der Paare als Kollusion. Das komplementäre Verhaltensschema der Partner:innen dient Angstabwehr, der Bedürfnisbefriedigung und der Bewältigung eines gemeinsamen Grundkonflikts. Es wird »Heilung inszeniert«, wobei ein Partner den regressiven (vermeidenden), der andere den progressiven (überkompensierenden) Part übernimmt. So findet eine versorgungsbedürftige Frau einen Mann mit Helfersyndrom, ein Narzisst eine depressive Partnerin mit geringem Selbstwert. Im längeren Zusammenleben scheitert dieser Selbstheilungsversuch wegen der Wiederkehr des Verdrängten bei beiden Partnern. Die auf den:die Partner:in verlegten Anteile kommen im eigenen Selbst wieder hoch – die depressive Frau will geachtet, der hilfreiche Ritter in der goldenen Rüstung endlich umsorgt werden. Hinderlich für die persönliche Entwicklung wird eine Kollusion dann, wenn jeder den anderen mit seiner Verhaltensweise dauerhaft zur Selbststabilisierung braucht und keinen Entwicklungsraum zubilligt.

Aus der Sicht der Existenzanalyse ist zu ergänzen, dass ein Paar, dessen narzisstische Kollusion um das Thema Selbstwert kreist, das nicht nur tut aus einem in die Vergangenheit gerichteten »Reparaturbedarf« heraus. Es ist vereint in einem personalen Anliegen, einer Wertewelt, die über eine psychodynamische Bedürftigkeit hinausgeht. Das gemeinsame Lebensthema ist verbunden mit Sehnsüchten, Defiziten und Kompetenzen. Ein Paar, das sich spezialisiert hat in der Vermeidung von Beschämung, kann erstaunlich erfolgreich in der Darstellung nach außen werden und sich doch gegenseitig täglich bis aufs Mark voreinander blamieren. Wenn sie die Ressourcen wieder bündeln statt gegeneinander zu richten, sind sie oft erstaunlich schnell wieder in einer neuen Verbundenheit. Glattauers *Wunderübung* (2014) bringt es auf den Punkt: Sobald sie beide die Therapeut:innen in ihrer Inkompetenz entlarven können, herrscht Waffenstillstand, und es keimt sogar wieder Zärtlichkeit auf.

Komplementär sind meist auch die Coping-Strategien. Beide reagieren auf einen aufkeimenden Konflikt mit ihren spontanen Schutzmustern: Je mehr sie sich (etwa im sexuellen Bereich zurückzieht), desto bedrängender stößt er nach, je präsenter er in seinem Auftritt ist, desto weniger wird er in seiner tiefen Sehnsucht gesehen. Hebt sie die Stimme, zieht er sich zurück, sobald er das bemerkt, steigt ihre Verlustangst und sie wird lauter.

Je weniger die Partner:innen Selbstfürsorge für ihre innere Ausgeglichenheit oder auch sinnliche Vitalität und Ansprechbarkeit zeigen, je mehr Bedürftigkeit sie explizit oder implizit an die Partner:innen richten, desto weniger anziehend werden sie für den:die Partner:in. Nichts vermag das Feuer des sexuellen Verlangens so nachhaltig zu ersticken wie »vergemeinschaftete Genitalien, die sauber und zur Benützung abrufbar zu halten sind« (Schnarch, 2006). Lustfeindlich ist auch die Verknüpfung des erotischen Schwingens an zahlreiche Bedingungen: »Erst muss das Haus renoviert, die Schulentscheidung getroffen, der Konflikt bereinigt werden – dann vielleicht ...«

Konfliktvermeidung und Anpassung werden in stillem Pygmalion-Dasein oder heroischen »Umerziehungsversuchen« gelebt: Wenn ich es nur lange genug aushalte, wird sie sich doch erweichen und zum Leben erwachen; wenn ich es nur geschickt genug anstelle, wird er sich verändern. In der Verschmelzung wird der:die andere für das eigene Leid ebenso wie für das eigene Glück verantwortlich gemacht. Es wird erwartet, dass der Schmerz aufhört und die Lust einsetzt, wenn das Verhalten der:des anderen sich wandelt.

Aggression (Hass/Wut/Abwertung/Zynismus) und Erstarrung (Verzweiflung/Kälte/Resignation)

Je verstrickter das Paar, desto weniger Innenwahrnehmung, Fähigkeit zur Selbstberuhigung und zur Selbstdistanzierung haben die Betroffenen und desto schneller und reaktiver sind die Antworten auf das Verhalten des:der anderen. Alles, was das ersehnte Bild zerstört, muss im anderen vernichtet werden – bis hin, im Extremfall, zur Ermordung der Geliebten. Don Jose tötet Carmen, um ihren Besitz auf ewig zu sichern und gleichzeitig die eigene Autonomie (vermeintlich) wiederzuerlangen.

Die »Hassbindung« zeigt sich oft besonders trennungsresistent. Wer sich nicht aus der Opferschaft befreien kann, sucht Gelegenheiten, wo die Enge durch Aggression aufgebrochen werden kann. So kann sie:er in der Nähe des:der (verdrängt ersehnten) gehassten Partner:in bleiben, immerhin *etwas* an (sonst erstickter und erschöpfter) Emotionalität erfahren und die eigene Ohnmacht durch aufbegehrenden Affekt und zumindest kurzfristiges Machterleben kompensieren. Der verloren gegangene Sinn wird durch die Aufrechterhaltung des »Kampfes um die Identität« oder die Wahrung des Scheins ersetzt.

Die beiden Partner, oft biografisch Nicht-Angefragte oder Traumatisierte, sind in den Bereichen, wo sie einander »brauchen« manchmal fast bis zum Skurrilen verstrickt. Die Bedrohung durch den Verlust der Partner:innen wird als materielle Bindung oder äußere Abhängigkeit gelebt oder thematisiert: »Ich habe keinen eigenen Mailaccount, weil ich mich mit dem PC nicht auskenne«, meint Sabine. Je mehr Abhängigkeit, desto mehr finden sie sich »zum Kotzen«. Der:die symbiotisch Gebundene will, fast bulimisch, das sich hungrig Einverleibte wieder loswerden, sich für die Einverleibung des Fremden bestrafen und als Wiedergutmachung entgiften durch Verlassen, Anschreien, Demütigung der:des Partner:in.

Doch der Schein trügt. Frauen zeigen sich in der paartherapeutischen Praxis bei näherem Hinsehen oft weniger bereit, sich aus der Wunschhaltung, der:die Partner:in möge sich endlich weiterentwickeln, zu lösen, als es zunächst den Anschein hat. Diese Haltung macht sie ohnmächtig, weil abhängig von seinem Engagement und mindert die Fähigkeit, sich wirklich auf die tiefe emotionale Verbindung einzulassen. Hinter der vermeintlichen Autonomie der Männer wiederum wird oft nach und nach Angst vor dem Ausgeliefert-Sein sowie erstaunliche Beeinflussbarkeit und Verletzbarkeit durch die Partnerin sichtbar (vgl. Pointner, 2016). Die Kenntnis der rapiden Veränderung, der die Vorstellung von Ehe, Zusammenleben und Familie im letzten Jahrhundert unterworfen war und auch gegenwärtig ist, kann Klient:innen entlasten und gleichzeitig ermutigen, die Suche nach authentischen Wegen eher als Pionierarbeit zu sehen, als sich an traditionellen Rollenbildern gescheitert zu erleben. Frankl (1985) mahnt, dass es zu einfach sei, das Sinnlosigkeitsgefühl auf die gesellschaftlichen und wirtschaftlichen Bedingungen zurückzuführen. Es gilt, die Klient:innen zu ermutigen, die beste Möglichkeit vor dem Hintergrund der gesellschaftlichen Wirklichkeit zu wählen. Oft wird der erste Schritt das Akzeptieren der Grenze des Machbaren in der Paarbeziehung sein. »Freies Wollen gründet sich in der nicht fassbaren Tiefe des Personseins. Der Weg dahin geht über das sich Lassen-Können. [...] Denn wenn sich nicht zeigen darf was ist [...] positioniert man sich außerhalb der Realität« (Längle, 2012, S. 18f.).

Manchmal ermöglicht erst das Thematisieren der Trennung, jedenfalls der Unterschiedlichkeit der Partner:innen, eine neue Offenheit in der zwar schmerzhaften, aber ehrlicheren Begegnung. Arnold Retzer (2010) spricht sich in seinem Buch *Lob der Vernunftehe* dafür aus, dass der Weg von der »Illusion des Vertragens zur Reife des Ertragens« beschritten wird. Die »resignative Reife« zeichnet sich durch einen Verzicht auf die Lösung von Problemen aus, weil die meisten Paarprobleme nicht lösbar sind, sondern sich nur der Umgang und die Sichtweise verändern können. Weiters verzichtet sie auf Glück im Sinne des anhaltenden Lustempfindens und auf eine »realistische Sicht des Partners« im Sinne einer Bereitschaft, immer auch das Potenzial, das Beste im anderen vorwegzunehmen. Und sie verzichtet auf ausgleichende Gerechtigkeit im Sinne des Tauschhandels der Liebe. Es scheint, dass die pathische Dimension, wie Frankl sie nennt, sprich die Leidensfähigkeit des Menschen, wieder salonfähig wird. Das kann, muss aber nicht bedeuten, sich auch in der täglichen Lebensgestaltung von dem:der Partner:in zu trennen. Die bewusste Entscheidung, dauerhaft oder vorübergehend nicht in einer Partnerschaft zu leben, kann ein wichtiger und wertvoller Entwicklungsschritt sein, sofern die Bereitschaft gegeben ist, die problematischen Beziehungsmuster mit oder ohne den:die getrennten Partner:in zu verarbeiten.

Personale Begegnung, die Sehnsucht, die Mann und Frau, Himmel und Erde eint, muss scheitern, wenn moderne Paare mit der Erwartung in die Beziehung gehen, dass sie vom Höhenrausch der jungen Liebe direkt in die tiefe geistige Verbundenheit des weisen, zusammengewachsenen Paares gleiten. Und doch: Der Hüter der Paradiesschwelle drückt öfter mal ein Auge zu. Im Sein und Wachsen erleben wir den »Rest des Paradieses«, im Sich-selbst-Sein und In-anderem-Werden reifen wir in die existenzielle Begegnung in der elaborierten Ebene (Längle, 2014). Es gibt auch in der langjährigen Paarbeziehung das Flow-Erleben, die »Unio mystica«, die Selbsttranszendenz, die unbegreifliche Wandlungskraft der Liebe, und immer wieder neu die Chance, diese neu zu entdecken und zu entfalten. Die Herausforderung besteht darin, Klient:innen darin zu unterstützen, ihr Innerstes und Eigenstes zu bewahren und gleichzeitig doch dem Gegenüber zu öffnen, damit es sich auch selbst öffnen kann – um es aufzuschließen, damit es von seiner noch unreifen oder »verwunschenen« Gestalt lassen und sich in seiner wahren Gestalt zeigen kann. Es ist die Schutzlosigkeit, die gerade unsere Zärtlichkeit weckt. Der Weg aus dem Machtkampf muss sich mit der Verwundbarkeit des anderen auseinandersetzen. Daraus erwächst das Verständnis für sein »Anders-Sein«, »seine Fremdheit« und sogar seine zeitweilige »Grausamkeit«. Verstehen heißt nicht gutheißen, sich dem willenlos oder ungeschützt auszusetzen oder für alle Ewigkeit als gegeben hinzunehmen. Im Gegenteil, durch das annehmende In-den-Dialog-Treten auch mit diesen Anteilen des:der Partner:in hole ich sie ans Licht und damit auch in die Notwendigkeit der Stellungnahme durch den:die Partner:in. Ich belasse es jedoch in seiner Verantwortung, wie er den weiteren Umgang mit den verwundet-verwunschenen Aspekten gestaltet – die Anfrage an mich liegt darin, eine mich schützende, respektvolle, authentische und sinnvolle Antwort darauf zu finden. Konkret heißt das in Therapie und Beratung: Den Weg zu einer Auseinandersetzung mit der Verletzung, Angst, Wut, Sehnsucht eröffnen – für sich selbst und für die Partner:innen; zu einem Begreifen, Befühlen und Verstehen des (möglicherweise blockierten) Entwicklungsweges der beiden miteinander.

Die Stärke des existenzanalytischen Ansatzes liegt in dieser Anregung zum Dialog mit sich und der Welt, in dem Mittler-Sein zwischen Selbst- und Fremdwahrnehmung, der Anleitung zur phänomenologischen Wesensschau – also dem Erhellen der Beweggründe, die hinter den Vorwürfen oder den verzweifelten Mauern liegen – und letztlich in der Tiefe, immer Lebendigkeit, Werthaftes, Sinnvolles, Erlösendes zu wollen. Paare begegnen einander nicht nur, weil ihr Riechhirn sie als optimale Genkombination zusammenführt. Manche Paare wollen im physischen Sinn fruchtbar werden, die meisten wollen eine sinnvolle Begegnung auf der geistig-personalen Ebene erhalten. Sie wollen einander unterstützen, beleben, zur Entwicklung anregen und gemeinsame Aufgaben erfüllen. Dazu gehört nicht nur das Schaffen und Erhalten der gemeinsamen Welt, sondern auch das beiderseitige Herausführen aus dem Getrieben-Sein, das Verändern von unfreien Mustern, die vielfach schon über Generationen zur Familientradition gehören. Sich den Wünschen des:der Partner:in und seinen:ihren Erwartungen anzupassen, sich ihnen in stiller Verweigerung zu entziehen oder sich an ihnen in zermürbendem Aufbegehren wundzulaufen, bringt keine Vertiefung der Liebe und kein Wachstum der Person. Es gilt vielmehr, dem emotionalen Druck im Zusammensein standzuhalten und das bedeutet, auch in der Intimität wahrhaftig auf die eigene innere Stimme zu hören. Veränderungen geschehen, wenn die Partner:innen ihre kleinen Schocks bis zu dem großen Trennungsschock zurückverfolgen, durch ihn hindurchgehen und den essenziellen Qualitäten von Weite, Liebe und Annehmen Raum geben. Dann erfahren sie in der Abgrenzung die Grenzenlosigkeit.

Literatur

Flasch, K. (2005). *Eva und Adam. Wandlungen eines Mythos*. C.H.Beck.
Frankl, V.E. (1985). *Der Mensch vor der Frage nach dem Sinn*. Piper.
Glattauer, D. (2014). *Die Wunderübung. Eine Komödie*. Goldmann.
Illouz, E. (2003). *Der Konsum der Romantik. Liebe und die kulturellen Widersprüche des Kapitalismus*. Suhrkamp.
Illouz, E. (2011). *Warum Liebe weh tut*. Suhrkamp.

Kolbe, C. (2008). Existenzanalytische Paartherapie. *Existenzanalyse, 25*(2), 4–11.
Längle, A. (2007). Das Bewegende spüren. Phänomenologie in der (existenzanalytischen) Praxis. *Existenzanalyse, 24*(2), 17–29.
Längle, A. (2012). Vom gelassenen Wollen zum erzwungenen Lassen. Zur Praxis der realen Freiheit. *Existenzanalyse, 29*(2), 15–30.
Längle, A. (2014). Die Aktualisierung der Person. Existenzanalytische Beiträge zur Personierung der Existenz. *Existenzanalyse, 31*(2), 16–26.
Luhmann, N. (1982). *Liebe als Passion. Zur Codierung von Intimität.* Suhrkamp.
Pointner, S. (2016). *Adam wo bist Du? Eva was tust Du? Befreiung aus Isolation und Abhängigkeit in Paarbeziehungen.* Orac.
Retzer, A. (2010). *Lob der Vernunftehe. Eine Streitschrift für mehr Realismus in der Liebe.* Fischer.
Schmidbauer, W. (1985). *Die Angst vor Nähe.* Rowohlt.
Schnarch, D. (2006). *Die Psychologie sexueller Leidenschaft.* Klett-Cotta.
Schubart, W. (1941). *Religion und Eros.* Beck'sche Reihe.
Willi, J. (2004). *Psychologie der Liebe: Persönliche Entwicklung durch Partnerbeziehungen.* Rowohlt.

Biografische Notiz

Susanne Pointner, Mag.a, ist Psychologin, Psychotherapeutin, Lebensberaterin/Coach und Lehrtherapeutin der Gesellschaft für Existenzanalyse und Logotherapie (GLE International). Sie ist Vortragende an den Universitäten Wien und Salzburg sowie an der Bertha von Suttner Privatuniversität. Sie ist Vorsitzende des Ausbildungs- und Methodenforums des Österreichischen Berufsverband für Psychotherapie sowie Vorsitzende der Ethikkommission im Psychotherapiebeirat des Bundesministeriums für Gesundheit Österreich.

5 Funkstille und Funkenflug

Begegnung in der Paarbeziehung (wieder) ermöglichen[1,2]

Susanne Pointner

Veränderung durch Begegnung

Längere Partnerschaften sind für die meisten Menschen eine Herausforderung. Die Beziehung muss viel Alltag überstehen. Die Säulen der liebevollen Beziehung (A. Längle, 2008) – einander annehmen, sich einander zuwenden, den anderen sehen, darauf achten, dass es für ihn:sie gut wird – werden in Krisenzeiten, etwa in den Belastungen der Lockdowns und der wirtschaftlichen Gefährdung, häufig porös. Körperliche Nähe, hohe Erwartungen aneinander, die Abstimmung der Funktionalitäten in einer schnelllebigen, wenig vorhersehbaren Lebenswelt lassen dem Paar wenig Raum für das Verweilen, Verstehen und Trösten, für das Entdecken, das Lachen und die Sinnlichkeit. Oft überwiegen in längeren Paarbeziehungen die Momente, in denen das Zusammensein organisiert statt erlebt wird. Die Beziehung verflacht und wird ermüdend. Lieblosigkeit und Konflikte überwuchern die Faszination und die Zärtlichkeit. Irgendwann gelingt es vielleicht gar nicht mehr, einander wirklich zu erreichen. Manche suchen dann Unterstützung in Beratung oder Psychotherapie, und dies häufiger einzeln als im Paarsetting.

Chancen durch den Perspektivenwechsel

Im Gespräch mit Klient:innen bekommen wir im Einzelsetting nur eine Seite der Medaille zu sehen – bestenfalls die subjektive Wahrheit der Klient:innen.

---

1 Korrigierte Fassung von: Pointner, S. (2022). Funkstille und Funkenflug. Begegnung in der Paarbeziehung (wieder) ermöglichen. *Existenzanalyse, 2*, 18–27.

2 Eine Präsentation zu diesem Beitrag finden Sie hier: https://prezi.com/view/tSYla1Zes fCqgA70elob/

Am Anfang fällt es noch leichter, auch das zu erahnen, was die Klient:innen unbewusst vermitteln, aber selbst nicht erfassen können – etwa die eigene Lieblosigkeit der Partnerin gegenüber oder die verschüttete Sehnsucht nach Nähe zu ihr. Anfangs ist es für die Therapeut:innen noch leicht, sich vom Netz der Verzerrungen und Glaubenssätze, die durch Gewöhnung und Verletzungen in der Paarbeziehung entstanden sind, zu distanzieren. Nach und nach werden sie mitunter darin eingesponnen. Sie setzten selbst die dunkle Brille im Blick auf die Partner:innen auf, über die gesprochen wird. Die abgelehnten Angehörigen spüren das in der Regel. Sie vermuten ein stilles Bündnis ihrer Partner:innen mit den Therapeut:innen und beginnen aus Eifersucht, Verlustangst oder Angst vor weiterer Verletzung, die Therapie zu boykottieren. Die Kluft zwischen den Partner:innen wird zusehends größer.

Um der Gefahr der Triangulierung zu entgehen und die Begegnung der Partner:innen gut anleiten zu können, wollen wir hier Erkenntnisse aus der Paartherapie für das Einzelsetting nutzbar machen. Das Einbeziehen der Perspektive des:der Partner:in zum richtigen Zeitpunkt, in einer annehmbaren Art, kann die Arbeit an den personalen Fähigkeiten gut unterstützen. Damit ist nicht gemeint, den:die Partner:in tatsächlich in die Praxis einzuladen – das kann, muss aber im Einzelsetting durchaus nicht hilfreich sein. Dieser Schritt müsste gut bedacht und methodisch vorbereitet werden (vgl. Pointner & Sattler, 2014) und selbst dann kann das (auch) kurzfristige Mischen der Settings mehr schaden als nutzen. Es geht darum, manchmal die Allparteilichkeit, wie sie in der Paarbegleitung unabdingbar ist, ebenso im Einzelsetting als Einstellung gegenüber dem Paar einzunehmen. Sie ist, als Ergänzung zur Empathie mit den Klient:innen, vergleichbar mit der Haltung einer liebevollen Bezugsperson, die zum Streit von Kindern oder zweier lieber Freund:innen hinzugezogen wird. Der wohlwollend-kritische Blick der Psychotherapeutin auf die Partnerin ›draußen‹ kann den Dialog mit der Welt und die Bereitschaft, ihr zu begegnen, fördern.

Wir versuchen, im Sinne der Wiederherstellung der Dialogfähigkeit mit der Welt, beide in ihrem Leid, in ihrer psychodynamischen Verstrickung, in ihrer gemeinsamen Sehnsucht und in ihrer Wertewelt zu sehen. Die Art, wie der:die Partner:in gesehen wird, prägt das Beziehungsmuster der Klient:innen, was wiederum großen Einfluss auf die Partner:innen hat. Astrid Riehl-Emde von der Universität Heidelberg (2003) fasst ihre Untersuchungsergebnisse zu der Frage, was Paare zusammenhält, so zusammen: Die Art, wie ein:e Partner:in den:die andere:n und die Beziehung wahrnimmt und erlebt, hat wesentlich mehr Einfluss auf die Qualität der Beziehung als bestimmte Charaktermerkmale. Ähnliche Ergebnisse fanden Murray und Homes (2017) von der State University in New York: Sie baten Paare, sich anhand einer Liste von Eigenschaften – Intelligenz, Humor, Toleranz usw. – zu benoten. Unzertrennliche Paare sehen ihre Partner:innen wie durch eine rosarote Brille. Partner:innen, die von ihrem:ihrer Lebensgefährt:in in ihrem positiven Potenzial gesehen wurden, fühlten sich mit der Zeit sicherer, selbstbewusster, wertvoller. Bildhaft und, verkürzt gesprochen, meint die Forscherin, würden aus den Menschen, die sich selbst als Frösche sahen, die Prinzen, für die ihre Lebensgefährt:innen sie hielten.

Wachstum fördern in vier Schritten

Wie kommen nun unsere Klient:innen in die Fähigkeit, auch wieder die rosa Brille zu tragen, das personale Potenzial, die Schönheit von sich selbst und des:der Partner:in zu sehen? Zunächst gilt es festzustellen, ob er:sie das überhaupt will. Oft sind Klient:innen unentschieden, ob sie die Beziehung weiterführen oder sich trennen möchten. Meist sind sie erschöpft, resigniert oder verzweifelt. Also gilt es, den Weg der Klärung mit ihnen zu gehen. Fast alle möchten verstehen, was passiert ist, und Lernschritte daraus gewinnen. Dafür braucht es die Auseinandersetzung der Klient:innen mit sich selbst und mit dem:der Partner:in – sei es, um die Verbindung zu stärken, sei es, um einen Trauerprozess und damit psychohygienisch schonenden Abschied zu ermöglichen.

Dabei können die Partner:innen sich indirekt als hilfreich erweisen. Paare geben einander laufend korrigierende Rückmeldung – gefragt und ungefragt. Oft ist es nur so, wie es vermittelt wird, schwer annehmbar. Wenn der Ehemann mit einer besonderen Erkenntnis aus der Therapiestunde kommt, denkt sich manche Ehefrau: »Das sage ich ihm schon seit Jahren.« Wir können also Übersetzungs- und Integrationsarbeit leisten, und zwar über die Schritte der Personalen Existenzanalyse von Alfried Längle (2000, 2013) sowie Elemente der existenziellen Kommunikation von Christoph Kolbe (2016), welche die Quellen für die hier dargestellten Schritte sind:

1. Die Erweiterung der Wahrnehmung und die Erweiterung von Perspektiven: Das braucht in der Psychotherapie/Beratung eine wohlwollend sachliche, forschende Haltung (~ PEA 0).
2. Das Aufgreifen und Verstehen der Lebensthemen, der gemeinsamen Werte und der verstrickten Schutzmuster des Paares: Hilfreich ist

eine tröstende, empathische und manchmal auch parteiische Zugewandtheit (~ PEA 1).

3. Das Fördern der Offenheit und der Entschiedenheit in der Begegnung: Das erfordert eine phänomenologische, anfragende Zumutung und die Ermutigung, die Betroffenheit als »Prozessmotor« für die Personwerdung zu nutzen (S. Längle, 2021; ~ PEA 2).
4. Das Erarbeiten von konkreten Schritten zu einer erfüllten Beziehungsgestaltung: Dafür ist es gut, strategisch, anleitend und unterstützend Tools zu erarbeiten, welche die Selbstfürsorge sowie die Dialog- und Empathiefähigkeit der Klient:innen fördern (~ PEA 3).

Exemplarische Filmausschnitte: *A story of us*

Zur Veranschaulichung werde ich auf rechtlich abgeklärte Filmzitate aus dem Film *A story of us* (dt.: *An deiner Seite*) von Regisseur Rob Reiner Bezug nehmen (1999). Es gelingt den Filmemacher:innen außergewöhnlich gut, beide Seiten, die von Ben und Katie, erlebnismäßig zugänglich zu machen. Sie veranschaulichen die Paardynamik und die gemeinsame Wertewelt. Wir sehen, was die beiden ausblenden und was sie in der Tiefe verbindet. Das Einbeziehen von Filmen, Serien und Videos in die therapeutische Arbeit kann ein hilfreiches methodisches Element sein, weil unbewusste Themen dadurch leicht aufgegriffen und Verarbeitungsprozesse unterstützt werden können (Teischel, 2016). Entsprechend meinem Fallbeispiel wähle ich ab hier ausnahmsweise nur die männliche Form für den Klienten und die weibliche für die Psychotherapeutin.

Erweitern der Wahrnehmung der Beziehung

Filmszene 4.50–5.05: Ben und Katie sind unterwegs zu ihrem Lieblingsrestaurant. Ben sitzt am Steuer. Die Stimmung ist unterkühlt. Eine Warnlampe leuchtet auf: »Keine Flüssigkeit mehr in der Scheibenwischanlage.« Katie verdreht die Augen – wissend, müde, genervt. Ben lächelt – wissend, traurig, resigniert.

Der Film erzählt die Geschichte von Katie, gespielt von Michelle Pfeiffer, und Ben, dargestellt von Bruce Willis. Sie sind seit 15 Jahren zusammen und haben zwei Kinder. Die Partner sind hochgradig aufeinander bezogen und reaktiv, wie die kurze Sequenz stellvertretend für die vielen unausgesprochenen Konflikte im Alltag zeigt. Sie kommen nicht mehr in Begegnung, auch nicht mehr ins Gespräch. Trotz verschiedener paartherapeutischer Rettungsversuche stehen sie knapp vor der Trennung. Ein tragendes Element der Paarbeziehung, die Wertschätzung, ist dem Paar abhandengekommen. Ich möchte Sie nun zu folgendem Gedankenexperiment einladen: Stellen wir uns vor, dass Ben zu uns in Psychotherapie oder Beratung kommt. Er schildert folgende Begebenheit:

> »Wir sollten die Kinder zum Ferienlager bringen. Ich habe mit den Kindern gescherzt und plötzlich hat Katie zu Schreien begonnen. Sie ist immer gleich unter Druck. Wir haben früher so viel miteinander gelacht – jetzt gibt es nur mehr Aufträge, Herumschreien, Panikmache. Ich dringe zu ihr nicht mehr durch, wenn ich es versuche, macht sie zu.«

Rob Reiner verdichtet die über Jahre entstandene Paardynamik und die Art, wie sie den Alltag des Paares prägt, wiederum in einer kurzen, bezeichnenden Szene: Das Paar ist unter Druck, Ben versucht die Situation durch Scherze zu entlasten, was Katie umso mehr Stress verursacht.

Filmszene 7.27–7.52: Ben und Katie führen die Kinder zum Bus, der ins Ferienlager geht. Sie sind spät dran. Ben macht Scherze über das Wohnmobil vor ihnen. Die Kinder steigen darauf ein, es ist ein großes Hallo. Katie unterbricht immer wieder mit dem Hinweis auf die Zeit. Schließlich schreit sie Ben an, er solle endlich überholen. Alle schweigen betroffen.

Ben schildert die Situation aus seiner Sicht. Wir bleiben wohlwollend, aber zurückgelehnt, um das ganze Bild zu erfassen. Wir erahnen in Zwischentönen auch jene Aspekte der Wirklichkeit, die Ben ausblendet. Er erzählt, dass Katie geschrien habe und wir merken: Da fehlt ein Puzzlestück. Vielleicht erwähnt er nicht, dass die Zeit bereits knapp war. Manchmal lässt sich der blinde, verschwommene oder verschwiegene Fleck durch Nachfragen ergänzen. Wenn Ben ausweicht, lassen wir zunächst die Lücke bestehen, nehmen sie als diagnostischen Hinweis und greifen das Thema später wieder auf. Schon unser Aufmerken verändert etwas, mehr braucht es im Moment gar nicht. Ben spürt vielleicht folgendes: Mein (mir zugewandtes) Gegenüber sieht da etwas, das ich weglasse, nicht sehen oder aussprechen will. Dieser kleine nonverbale, unbeabsichtigte Hinweis ist eine Einladung an Ben, noch einmal hinzuschauen und hinzuspüren – oft eher im Nachklang als im Gespräch selbst.

Entlastung, emotionale Vertiefung, Selbstverständnis

Nun braucht es aber auch eine Stärkung von Bens Grundmotivationen. Sowohl Wiederannäherung als auch ein Trennungsprozess brauchen offene, haltgebende, wärmende und würdigende Begegnung für die Verarbeitung der schmerzhaften Erfahrungen. Ben muss sich bei uns sicher, gemocht, geschätzt, gefördert fühlen, um den offeneren Blick auf sich und die Welt wagen zu können. In der emotionalen Vertiefung stellen wir uns auf Bens Seite und tauchen in seine Wirklichkeit ein. Im Paarraum ist das nicht mehr möglich.

Ben fühlt sich überlastet – und einsam. Er hat sich bemüht, seine Pflichten in Arbeit und in der Familie erfüllt. In der Therapie darf er nun wütend, traurig, unvernünftig, fordernd, engherzig sein. Jetzt sind wir ganz bei ihm, bei seiner subjektiven Sichtweise, bei seinem Schmerz. Ben will sich mitteilen – er fühlt sich nicht gehört und irgendwann nicht mehr geliebt. Er realisiert nicht, wie sehr er selbst und Katie gerade unter Druck sind. Das Teilen von dem, was die Partner bewegt, ist ein Grundpfeiler des Begegnungsraums. »Wir brauchen nicht alles, sondern das Eine, was für uns wesentlich ist«, sagt Christoph Kolbe im Podcast »Fragen des Menschseins« zum Thema Liebe (Kolbe, 2021). Wird die Zeit oder eher die Energie für dieses Wesentliche zu knapp, dünnt die Beziehung aus. Die Partner werden einander allmählich fremd. Sie müssen aber den Alltag weiterhin bewältigen, erleben miteinander also viele Situationen, die unangenehme Gefühle und Reaktionen auslösen.

Das Tragend-Verbindende wird im Film durch ein gemeinsames Abendritual symbolisiert, in dem sich die Familie schöne und schwere Momente des Tages erzählt. Selbst in der tiefsten Krise wird es aufrechterhalten, ebenso der Besuch des Lieblingsrestaurants Chao Fang am Hochzeitstag. Obwohl das Ritual erstarrt ist und Ben das Warme, Inspirierende nicht mehr spürt, hält er daran fest, erträgt die Abwertung und die Einsamkeit. Das kann heißen, dass die Glut vielleicht noch nicht erloschen ist, dass es möglicherweise noch Werte gibt, für die es lohnt, die Beziehung weiterzuführen.

Um die widerstrebenden Motive besser fassen zu können, ermöglichen wir im Gespräch den Raum für das Ertragen der Ambivalenz: »Es tut so weh und doch ist da noch die Sehnsucht. Das ist schwer zu ertragen.« Und wir öffnen sachte den Blick für die Welt, zunächst nur einen Spalt weit, quasi im lauten Zwiegespräch mit uns selbst: »Ja, und für diese Werte duldet wohl Katie ihr Vermeidungsmuster und erträgt das erstarrte Schweigen.«

Bens Betroffenheit über Katies zwanghafte Seite und ihre Wutausbrüche sind nachvollziehbar. Katie wird durch ihr Misstrauen und ihre Vorwürfe in Bens Augen von der Verbündeten zur Feindin. Sie bedroht die letzten Fluchtwinkel von Bens Selbstwertgefühl. Wir sprechen mit Ben über die Schutzmuster Vermeidung, Aktivismus, Angriff und Erstarrung. Ben kehrt den Staub unter den Teppich, Katie wirbelt ihn auf. In der Anleitung zum inneren Dialog helfen wir ihm, die tieferen Beweggründe und die Werte zu erkennen, die unter den primären Emotionen liegen. »Ah, das tut so weh, da Sie doch eigentlich versucht haben, bei der Fahrt zum Bus die Situation zu retten. Sie haben Fähigkeiten genutzt, die Sie als Kind schon entfaltet haben. So sehen Sie Ihre Rolle als Vater. Da fühlen Sie sich nicht gesehen.« Später holen wir in der integrierten Emotion auch den gemeinsamen Schmerz herein: »Und Katie fühlt sich in ihrem Bemühen, die Dinge gut am Laufen zu halten, vermutlich auch nicht gesehen. Das macht sie beide sehr einsam.«

Das Fremdverständnis ermöglichen

Im Übergang zur Stellungnahme holen wir auch das Fremdverständnis ein. Wir führen Ben jetzt sanft und bestimmt zur erweiterten und vertieften Wahrnehmung: »Ben, was bringt Katie so in die Enge, dass sie Sie und die Kinder anschreit?« Ben wird nachdenklich. Er erzählt von ihrem Alltag und schließlich auch von Katies Kindheit. Sie hat gelernt, ernsthaft und fleißig zu sein, um die gestresste Mutter zu stabilisieren. Wir denken laut mit: »Hm, für Katie sind Sie mit ihrem gelassenen Humor dann wohl ganz schön interessant – und herausfordernd.«

Ben braucht hier unsere stellvertretende Hoffnung auf die Begegnungsfähigkeit der beiden – weniger im direkten Vermitteln als in der Art, wie wir anfragen. Er ist weder glorreicher Held noch Versager. Katie ist weder Traumfrau noch hysterische Hexe. Sie sind zwei Menschen, die versuchen, die Lebensaufgaben zu erfüllen und sich dabei nicht zu verlieren. Wenn Ben nicht mehr die Liebe spürt, die unter der Asche glost, hüten wir sie an einer verborgenen Stelle. Wenn er die Schönheit von Katies Wesen und seine eigene Würde nicht mehr sehen kann, borgen wir ihm unseren freundlichen Blick.

Das Paar: Psychodynamik, Verstrickung und existenzielle Spannung

Filmszene 36.50–37.48: Ben und Katie haben versucht, sich zu versöhnen. Sie liegen im Bett, lachen gemeinsam über skurrile ehemalige Paartherapeut:innen, es knistert wieder. Katie fragt sich, ob die Paartherapie etwas gebracht hat. Die Antwort geben die Eltern von Ben und Katie, die plötzlich neben den beiden im Bett liegen und dem Paar ihre sehr unterschiedlichen Ansichten ins Ohr flüstern. »Nimm's locker«, vermitteln Bens Eltern, während Katies Mutter pessimistisch ist und zu mehr Ernsthaftigkeit rät.

Oft zeigen sich gemeinsame Lebensthemen, die das Paar in der Tiefe verbindet, mit denen sie aber unterschiedlich umgehen. Spürbar werden auch die gemeinsame Wertewelt und das gemeinsame Entwicklungspotenzial. Ben und Katie kommen aus Familien, denen es schwerfiel, Leichtigkeit und Ernsthaftigkeit gut zu vereinen. Der Regisseur verlässt hier in einem mutigen Kunstgriff die sonst sehr realistische Darstellung und geht in dieser einen Szene in die bildhafte Darstellung des Innenlebens der Protagonist:innen.

Im Grunde haben viele Paare ein Romeo-und-Julia-Thema oder anders gesagt, ein generationenübergreifendes Friedensprojekt. Es ist Teil dessen, was Jürg Willi (2004) den Liebesmythos nennt. Der Liebes- oder Paarmythos, wie wir es in der Weiterbildung nennen, beschreibt »etwas Gemeinsames, Irrationales, Exklusives, Geheimnisvolles, Identitätsstiftendes«, welches zwei Menschen von dem Moment an verbindet, in dem sie einander signalisieren: »Wir sind jetzt ein Paar.« Aus unserer Sicht zeigen sich darin einerseits Elemente der Beziehungsgeschichte und oft auch der psychodynamischen Verstrickung. Andererseits sind darin auch die gemeinsame Wertewelt, der besondere Geruch ihrer Begegnung und die unbewusste Vision des gemeinsamen Entwicklungspotenzials enthalten. In dieser Hinsicht enthält der Paarmythos auch generationenübergreifende Elemente, die durch Vorleben der jeweiligen Bezugspersonen internalisiert und dann im Paarleben wirksam werden. Sabine und Roland Bösel (2015) haben sich intensiv mit generationsübergreifenden Dynamiken und Entwicklungspotenzialen auseinandergesetzt.

»Sag mir, wer ich bin – und wer ich sein könnte. Ich mag auch durch deine Augen auf mich und in die Welt schauen«, das ist der Minnesang der Verliebten. Darin ist auch die Botschaft enthalten: »Frag mich an, fordere mich existenziell in meinen Lebensthemen heraus!« Wir suchen uns Partner:innen, die uns wärmen, die unser Leben schöner machen, aber auch solche, die für uns sinnvoll, entwicklungsanregend sind. Der:die Partner:in ist im Stadium der Verliebtheit unter anderem deshalb so attraktiv, weil mit ihm:ihr die »existenzielle Kommunikation«, wie Christoph Kolbe sie beschreibt, noch ganz selbstverständlich stattfindet und gelingt: »Durch sie wird ein Raum gestiftet, in dem der andere aufgrund der Notwendigkeit, sich auseinandersetzen zu müssen, zu einer für ihn wesentlichen Erkenntnis mit ihren Gründen kommen kann« (Kolbe, 2016, S. 47). Notwendigkeit ist etwas, was wir uns nicht ausgewählt haben, weil es gerade angenehm ist, sondern weil es für uns wesentlich ist.

Die personale und auch die erotische Spannung leben von der entschiedenen Zuwendung zur Andersartigkeit, die das Eigene einerseits umso mehr spürbar macht und uns andererseits darüber hinauswachsen lässt. Begegnung passiert nicht in lückenloser Übereinstimmung. Wolfgang Schmidbauer schreibt über die Angst vor Nähe:

> »Ein Bild für die symbiotische Ehe sind zwei Roboter, die einander gegenübersitzen [...] Jeder dieser Roboter hat die Hände an der geöffneten Schädeldecke des anderen und versucht, mit allen möglichen Werkzeugen die Schaltungen und Programme an dessen Steuerungszentren zu verändern. Das Ziel ist Harmonie, Übereinstimmung« (Schmidbauer, 1985, S. 63).

Personales Potenzial und Seelenverwandtschaft

Filmszene 5.15–5.50: Die junge Katie arbeitet konzentriert am Schreibtisch. Ihr gegenüber wirft Ben verspielt ein Bonbon über den Tisch. Katie arbeitet weiter. Ben wirft mehr Bonbons. Katie steht schweigend auf, setzt einen Helm mit Sirene auf und lächelt ihn dann an. Ben ist ergriffen und entzückt. Das macht den Zauber des Anfangs aus: Ganz kleine Momente sind am Beginn noch mit Bedeutung, mit Erkennen und Erkannt-Werden aufgeladen – und sie werden zu großen Begegnungen. Rob Reiner fängt in einer der Rückblenden meisterhaft den Moment des Einander-Erkennens im Wesenhaften, in der Gemeinsamkeit und in der Verschiedenheit in einer Szene ein, die bei aller Verspieltheit von einer tiefen Ernsthaftigkeit, sogar Schicksalshaftigkeit getragen ist.

Katie und Ben waren damals in der Szene, die im Rückblick auf die Verliebtheitsphase gezeigt wird, in Resonanz. Sie entdecken etwas von sich selbst im anderen (Steinert, 2019). Ben warf die Bonbons mehrmals, bevor Katie reagierte – sie war beeindruckt von seiner Hartnäckigkeit. Er brachte ihre spielerische Seite zum Schwingen. Ben war angetan von ihrem Arbeitseifer und ihrer Sorgfalt, aber auch – ergreifend dargestellt von Bruce Willis – tief berührt von ihrer Bereitschaft, sich auf ihn einzulassen. Sie brauchten einander, nicht im Sinne des Benützens, sondern um Inspiration und Erfüllung zu finden.

Kommen die gemeinsamen Werte und die ersehnten Entwicklungsmöglichkeiten nicht mehr ausreichend zum Leben, entstehen Machtkämpfe. Alfried Längle schreibt: »Das Verbindende, Gemeinsame ist im Konfliktfall das, worum das Paar streitet oder worunter es leidet, ohne dass der Wert des Verbindenden erlebt wird« (A. Längle, 2008, S. 13). Paare tolerieren so manche Veränderung. Was als unverzeihlich erlebt wird, ist der Verrat an der gemeinsamen Wertewelt, also am gemeinsamen unausgesprochenen Sinnkontext. »Wir wollten doch gemeinsam etwas aufbauen!«, soll Katies Nörgeln vermitteln. »Lass uns doch wieder gemeinsam spielen!«, will Ben ihr vermitteln.

Selbstfürsorge erlernen

Das Wiederfinden der Verliebtheit, zumindest in bestimmten Situationen, ist keine Utopie, sondern legitime Sehnsucht der Klient:innen. Oft ist es erneut möglich, wenn die Vertrauensbasis wiederhergestellt ist. Die amerikanische Paarforscherin Helen Fisher (2007) beobachtete die Gehirnaktivität von Paaren, die mehr als 20 Jahre verheiratet sind und sich noch immer als »verliebt« einstufen. Jene Gehirnregion, die Dopamin produziert und mit romantischer Liebe assoziiert wird, war genauso aktiv wie bei Frischverliebten. Der einzige Unterschied war, dass sie dort, wo Ängste entstehen, keine Aktivität messen konnte. Die Langzeitpaare waren also verliebt, aber nicht mehr so ängstlich. Sie fand drei Faktoren, die diese Paare von unglücklichen Paaren unterschieden: Empathie; die Kontrolle über Stress und eigene Emotionen; die Eigenschaft, über die Schwächen anderer hinwegzublicken und stattdessen darauf zu fokussieren, was an der Person gemocht wird.

Wir besprechen mit Ben, welche Möglichkeiten es gibt, sich selbst zu versorgen und gleichzeitig die Situation für beide zu entlasten. Inzwischen kann Ben relativ gelassen, manchmal sogar interessiert zuhören, wenn wir hin und wieder eine andere Perspektive zu seiner dazu stellen. Die Empathie braucht Nähe, Zeit und Beziehung. Das Verstehen braucht auch ein Stück Distanz, ein phänomenologisches Schauen, ein inhaltliches Erfassen der Beweggründe des anderen – und auch der eigenen Motive (A. S. Längle, 2021). Begegnung heißt auch, das Fremde in mir und im anderen zu bejahen. Nach und nach erkennt Ben, dass er selbst unfrei in seinen Vermeidungsmustern ist, und dass diese ihm auch beruflich im Weg stehen.

Vielleicht nehmen wir auch für ein vertieftes Verständnis der zugrunde liegenden Bedürfnisse Bezug zur Bindungstheorie (Brisch, 2011). Unsicher gebundene Kinder reagieren scheinbar gleichgültig, wenn die Mutter weggeht, erleben aber hohen Stress. Als Erwachsene neigen sie zum »Minimieren«, zum Rückzug, Ablenken, Scherzen, Harmonisieren, außer sie stehen mit dem Rücken zur Wand, dann bricht die Aggression oft heftig durch. Sie versuchen also nicht nur sich, sondern auch die Beziehung durch das Ausweichen zu schützen. Ihre stille Sehnsucht ist: »Nimm wahr, dass ich verunsichert bin! Nähere dich langsam an. Bleib ruhig, und zeig mir, dass du dableibst.« Die Partner erleben in diesem Fall den Abbruch der Kommunikation leider meist nicht als schützend, sondern als verletzend und abwertend, was für den Schweigenden häufig nicht nachvollziehbar ist.

Ambivalent gebundene Kinder weinen und schreien, wenn sie verlassen werden. Sie suchen die Nähe der Bezugsperson, wenn sie wiederkommt, und wehren sie gleichzeitig ab. Ihre durch Wut überspielte Sehnsucht ist: »Halte mich aus! Stehe mit mir meine Ambivalenz, meinen Stress durch! Gib mir Halt, damit ich nicht ausraste, schütze dich und mich und verlass mich nicht.« Als Erwachsene erlebt der Partner sie hier als mächtig in ihrer Aggression und erkennt oft nicht die Hilflosigkeit dahinter. Er entzieht sich und der Stresspegel der Partnerin steigt.

Die bevorzugten Schutzmuster sind geprägt von den frühen Bezugspersonen, der Vitalität, der Biografie und auch von der geschlechtsspezifischen Sozialisation. Immer noch neigen Frauen mehr zum Aktivismus und

Männer eher zu Vermeidung und Flucht – bis es kippt. Durch den erweiterten inneren Raum, durch das Annehmen, Zulassen und Ernstnehmen der eigenen Bedürfnisse, Werte und aggressiven Handlungen kann sich Bens Reaktivität langsam immer mehr beruhigen. Möglicherweise löst er damit bei Katie neue Verhaltensmuster aus, die nicht immer gleich Begegnung fördern, aber doch immerhin Bewegung in die erstarrte Paardynamik bringen. Das beweist Ben: Ich kann etwas verändern – wenn auch (noch) nicht immer gleich in die gewünschte Richtung.

Der Wendepunkt

Ben lernt, sein Leben selbst mehr zu gestalten. Er wohnt jetzt alleine und beginnt, den Abstand zu Katie als Chance zu begreifen. Manchmal muss sich die Krise allerdings noch mehr zuspitzen, die Geschichte zum Turning Point kommen, bevor entscheidende Entwicklungsschritte passieren. Ben und Katie sind mehr bei sich, aber auch voll frisch erwachter Sehnsucht. Die Lebendigkeit flackert auf, die Wunden liegen wieder offen. Die neuen Ressourcen sind noch instabil und nicht in die Paarbeziehung integriert. Katie macht einen Kochkurs – und lernt dort jemanden kennen.

Filmszene 1.11.50–1.13.10: Ben sitzt betroffen auf einer Bank und weint. Er sieht im Rückblick Katie, die immer weinend in unterschiedlichen Rückblenden sagt: »Du hörst mir nicht zu.« Ben hat nach einem Treffen mit Freunden einen Moment der Erkenntnis. Er hat endlich Katie verstanden und will reinen Tisch machen. Ben gelingt es, über seinen affektgeladenen Zustand hinauszuwachsen. Er versetzt sich in Katie hinein. Empathie braucht – im Gegensatz zu spontanem Mitgefühl – eine Entscheidung. Ben war bereit, Katies Gefühle in sich schwingen zu lassen und damit die Lebensrelevanz der Geschehnisse für sie zu erfassen.

Filmszene 1.13.30–1.14: Ben läutet bei Katie, um sich zu entschuldigen und ihr zu sagen, dass er eine Erkenntnis hatte. Katie ist verlegen – sie hat Herrenbesuch. Ben ist tief getroffen und meint, es sei Zeit, mit den Kindern über die Trennung zu sprechen. Diese Hinwendung trotz Verletzungen und Ängsten ist in der Paarbeziehung oft ein großmütiger Akt. Ben will Katie neu begegnen – und gerade da wird er wieder selbst tief verwundet: Katie hat Herrenbesuch. Ben zieht sich verletzt zurück. Rob Reiner zeigt hier einmal mehr ein tiefes Verständnis des Entwicklungsweges von Paaren.

Die gemeinsame Pendelbewegung gibt es häufig, speziell in der Krise. Ben geht auf Katie zu, es ist der falsche Moment, er zieht sich zurück, sie geht ihm nach, er mauert (in der stillen Hoffnung, sie würde dableiben und Balsam auf seine Wunde tun), sie interpretiert sein Verhalten als Scheidungswille und zieht sich wieder zurück. Das Paar steckt fest. Jetzt braucht es uns als Fels in der Brandung, als Brückenpfeiler für den Dialog und als stellvertretendes Gegenüber. Wenn es Ben gelingt, die Enttäuschung über die nicht belohnte Annäherung zu überwinden, kann sich der schwerste, tiefste Wachstumsschritt ereignen.

Ben wird vielleicht in dieser Phase seine Wut und Enttäuschung auch gegen uns richten. Er kann nicht gut Konflikte austragen. Vielleicht braucht es die stellvertretende, modellhaft-konstruktive Konfliktaustragung in der therapeutischen Beziehung, bevor Ben den Schritt in der Paarbeziehung wagen kann. Langsam dämmert es ihm immer mehr, welchen Anteil er selbst an der Entfremdung und den Eskalationen hat. Er wird diese Erkenntnis als erhellend und ermächtigend erleben. Er wird sich auch dagegen wehren, weil er sich seinen eigenen Täteranteilen stellen muss. Irgendwann wird der Punkt sein, an dem er eine Entscheidung treffen muss und an dem wir ihn fragen: »Ben, Sie sind jetzt stark genug, Sie können sich trennen. Was wollen Sie? Was wäre das Richtige? Wollen und sollen Sie ihr noch eine Chance geben, trotz allem? Oder wäre es nicht nur erleichternd, sondern auch werterhaltend, sie ziehen zu lassen?« Und Fragen werden auch sein: »Was brauchen Sie, um den Groll loszulassen und damit offen zu werden für einen neuen Weg, wohin immer er führt? Wie kann es gut werden für Sie – und letztlich auch für Sie und die Kinder?«

Abschied und Neubeginn

Verena Kast schreibt: »Dieser Neubeginn hat, wie jeder Neubeginn, etwas Schöpferisches, was von keinem der beiden wirklich gemacht werden kann, er muss sich ereignen. [...]. Wir erfahren, dass etwas, was heillos verstrickt zu sein scheint, wieder heil werden kann« (Kast, 2007, S. 10). Ben und Katie finden den inneren Wendepunkt bei und nach dem Gespräch darüber, wie sie die Lage den Kindern beibringen wollen. Jetzt, wo fast alles verloren scheint, versuchen sie, gemeinsame Werte zu schützen. Vielleicht kann gerade deshalb Begegnung stattfinden, weil sie losgelassen haben und doch merken, wie viel sie verbindet. Ben trägt jetzt eine Uhr. Katie macht trotz der ernsten Lage einen Scherz. Beide haben durch einander und voneinander gelernt. Beim Abholen der Kinder vom Feriendorf kommt es zur dramatischen Versöhnung. Der Film bleibt hier der Hollywoodromantik treu, er schafft es aber durch das kluge Drehbuch und durch die überzeugende schauspielerische Leistung von Bruce Willis und Michelle Pfeiffer dennoch, das transformierende Potenzial einer echten Begegnung einzufangen.

Filmszene 1.24.45–1.26.25: Katie und Ben stehen in der Nähe des Autos, in dem die Kinder warten. Katie meint, sie möchte nicht daheim die Kinder informieren, sondern zu Chao Fang gehen. Sie liebt Ben, weil er so vertraut ist, weil er ein guter Mensch ist, weil er der Vater ihrer Kinder ist, weil er liebenswerte Macken hat und weil er ihr bester Freund ist. Ben hört zu – zunächst reserviert, dann immer mehr bewegt. Schließlich umarmt er sie mit Tränen in den Augen.

Manchmal geht sich das Happy End nicht aus, weil einer nicht mitzieht, weil es zu spät ist, weil die Liebe nicht reicht, weil die Trennung stimmiger ist. Meistens fällt es den Klient:innen leichter, sich zu trennen, wenn sie sich sagen können: »Ich habe es versucht. Ich bin mir und meinem Partner nichts schuldig geblieben. Ich bin den Weg gegangen, und wo ich jetzt stehe, da stimmt es für mich.« »Die Hölle sind nicht die anderen«, schreibt Ariadne von Schirach (2014) unter Referenz auf Jean Paul Sartre. »Die Hölle ist ein von sich besetztes Ego, das keinen anderen und kein Fremdes mehr zulässt« (S. 51).

Gerade in der Art und Weise, wie das Paar die kritischen Themen in der Krise oder Loslösung bearbeitet – gemeinsame Fürsorge, Finanzen, gemeinsamer Familienverband und Freundeskreis –, wird etwas vom Paarmythos sichtbar. Genau darin liegt das nachhaltige Entwicklungspotenzial für die Partner:innen, jede:r für sich und gemeinsam. Das ist unabhängig davon, ob sie kurz oder lange zusammenbleiben. Auch Trennungen sind immer noch gemeinsame Herausforderungen. Im Lauf einer Beziehung kann und muss sich der Paarmythos verändern. Er wird genährt von gemeinsam bewältigten Herausforderungen, der Pflege einer gemeinsamen Lebens- und Wertewelt, von gemeinsamen Ritualen und der unzerstörbaren Bereitschaft, immer wieder den Helden, die Heldin im anderen zu entdecken und in sich selbst zu aktivieren. Dabei kann die Bewältigung der gemeinsamen Krisen durchaus beziehungsfördernd sein, wenn das Paar sie als Herausforderung, will meinen als sinnstiftend erlebt.

Stress in der Paarbeziehung: Belastung oder Herausforderung

Die Untersuchungen des Schweizer Paarforschers Guy Bodenmann (2015) aus einer Fünf-Jahres-Längsschnittstudie mit über 2.000 Personen zeigen, dass Paare mit viel Stress im Alltag ihre Paarbeziehung deutlich schlechter beurteilen als Paare mit wenig Stress und die gestressten Paare am Ende ein erhöhtes Scheidungsrisiko aufweisen. Die entscheidenden Faktoren sind dabei: die Einschränkung der gemeinsamen Zeit (sprich Intimität, Gemeinsamkeiten), die Verschlechterung der Kommunikation, die Zunahme dysfunktionaler Schutzmuster und die Zunahme von Erkrankungen (und damit einhergehende weitere Belastungen). Die Partner:innen erreichen einander nicht mehr in dem, was sie bewegt und werden einander allmählich fremd.

Bodenmann konnte zeigen, dass andererseits bei Paaren, die den Stress im Alltag gemeinsam konstruktiv bewältigen, das Wir-Gefühl wächst. Die Partner:innen vertiefen das Wissen, dass sie aufeinander zählen können, das wechselseitige Vertrauen und die Bindung zwischen den Partner:innen. Ähnliche Ergebnisse fanden Aron et al. (2000), Psycholog:innen an der Universität in New York. Sie teilten Ehepaare, die im Durchschnitt länger als 14 Jahre verheiratet waren, in zwei Gruppen ein. Der einen Gruppe verschrieben sie jede Woche anderthalb Stunden eine aufregende partnerschaftliche Tätigkeit: einen Berg besteigen, ein größeres Projekt planen, zum Tanzen gehen. Die andere Gruppe musste sich mit Aktivitäten begnügen, die sie zwar als angenehm, jedoch nicht als sonderlich aufregend empfand, wie Freund:innen besuchen oder gemeinsam kochen. Zehn Wochen später befragten die Forscher:innen die Paare nach ihrem Eheglück. Die erste Gruppe war mit ihrer Partnerschaft eindeutig zufriedener als zuvor. Bei der anderen hatte sich so gut wie nichts verändert.

Gemeinsame Herausforderungen können die Beziehung stärken, wenn ausreichend Ressourcen zur Bewältigung vorhanden sind und wenn das Paar sich als Team sieht; wenn es im bejahenden Austausch miteinander und mit der Welt bleibt. Dabei zeigt die Existenzanalyse einen Königsweg auf. Sie bietet interpersonal und intrapersonal »eine phänomenologische Beschreibung des komplexen Ineinanderwirkens motivationaler Bausteine und Prozesse auf dialogischer Basis mit dem Ergebnis einer Selbstermächtigung« an (S. Längle, 2021, S. 54). Das heißt, die Begegnungsfähigkeit und die eigene Reifung können durch die Begleitung in den Schritten der PEA angeregt werden. Authentizität und Verbundenheit sind kein Widerspruch, sie bedingen einander: »Das in der Grundhaltung des Dialogs sich vollziehende existenzielle Sein ist nicht nur Sinnerfüllung, sondern ebenso Selbstwerdung« (ebd.).

Wegbegleiter:innen zueinander und zu uns selbst

Im Necken und Abgrenzen, in Spiel und Anstrengung, im Streben und Lassen haben Ben und Katie sich gefunden. In dieser Resonanz konnten sie immer wieder ihren Paarmythos beleben. Dort sind sie immer wieder an ihre Grenzen gekommen. Nicht, weil es der:die falsche Partner:in war, sondern weil es genau der:die war, der:die das Potenzial für die Wiederholung oder die Möglichkeit der Wandlung in sich trägt. Weil Ben seine Katie versteht, mit ihrem Tipp-Ex in der Hand. Weil Katie Bens unpassende Scherze im Grunde nicht missen möchte. Weil es in Wahrheit nichts Spannenderes und Lohnenswerteres für die beiden gibt, als die nächste Wegbiegung zu entdecken in der gemeinsamen Reise.

Paare wollen und sollen sich immer wieder miteinander verlieren, sich miteinander herausschälen aus überständigen Selbstbildern, sich selbst aneinander entdecken. Sie knüpfen eine Geschichte aus ihren Begegnungen, die sie in eine Ganzheit und einen größeren Zusammenhang hineinnimmt. Sie erzählen, solange die Verbindung lebendig ist, von ihrer Geschichte, ihren Vorlieben, Schwächen, Sternstunden und Tiefpunkten. Sie suchen dabei intuitiv nach dem Trennenden, aber vor allem nach dem Verbindenden. Sie wollen Dichter:in in der Geschichte ihrer Begegnungen sein, sei es ein Poetry Slam, eine Kurzgeschichte oder ein Epos, und brauchen dafür eine Umwelt, einen griechischen Chor, ein Publikum.

Es tut ihnen gut, wenn sie Menschen finden, die mit ihnen durch die unbequemen Phasen gehen und mit beiden Partner:innen in liebevollem Austausch bleiben. Die Umgebung, die sich das Paar schafft, sorgt dafür, dass sich die gemeinsame Vision nicht im luftleeren Raum entfaltet. Es wäre schön, wenn Paare diese wohlwollend anfragende Unterstützung in der Familie, im Freundeskreis, in der Gesellschaft finden würden. Das ist allerdings ein hoher Anspruch. Umso wichtiger ist es, dass wir Psychotherapeut:innen und Berater:innen Menschen begleiten, voneinander würdevoll Abschied zu nehmen – oder die Flamme der Liebe neu zu entfachen.

Literatur

Aron, A., Norman, C.C., Aron, E.N., McKenna, C. & Heyman, R.E. (2000). Couples' Shared Participation in Novel and Arousing Activities and Experienced Relationship Quality. *Journal of Personality and Social Psychology, 78*(2), 273–284.

Bodenmann, G. (2015). *Bevor der Stress uns scheidet*. Hogrefe.

Bösel, S. & Bösel, R. (2015). *Warum bist du immer so? Wie Ihre Kindheit sich auf Ihre Partnerschaft auswirkt – und wie Sie damit umgehen*. Orac.

Brisch, K.H. (2011). *Paare, Sexualität und Kinder*. Klett-Cotta.

Fisher, H. (2007). *Warum wir lieben … und wie wir besser lieben können*. Knaur.

Kast, V. (2007). *Wege zur Versöhnung*. Kreuz.

Kolbe, C. (2016). Existenzielle Kommunikation. *Existenzanalyse, 33*(1), 45–51.

Kolbe, C. (2021). Podcast: Fragen des Menscheins. Liebe und Partnerschaft 1. https://fragen-des-menschseins.de/

Längle, A. (2000). Die »Personale Existenzanalyse« (PEA) als therapeutisches Konzept. In A. Längle (Hrsg.), *Praxis der Personalen Existenzanalyse* (S. 9–37). Facultas.

Längle, A. (2008) Haltung und praktische Vorgangsweisen in existenzanalytischer Paartherapie und Paarberatung. *Existenzanalyse, 25*(2), 12–23.

Längle, A. (2013). *Lehrbuch zur Existenzanalyse. Grundlagen*. Facultas.

Längle, A.S. (2021). Empathie und Phänomenologie. Gemeinsamkeiten, Unterschiede und ihr Einsatz in der Praxis. Ein Gespräch mit Alfried Längle. *Existenzanalyse, 38*(1), 29–40.

Längle, S. (2021). Wie macht das der Mensch? Die Orientierung am subjektiven Erleben im Werk von Alfried Längle. Ein Beitrag zum 70. Geburtstag. *Existenzanalyse, 38*(1), 41–56.

Murray, S.L. & Homes, J.G. (2017). *Motivated Cognition in Relationships*. Routledge.

Pointner, S. & Sattler, M. (2014). Therapie 2+. Vom Einzel- zum erweiterten Setting und wieder zurück. Ressourcenorientierte Kurzzeitinterventionen mit Partnern oder Angehörigen von (erwachsenen) KlientInnen. *Existenzanalyse, 31*(2), 79–82.

Rainer, R. (1999). *A story of us*. USA Warner Bros Pictures.

Riehl-Emde, A. (2003). *Liebe im Fokus der Paartherapie*. Klett-Cotta.

von Schirach, A. (2014). *Du sollst nicht funktionieren. Für eine neue Lebenskunst*. Klett-Cotta.

Schmidbauer, W. (1985). *Die Angst vor Nähe*. Rowohlt.

Steinert, K. (2019). Existenzanalyse und Resonanz. Psychotherapie als Resonanzraum. *Existenzanalyse, 36*(1), 4–14.

Teischel, O. (2016). *Trauerspiel. Einführung in die existentielle Filmtherapie*. Vandenhoeck & Ruprecht.

Willi, J. (2004). *Psychologie der Liebe*. Rowohlt.

Biografische Notiz

Susanne Pointner, Mag.a, ist Psychologin, Psychotherapeutin, Lebensberaterin/Coach und Lehrtherapeutin der Gesellschaft für Existenzanalyse und Logotherapie (GLE International). Sie ist Vortragende an den Universitäten Wien und Salzburg sowie an der Bertha von Suttner Privatuniversität. Sie ist Vorsitzende des Ausbildungs- und Methodenforums des Österreichischen Berufsverband für Psychotherapie sowie Vorsitzende der Ethikkommission im Psychotherapiebeirat des Bundesministeriums für Gesundheit Österreich.

6 Sinnlich in dunkler Stunde

Eros, Leiderfahrungen und Spiritualität in Paarbeziehungen[1]

Susanne Pointner

Annehmen der Wirklichkeit

In Zeiten, in denen wir tiefes Leid erleben oder belastet sind, ist es oft schwierig für ein Paar, gemeinsam Sexualität zu leben. Manchmal ziehen sich beide Partner:innen aus einer Kraft- oder Lustlosigkeit heraus zurück. Es kommt auch vor, dass ein:e Partner:in gerade in der schweren Zeit die körperliche Nähe besonders braucht und der:die andere sich dadurch bedrängt fühlt. Es entsteht ein Teufelskreis – die Überforderung bewirkt Libidoverlust, die Lustlosigkeit verstärkt das Gefühl des Versagens.

Trauern verbraucht Energie. Es ist ein aktiver Prozess. Oft ist dafür nicht genug Zeit, Raum und Stille. Dann wird aus dem unterdrückten Schmerz eine lähmende Bleidecke, die auch angenehme Gefühle wie Hoffnung, Inspiration, Freude oder Lust blockiert. Trauer schließt Erotik und Lachen nicht aus. Die Depression lässt aber häufig jegliche Lebendigkeit versiegen (Längle, 2003).

> Manuela ist in letzter Zeit sehr belastet. Die schwere, unheilbare Erkrankung ihrer Schwester Lilli hängt als grauer Schatten über der ganzen Familie. Karl, ihr Mann, ist verständnisvoll, und unterstützt sie, wo er kann. Gestern saß er aber – für ihn sehr ungewöhnlich – mit Tränen in den Augen neben ihr. »Ich vermisse dich so, die Gespräche, unser Lachen, die Zärtlichkeit. Ich weiß ja, wie schwer du es hast. Es ist nur so einsam in meinem Leben ohne dich.« Manuela ist tief betroffen. Sie ahnte wohl, dass Karl litt unter ihrem Rückzug nach

---

1 Korrigierte Fassung von: Pointner, S. (2018). Sinnlich in dunkler Stunde – Eros, Leiderfahrungen und Spiritualität in Paarbeziehungen. *Leidfaden, 2*, 27–32. Der Abdruck erfolgt mit freundlicher Genehmigung von Vandenhoeck & Ruprecht.

innen, ihrer düsteren Stimmung und ihrem Mangel an Lebenslust, aber so ein Schmerz – das war ihr nicht bewusst. Nur: Woher sollte sie die Kraft für Nähe oder Sexualität nehmen? Ohne Lust wollte sie mit Karl nicht zusammen sein, das passte auch für ihn nicht. Wenn nicht ein Wunder passierte, so konnte der Leidensweg ihrer Schwester noch länger dauern. Die Kinder waren erwachsen und sie war da, wenn sie sie brauchten. Aber was passierte mit ihrer Ehe?

In der Paartherapie zeigt sich oft, dass Paare in schweren Zeiten die Verbindung verlieren und es ihnen nicht gelingt, nach der Überwindung der Krise wieder zusammenzufinden. Meist werden in belastenden Umständen unsere Schutzmuster aktiviert – wir ziehen uns zurück oder werden aktiver als es uns und der Umgebung guttut. Oder wir reagieren launenhaft und aggressiv oder wir erstarren. Wir zeigen uns in der Drachenhöhle nicht nur von unserer besten Seite. Damit ist eine Erschütterung der eigenen Identität und der Sichtweise auf die Partner:innen verbunden, die ein Paar erst einmal verkraften muss. Dazu kommt, dass die Prüfungen auf der Heldenreise des Lebens uns verändern, und wir uns nach jeder Herausforderung wieder neu finden müssen. Im Märchen »König Drosselbart« begegnet der Prinzessin ihr Gemahl zunächst als (verspotteter) Freier, dann als Spielmann, als Haudegen und als König an seinem Hof, in seiner Würde. Sie ist zunächst begehrte Prinzessin, dann lebensunfähige Verstoßene, Verkäuferin, Dienstmagd und schließlich Königin. Man kann sich ausmalen, welche Dehnungsschritte die beiden gehen müssen, um einander langsam zu entdecken, und dabei kontinuierlich Beziehung, womöglich Sexualität miteinander zu leben.

Meist sind wir eingebunden in vielfältige Bereiche, wo wir funktionieren müssen. Das ist in belasteten Lebensphasen schwer genug. Wenn ich kaum die Kraft finde, meinem Beruf nachzugehen, wie kann ich am Abend noch feuriger Liebhaber, hingebungsvolle Sirene sein?

Viele Paare einigen sich unausgesprochen auf eine Verminderung oder Einstellung der sexuellen Begegnung. Das ohnehin schon leidvolle Dasein wird damit um eine wesentliche Ressource ärmer, das Leben noch karger. Stimmige und verantwortungsvoll gelebte Sexualität trägt viel bei zu einer erhöhten Resilienz. Sie stärkt unser Vertrauen ins Leben, unseren Selbstwert, unsere Empathiefähigkeit. Und sie hilft uns, über uns selbst hinauszuwachsen, weil sie Grenzen sprengt. Diese Qualität brauchen wir gerade in Krisen- und Veränderungszeiten. Es ist das Einwirken einer spirituellen

Dimension, in der wir uns eingebettet fühlen in einen größeren Zusammenhang (vgl. Jellouschek, 2011).

Quellen aufsuchen und wieder freilegen

Alfried Längle (2014) nennt vier »Grundmotivationen«, Motive, die alle Menschen im Grunde bewegen. Die erste Grundmotivation ist unser Bedürfnis nach Raum, Schutz und Halt. Die zweite betrifft unser Bedürfnis nach Nähe und Lebendigkeit. Die dritte Grundstrebung des Menschen richtet sich auf Autonomie, Gesehen werden, Anerkennung, Gerechtigkeit. Die vierte Grundmotivation betrifft unser Sehnen, Teil eines großen Ganzen zu sein, eine Aufgabe zu machen, Sinn zu finden. Sie lässt uns staunen, dankbar sein, uns mit allem verbunden fühlen, über uns hinauswachsen. Die von Viktor Frankl gegründete und Alfried Längle und Mitarbeiter:innen weiterentwickelte Therapie – und Beratungsform der Existenzanalyse fokussiert auf den »Willen zum Sinn« (Frankl, 1985).

Gerade in Lebenskrisen kann es dieser überkonfessionelle Zugang sein, der wieder die Tore des Lebens öffnet, wenn die anderen Bereiche blockiert oder belastet sind. Oft braucht es dazu aber Unterstützung – Freund:innen, Bücher, Naturerlebnisse, Musik, eventuell auch professionelle Hilfe. Paare neigen dazu, sich in belastenden Lebensumständen zu verstricken in unausgesprochenen Nachlässigkeiten und Kränkungen (Pointner, 2016). Manchmal müssen diese erst wieder entflechtet werden.

> Manuela und Karl holten sich professionelle Unterstützung von einer Psychotherapeutin. Manuela wagte vorsichtige Schritte aus dem Schneckenhaus, in das sie sich in ihrer Trauer verkrochen hatte. Karl tendierte dazu, sie schnell zu trösten, wenn sie aus dem Krankenhaus kam: »Wer weiß, das kann doch wieder werden, da gab es doch den Fall von …« Auf ihre Bitte hin lernte er, einfach still zuzuhören, am Ende das Gehörte zusammenzufassen und sie dann lang im Arm zu halten. Manuela durfte endlich weinen, und sie weinte viel.
>
> Der nächste Schritt war die Arbeit an Manuelas inneren Ansprüchen und Schuldgefühlen. Sie hatte das Gefühl, mit der Schwester viel falsch gemacht und einiges versäumt zu haben. Es dauerte eine Weile, bis sie annehmen konnte, was nun einmal Wirklichkeit war. Sie begann, sich zu verstehen in ihrer Rolle als ältere Schwester, die

früh viel getragen hatte, und daher die Jüngere oft bevormundet hatte, statt sie zu unterstützen in ihrem Weg. Mit der besseren Beziehung zu sich reagierte Manuela auch weniger sensibel auf Annäherungsversuche von Karl. Er durfte seine Sehnsucht äußern – und sie musste nicht entsprechen. Das ermöglichte Manuela, auch ihm mehr Gehör zu schenken in seinem Leid und ihm zumindest so viel Zärtlichkeit zu geben, wie es ihr gerade möglich war. Es gab wieder einen zarten Wangenkuss, wenn er heimkam. Sie hielt seine Hand vor dem Einschlafen.

Sexualität ist ein komplexer Prozess. Die meisten sexuellen Blockaden haben nicht körperliche Ursachen, sie entstehen im Kopf bzw. in den Emotionszentren im Bauch. Unsere Lust ist sehr individuell. Das beste Aphrodisiakum ist immer noch die Liebe – die geheimnisvolle, letztlich nicht erklärbare Anziehung zwischen zwei Personen, die einander wohltun wollen und miteinander und durch einander Lebendigkeit und Lust spüren und erfahren wollen. Gerade im Teilen des Schmerzvollen können wir diese intensive Verbundenheit spüren. Menschen, die Notsituationen miteinander überstanden haben, fühlen sich oft in tiefer Blutsbrüderschaft vereint. Freund:innen, die über ein beschämendes Erlebnis erzählen, können uns liebenswerter erscheinen als wir sie in fröhlichen Abendrunden je erlebt haben. Dazu ist es aber notwendig, dass wir selbst als Betroffene in innere Beziehung gehen mit dem Leid. Das ist oft schwierig – wir haben Angst vor dem Schmerz, der uns überwältigen könnte, wir schämen uns für die Verwundbarkeit, die damit einhergeht. Leid verändert uns – und es ist notwendig, dass wir uns dabei selbst an der Hand und in den Arm nehmen. Erst dann können der:die Partner:in wieder mit uns in Verbindung kommen (vgl. Schnarch, 2006; Bösel & Bösel, 2010).

Manuela übernahm wieder mehr Verantwortung für ihre Selbstfürsorge und entwickelte langsam wieder einen besseren Körperbezug. Zusammen mit ihrer Schwester besuchte sie eine Ernährungsberaterin und interessierte sich für Alternativmedizin. Hier hatte die Schwester bereits ein fundiertes Wissen und konnte die Ältere unterstützen. Aus der »Betreuung« wurde ein gemeinsamer Weg – wenn auch mit unterschiedlichem Ziel. Lilli bereitete sich darauf vor, die Welt in einer Weise, die bei allem Schmerz auch noch gut war, zu verlassen. Manuela stand vor der Herausforderung, ins Leben zu finden – wie sie es bisher vielleicht noch nie zuvor in der Intensität erlebt hatte.

Manuela musste dazu auch an ihren biografisch bestimmten Glaubenssätzen arbeiten, etwa: »Es darf mir nur gut gehen, wenn es den anderen gut geht.« Sie merkte, dass sie bisher auf ihre eigenen sexuellen Impulse gar nicht geachtet, sondern immer nur auf Karl reagiert hatte. Sie lernte nun, ihre Zustimmung zu geben zur eigenen Lebendigkeit – selbst wenn Karl müde war, selbst wenn die Kinder Probleme hatten, selbst wenn die Schwester schlechte Blutwerte hatte.

Entschieden und gelassen neue Wege suchen

Krisen verändern unseren Blick auf bisherige Werte und Haltungen. Manuela hatte bisher viel Zufriedenheit daraus bezogen, sich um andere zu kümmern. Nun hatte sie aus ihrer spontanen Sicht heraus »versagt«, sie konnte die Schwester nicht retten. Sie musste erkennen, dass es nun um einen anderen Wert ging als um das »Beschützen«. Die Schwester und das Leben lehrten sie es, zuzulassen, anzunehmen, sich versorgen zu lassen in der Ohnmacht. Damit entwickelte Manuela letztlich eine neue Hingabefähigkeit, die sich nach der Krise auch auf ihre Sexualität auswirkte. Sie konnte nicht zurück zur alten erotischen Entfaltung. Wenn sie nicht steckenbleiben wollte, musste sie eine neue, vielfältigere, tiefere Form ihrer weiblichen Sinnlichkeit finden, verbunden mit einer veränderten Grundhaltung zum Leben insgesamt.

Karl arbeitete an der internalisierten Botschaft: »Du darfst nicht fordern.« Er hatte gelernt, die belastete Mutter zu entlasten, und sehnte sich zwar nach Nähe, hatte aber unbewusst eine Hemmung, sich seiner leidenden Frau zu nähern.

Karl hatte aus Angst vor Zurückweisung, aber auch weil er selbst im Grunde belastet war und insgeheim Angst hatte, nicht seinen Mann stehen zu können, jegliche Initiative zur Sexualität eingestellt. Es wurde klar vereinbart, dass Karl, wenn er Lust verspürte, diesen Impuls begrüßen und zum Ausdruck bringen konnte – allerdings ohne eine Reaktion einzufordern. Manuela meldete ihm zurück, wenn sein Impuls bei ihr positive Reaktionen auslöste: »Du hast mir heute Morgen im Bad gesagt, dass Du mich begehrst. Das hat mir gutgetan, ich habe kurz ein Prickeln auf meinem Rücken gespürt.« Karl hinterfragte seinen im Elternhaus entwickelten Bezug zur eigenen Sinnlichkeit. Selbstbefriedigung, ja (heimlich) – aber ein duftendes Bad: War das nicht nur etwas für Frauen? Das war für Manuela interessant und anregend, sie lernte neue Seiten an ihm kennen und nun war sie diejenige, die die Führung übernahm. Sie las ihm Romanstellen vor, die sie erotisch fand, und er stellte fest, dass sie ihn mehr anregten als so mancher Pornofilm.

In dem Märchen *Die Schöne und das Biest* ist der Prinz in seiner Verzauberung, der Kälte seines Palastes, dem Fluch seiner Schuldhaftigkeit erstarrt. Erst durch das – zunächst von ihm verhinderte – Entdecken seiner Verletzbarkeit, der Rose, durch Belle und ihre Treue zu ihm, auch in der verwunschenen Gestalt, kann er erlöst werden. Die Herausforderung in leidvollen Phasen besteht darin, unser Innerstes und Eigenstes zu bewahren und zu versorgen und gleichzeitig doch dem Gegenüber zu öffnen, damit es sich auch selbst öffnen kann – um es aufzuschließen, damit es von seiner »verwunschenen« Gestalt lassen und sich (wieder) in seiner wahren Gestalt zeigen kann. Es ist die Schutzlosigkeit, die gerade unsere Zärtlichkeit weckt. Wo ich mein wahres Selbst entdecke und wo es in liebevoller Berührung entdeckt wird, wird die Schutzmauer entbehrlich, ja überflüssig. Das Verwundete löst Achtsamkeit, Zuwendung, Zärtlichkeit aus. Konkret heißt das in der Beziehung: Den Weg zu einem Verständnis für den inneren Schmerz, die Angst, vielleicht auch Wut eröffnen – für sich selbst und für die Partner:innen; zu einem Begreifen, Befühlen und Verstehen des (möglicherweise blockierten) Entwicklungsweges.

Sich beschenken lassen

Den Durchbruch ermöglichte ein Gespräch mit dem Krankenhausseelsorger bei Lillis Geburtstag. Er sprach vom Leben bis zuletzt und dass es gerade angesichts unserer Sterblichkeit legitim und wichtig war, die Feste des Lebens zu feiern. Manuela und Karl machten danach einen langen Spaziergang, aßen dann zusammen und nahmen sich, wie in letzter Zeit öfter, Zeit zum Kuscheln. Die besondere Atmosphäre der tiefen Begegnung am Nachmittag klang noch nach, und aus der besinnlichen Stimmung entsprang ein sinnlicher Funke. Es ging nicht mehr um Funktionieren, Erregung oder Orgasmus. Es ging um das Teilen des Wunders des Lebens und der personalen Begegnung, die irgendwie innerhalb und jenseits der physikalischen Gesetze lag. Es ging um die Liebe.

Paare begegnen einander nicht nur, weil ihr Riechhirn sie als optimale Genkombination zusammenführt. Paare suchen Begegnung auf der geistig-personalen Ebene, auch und gerade in der sexuellen Vereinigung. Fluch oder Segen, die ein Paar in die Welt bringt, potenzieren sich durch die vereinten Kräfte. Wir wollen fruchtbar werden im umfassenden Sinn. Wir wollen gemeinsam Wertvolles in die Welt tragen. Dazu gehört nicht nur das Funktionieren, das Schaffen und Erhalten der gemeinsamen Welt, sondern auch das beiderseitige Herausführen aus der Verwunschenheit, das Verändern von unfreien Mustern, die vielfach schon über Generationen zur Familientradition gehören. Sexualität kann hier zur magischen Gabe werden. Die Art und Weise wie das Paar durch diesen Transformationsprozess geht, wie es die Lebendigkeit gerade in dieser leidvollen Zeit erhält und erweitert, wird Teil seines Heldenweges und seiner Lebensaufgabe.

Literatur

Bösel, R. & Bösel, S. (2010). *Leih mir dein Ohr, und ich schenk dir mein Herz. Wege zu einer glücklichen Liebesbeziehung*. Orac.

Frankl, V.E. (1985). *Der Mensch vor der Frage nach dem Sinn*. Piper.

Jellouschek, H. (2011). Erotische Erfahrungen und Spiritualität. In H. Jellouschek (Hrsg.), *Von der Liebe ergriffen. Paare und Spiritualität* (S. 9–23). Präsenz-Verlag.

Längle, A. (Hrsg.). (2003). *Emotion und Existenz*. Facultas.

Längle, A. (2014). *Lehrbuch zur Existenzanalyse. Grundlagen*. Facultas.

Pointner, S. (2016). *Adam, wo bist du? Eva, was tust du? Über die Befreiung aus Abhängigkeit und Isolation in Paarbeziehungen*. Orac.

Riedel, I. (2011). Einander »erlösen« – wie im Märchen? In H. Jellouschek (Hrsg.), *Von der Liebe ergriffen. Paare und Spiritualität* (S. 44–69). Präsenz-Verlag.

Schnarch, D. (2006). *Die Psychologie sexueller Leidenschaft*. Klett-Cotta.

Biografische Notiz

Susanne Pointner, Mag.a, ist Psychologin, Psychotherapeutin, Lebensberaterin/Coach und Lehrtherapeutin der Gesellschaft für Existenzanalyse und Logotherapie (GLE International). Sie ist Vortragende an den Universitäten Wien und Salzburg sowie an der Bertha von Suttner Privatuniversität. Sie ist Vorsitzende des Ausbildungs- und Methodenforums des Österreichischen Berufsverband für Psychotherapie sowie Vorsitzende der Ethikkommission im Psychotherapiebeirat des Bundesministeriums für Gesundheit Österreich.

7 Besonderheiten des paartherapeutischen Settings

Susanne Pointner

Halten Sie sich fest, es kommt ein Paar

Die Beratung und Therapie von Paaren unterscheidet sich in Setting, Prozess und Beziehungsdynamik in wesentlichen Aspekten von der Einzeltherapie. Wenn Paare in die Praxis kommen, wird es oft sehr lebendig. Wir spüren die Not, die Wut, die Sehnsucht und das Glück der Klient:innen unmittelbar und hautnah. Die Interaktionen und Verhaltensmuster der beiden Klient:innen werden rasch sichtbar, weil sie vor Therapeut:innen oft unverblümt gelebt werden.

Paare zu begleiten, kann sehr beglückend und erfüllend sein. Wenn Paarbegleitung gelingt, ist die Effizienz für die Beteiligten hoch und unmittelbar spürbar. Wachstum bewirkt hier nicht nur der:die Therapeut:in, sondern auch der:die Partner:in, der:die das Potenzial dazu ebenso hat, wie das Potenzial, zu verletzen. Die heilende Wirkung betrifft nicht nur die Paardynamik, sondern auch die Partner:innen in ihrer Geschichte und im Umgang mit sich und der Welt.

Dazu ist es notwendig, das Beziehungsgeschehen, das sich auch in der Praxis rasch zeigt, wahrzunehmen und zu steuern. Der Grandseigneur der Paartherapie Hans Jellouschek schreibt: »Dass er [der Paartherapeut, Anm. d. Red.] eine fachlich qualifizierte Ausbildung für Paartherapie hat, davon dürfen Sie in der Regel ausgehen« (Jellouschek, 2005, S. 19). Leider ist diese Selbstverständlichkeit durchaus nicht gegeben. Paartherapie ist Operation am offenen Herzen. Manche Therapeut:innen leisten auch ohne entsprechende Zusatzqualifikation gute Arbeit. Manchmal kommt es jedoch durch tastende Versuche von allzu unbedarften Kolleg:innen zu einer Verschlechterung der Beziehung, und die Paartherapie insgesamt gerät in ein schlechtes Licht.

Die Praxis sollte einen Schutzraum bieten, damit beide Partner:innen ein Potenzial der Begegnung entfalten können, das sonst in der Interaktion oft bereits beengt oder verschüttet ist (vgl. Längle, 2008; Kolbe, 2008). Meist sind es nicht die Probleme selbst, an denen die Paare sich wundreiben, sondern ihr Umgang damit. Den Prozess zu leiten bedeutet für die Therapeut:innen, behutsam und bestimmt mit Interventionen und mit der eigenen Haltung für hilfreiche, sinnvolle Gesprächsabläufe und nonverbale Interaktionen zu sorgen. Paartherapeut:innen sind eine Art Übersetzer:in, denn es sind auch die kommunikativen Probleme – das Sprechen unterschiedlicher »Sprachen« – die das Paar behindern (vgl. Pointner, 2018).

Schon die erste Stunde entscheidet meist über Sich-Einlassen oder Ablehnung und stellt einen Schlüssel für die gemeinsame Arbeit dar. Rasch zeigt sich das, was Paare verbindet – oder trennt. Es sind weniger Charaktereigenschaften als gemeinsame Werte, Visionen und unbewusste Beziehungsfantasien. Sie inspirieren, beleben und festigen die Verbindung, führen aber, unreflektiert, auch zu Klippen und Abgründen. Die Kraft der Beziehungsdynamik ist faszinierend und erfordert ein fundiertes Wissen, gezieltes Üben und ein erweitertes Methodenrepertoire.

Dazu gehören z. B.:

- Anleitung von personaler Begegnung in sicherem Rahmen
- Steuerung der emotionalen Prozesse, sodass Verbindung entsteht und Konfliktbearbeitung möglich wird
- Umgang mit Dreieckskonstellationen und Verbündungswünschen
- Erkennen von psychodynamischen Mustern und von Entwicklungsphasen von Paaren
- Entflechtung von Verstrickungen, Projektionen und symbiotischen Reaktionsmustern
- (Wieder)entfachen der Leidenschaft und Beflügeln der Beziehungsvision
- Herausarbeiten und abstimmen der gemeinsamen und individuellen Werte
- Bewältigungshilfen bezüglich der Konflikte im Alltag
- Gemeinsame und kooperative Aufarbeitung der Biografie der Partner:innen und des Paares
- Einüben einer zugewandten und wertschätzenden Paarkommunikation

Jedes Paar hat am Beginn der Beziehung einen Blick für das Werdende, die Zukunft – eine Vision. Im Laufe der Zeit wendet sich der Blick und das

Wofür, das Wozu bleibt unbeantwortet, leer – ein Vakuum entsteht. Dieser Paar-Raum ist ein Raum, in den ein Paar hineinwachsen kann, den es schon immer gibt, obwohl es ihn (noch) nicht füllt, das Potenzielle dieses einmaligen Paares (vgl. Pointner & Sattler, 2014; Pointner, 2016).

Wenn ein Paar diesen Raum für sich (wieder) entdeckt, ist es bereit für Wachstumsschritte, auch wenn sie wehtun. Der Sehnsucht nach gemeinsamer Entwicklung nachzuspüren im Paar-Dialog, trotz und *mit* der eigenen Biografie und der des Partners, und daraus eine Paarvision entstehen zu lassen, das ist ein Spezifikum der heilsamen Paararbeit.

Die Rolle der Paartherapeut:innen und das Besondere an der Dreierbeziehung

Allgemeines

Um die Besonderheiten der paartherapeutischen Arbeit zu skizzieren, soll kurz umrissen werden, was Paartherapeut:innen nicht sein können oder sollten.

- Paartherapeut:innen sind keine »Problemlöser:innen«, in dem Sinne, dass sie Schwierigkeiten der Klient:innen auflösen, verkleinern, abnehmen oder Ähnliches. Sie sind vielmehr Begleiter:innen, die ihre professionelle Kompetenz den Klient:innen mit voller Bereitschaft und Aufmerksamkeit zur Verfügung stellen, um die in dem Paar selbst wohnenden Kräfte zu aktivieren und zur Wirkung zu bringen.
- Paartherapeut:innen sind keine »Zauberer«, die Klient:innen nach ihren oder den Vorstellungen der Partner:innen verändern können. Sie sind vielmehr Personen, deren Wirken im Sinne einer Allparteilichkeit geschieht, um somit den gemeinsamen Dialog des Paares anzuregen und die »Dreierbeziehung« möglichst ohne Koalitionen zu ermöglichen.
- Paartherapeut:innen sind keine »Moralinstanz«, die definiert, was »gut«, »natürlich« und »richtig« ist in einer »normalen« Beziehung. Ebenso wenig werden sie helfen, »Schuld« zu sprechen. Vielmehr verstehen sie sich als zeitlich begrenzte Wegbegleiter:innen, die es dem Paar ermöglichen möchten und es dazu ermutigt, seine *ureigene* Beziehungsform zu finden und sich in ihr auszudrücken. Sie

werden außerdem die Klient:innen dabei unterstützen, für beide attraktive Lösungen zu entwickeln.

- Paartherapeut:innen sind nicht Lehrende, denen daran liegt, mit gefinkelten Begriffen die Paarwelt der Klient:innen möglichst detailliert zu beschreiben und ihre Klient:innen zu unterrichten. Sie sind vielmehr Personen, die es mit ihrer Kenntnis und geschulten Fähigkeit zu Empathie dem Paar ermöglichen, jeweils in die Welt des:der anderen zu reisen. Damit unterstützen sie ein gegenseitiges Verstehen, welches es ermöglicht, dem Gegenüber Geduld und Respekt entgegenzubringen.

So kommt ihm:ihr, wie in der Einzelarbeit auch, eine vielschichtige Aufgabe zu: Zuhören, Aufklären, Dialogstiften, Geburthelfen, Kompetenz vermittlen; je nach dem Prozessstand der Therapie. Um welchen Anteil der Rolle es sich auch immer handeln mag, entscheidend ist die Haltung, in der dies geschieht. Diese sollte sich durch den gesamten Prozess ziehen, den Rahmen bilden und somit ein verlässliches Moment in der therapeutischen Struktur sein.

Allparteilichkeit als Grundhaltung von Paartherapeut:innen

Zum professionellen Verständnis von Therapeut:innen gehört die Wahrung der therapeutischen Distanz. Damit ist die Vermeidung möglicher emotionaler, materieller oder auch sexueller Verstrickung gemeint. Es ist das Besondere an der therapeutischen Beziehung so nahe, ja intim zu sein und gleichzeitig doch respektvoll die Grenzen zu wahren. Dadurch können Nähe und Vertrauen hergestellt werden, die für das Einlassen in einen Reflexions- und/oder Veränderungsprozess die Grundlage bilden, und gleichzeitig die Abhängigkeit und persönliche Verstrickung unterbunden werden. Diese Haltung wird in den einzelnen Schulen unterschiedlich diskutiert, gehandhabt und auch gepflegt. Dennoch gibt es einen verbindlichen Rahmen, der auch im Berufskodex seinen Niederschlag findet.

Im Rahmen der Paartherapie stellt sich der:die Therapeut:in in den Dienst von *zwei* Menschen gleichzeitig. Dem *Bemühen* um eine *stete Allparteilichkeit*, d.h. dem Streben für beide Klient:innen und *ihre* Beziehung wechselseitig da zu sein, keinen der beiden Partner:innen zu bevorzugen oder zu benachteiligen, kommt eine besondere Bedeutung zu. Im Gegensatz zur unparteiischen Haltung, bei der die Person bemüht ist für keine der Seiten Partei zu ergreifen, geht es bei der allparteilichen Haltung sehr wohl darum, aktiv Partei zu ergreifen, und zwar für alle am Prozess Beteiligten gleichermaßen und für eine gelingende Begegnung. Von *Neutralität* zu sprechen, scheint in diesem Zusammenhang nicht angebracht, da es diese *objektiv* – oder anders ausgedrückt neurobiologisch gesehen – nicht geben kann. So wenig wie wir als Menschen vorurteilsfrei sein können, können wir neutral *sein*. Viel eher ist es möglich, von Vorurteilsbewusstsein und von neutralem *Verhalten* zu sprechen.

In der Praxis wird der:die Therapeut:in zum Ausdruck bringen, dass jede:r Partner:in als eigenständige erwachsene Person behandelt wird, die das gleiche Recht auf Selbstentfaltung habe, dass jedem prinzipiell die Hälfte des Kontaktraumes gehöre und dass der:die Therapeut:in diesen Raum gemeinsam mit den Klient:innen gestaltet. Weit wichtiger als die jeweilige tatsächliche »Gesprächszeit« der Klient:innen wird dabei das Gefühl der Partner:innen sein, dass beide verstanden und geschätzt werden. Es geht also nicht um ein zwanghaftes Abwägen, ob beiden die gleiche Redezeit zur Verfügung gestellt wurde, sondern vielmehr um das Gleichwertige in der Beziehung der Therapeut:innen zu den Partner:innen.

Scheitern der Allparteilichkeit

Trotz Bewusstsein und Bemühen diese Grundhaltung dem Paar gegenüber zu erbringen, treten in der Praxis immer wieder Schwierigkeiten auf, diese Allparteilichkeit aufzubringen.

Jürg Willi führt dazu an, dass es sich hierbei oft um Kollusionsbildung zwischen Klient:in und Therapeut:in handle, deren sich der:die Therapeut:in nicht bewusst ist, da sie nur als Reaktionsbereitschaft vorliege, die erst dann wirksam werde, wenn sie von den Patient:innen mobilisiert werden (Willi, 2008). Das Wort Kollusion stammt aus dem Lateinischen (collusio) und bedeutet wörtlich übersetzt »Zusammenspiel« (von lusio für »das Spielen«). Sinngemäß wurde Kollusion aber auch für »geheimes Einverständnis« verwendet.

Diese Kollusionen führen nach analytischer Sichtweise zu vier verschiedenen Mustern:

- die narzisstische Kollusion (Thema: Entwicklung von Selbstständigkeit/Selbstwertgefühl ↔ Verwirklichung durch den:die Partner:in
- die orale Kollusion (Thema: Ausmaß und Verteilung von Fürsorge, Helfen und Übernahme von Verantwortung für den:die andere:n)

- ➢ die anale Kollusion (Thema: Beherrschung, Kontrolle, Führung ↔ Abhängigkeit und passive Hingabe)
- ➢ die phallische Kollusion (Thema: »Klassische« Geschlechterrollen ↔ entgegengesetzte Tendenzen)

In der Dynamik der Kollusionspartner:innen werden zwei Anteile sichtbar. Ein:e Partner:in verhält sich progressiv, der:die andere komplementär, »regressiv«. Im Zusammenleben der Partner:innen scheitert der »kollusive Selbstheilungsversuch« und es kommt zum »Kollusionskonflikt«.

In der Interaktion mit den Klient:innen kann es sich nun ergeben, dass sich zwischen Therapeut:in und einem:einer Partner:in eine spiegelbildliche Kollusion abzeichnet, wie im Paar selbst. Dies wird den Therapeut:innen im Scheitern ihres Ringens um die Allparteilichkeit durch innere Spannungen, ausgeprägte Sympathie und Antipathie spürbar.

Daneben gibt es die Gefährdung der Allparteilichkeit eher geschlechterbezogen durch Allianz mit dem gleichen Geschlecht, Allianz mit dem Gegengeschlecht, Allianz als Reaktion auf Flirtangebot.

Therapeutischer Umgang mit Formen des Scheiterns der Allparteilichkeit

Nach der Entdeckung einer Kollusion mit einem:einer Klient:in stellt sich die Frage, wie diese in den therapeutischen Prozess eingebracht werden soll. Watzlawick folgend können wir uns als Menschen eben nicht nicht verhalten. Mit anderen Worten: Das, was da ist, kann nicht einfach zum Verschwinden gebracht werden. Ruth Cohn weist in ihrem Modell der TZI mehrmals darauf hin, dass sog. »Störungen« Vorrang haben. Wird eine solche Abweichung von unserem geplanten Vorgehen und Einhalten der Allparteilichkeit als Störung betrachtet, gehört ihr, Cohn folgend, Platz eingeräumt, und zwar vordringlich.

Jürg Willi (2008) ermutigt ebenso die entdeckte Kollusion mit einem der Partner:innen nicht zu verleugnen, sondern sie beziehungsstiftend in den Prozess einzubringen. Als mögliche Folge beschreibt er, dass

> »die Bemühung der Therapeut:innen um die Lösung des Konfliktes zwischen Patient:in und Therapeut:in so zum Modell für die Paartherapie werden kann, an dem die Partner lernen können, mit ihrem Beziehungskonflikt besser umzugehen. Der/die Therapeut:in setzt sich also einem Partner-

> konflikt mit einem der Patienten aus, lässt sich in eine Kollusion ein, diese aber wird zu einer therapeutischen Kollusion, wenn der/die Therapeut:in die Fähigkeit hat, die gemeinsame Konfliktbereitschaft therapeutisch zu bearbeiten« (Willi, 2008, S. 117).

Abschließend sei noch hingewiesen auf die Notwendigkeit der Auseinandersetzung mit gesellschaftlichen Normen, Gepflogenheiten und Rechtsgrundlagen. So ist heute die Stellung des homosexuellen Paares besser, aber immer noch nicht gleichwertig mit der sozialen und rechtlichen Einbettung von heterosexuellen Paaren. Auch neuere Partnerschaftsmodelle, wie die offene Beziehung oder die Polyamorie, sollten auf fachlicher und persönlicher Ebene reflektiert und bei der paartherapeutischen Diagnostik berücksichtigt werden. Beziehungsmodelle, die uns heute selbstverständlich erscheinen und neue Kompetenzen mit sich bringen, wie etwa Patchworkfamilien, wurden einst als verwerflich, krank, von vornherein unglücklich machend definiert (vgl. Hutterer-Krisch & Rass-Hubinek, 2018).

Vereinbarungen zur Gestaltung der Paarsitzungen

Es gibt viele Möglichkeiten, Paarsitzungen gut zu gestalten. Empfehlenswert ist eine Struktur, die den Paaren einen Rahmen vorgibt. Darin können sie sich zeigen in ihrer Not, ihren unterschiedlichen und gemeinsamen Anliegen, in ihrer Suche nach einem guten nächsten Schritt (welcher auch eine würdevolle Trennung sein kann). Wie dieser Raum gestaltet wird, hängt von der Methode, der Therapieschule, der Paartherapeut:in und dem Paar ab (vgl. Pointner, 2019). Hier wollen wir kurz ein paar wesentliche Aspekte, die jedenfalls zu berücksichtigen sind, aufgreifen.

Klärung von einzelnen Kontaktaufnahmen bzw. Einzelsitzungen

Wir finden in der paartherapeutischen Szene unterschiedliche Gangarten, was die Aufweitung des Paarsettings durch Einzelgespräche mit den beiden Partner:innen betrifft. Manche Therapeut:innen haben gute Erfahrungen damit gemacht, zwischen den gemeinsamen Sitzungen auch beiden die Möglichkeit zu geben, ein Vieraugengespräch zu führen. Es können schwierige Themen leichter angesprochen, vorbereitet und anschließend ins Paarsetting eingebracht werden. Diese Aufweitung sollte jedenfalls gut reflektiert werden und mit beiden Partner:innen gleichwertig erfolgen (vgl. Schmidbauer, 2010).

Manche Kolleg:innen und Schulen raten davon ab, weil man Träger:in von Geheimnissen werden kann und in eine bedenkliche Triangulierung gerät, wenn die Partner:innen nicht bereit sind, das im Einzelsetting Mitgeteilte auch den Partner:innen zur Verfügung zu stellen. Die Allparteilichkeit kann ins Wanken geraten, und es können Vermutungen über geheime Koalitionen entstehen. Aus unserer Erfahrung heraus besteht keine unbedingte Notwendigkeit, das gewählte Setting zu durchbrechen. Wenn das Paar im unbewussten Beziehungskontrakt noch nicht Raum geben kann für manche Realitäten, arbeiten wir mit dem, was sich zeigt, also mit den vorhandenen Themen und Ressourcen.

Jedenfalls wäre es gut, zu vereinbaren, dass jegliche Kontaktaufnahme außerhalb der Sitzungen möglichst nur der Terminvereinbarung dienen soll, und dass sie dem:der anderen Partner:in zugänglich gemacht wird.

Commitment, Terminverschiebung, Verabschiedung

Die Allparteilichkeit ist auch bezüglich der Rahmenbedingungen gut im Auge zu behalten. So sollten Terminverschiebungen möglichst von beiden gemeinsam erfolgen, jedenfalls in größtmöglicher Einbeziehung des:der anderen.

Therapieabbrüche sind immer unangenehm für Therapeut:innen. Auch für Klient:innen kann eine Abschlussstunde ein guter letzter Entwicklungsschritt und eine schöne Abrundung der gemeinsamen Arbeit sein. In der Paartherapie kommt hinzu, dass ein:e Partner:in unfreiwillig zurückgelassen wird, und sich darin oft eine Wiederholung der Paargeschichte zeigt. Daher legen wir viel Wert auf die Vereinbarung, eine gemeinsame Abschlussstunde zu machen, auch wenn dafür eine geringe Motivation bei einem oder bei beiden Partner:innen gegeben ist. Manchmal erfolgt gerade in dieser »Abschlussstunde«, in der oft auch das Thema Trennung thematisiert wird, die Wende zur entschiedenen Wiederannäherung.

Zustimmung zur Schaffung eines Schutzraums und zum ressourcenorientierten Arbeiten

Während im Einzelsetting ein kultiviertes Miteinander meist selbstverständlich ist, müssen die Möglichkeiten und Grenzen der Paarinteraktion genauer besprochen werden. Die Paartherapeut:innen müssen damit rechnen, dass diese Absprachen nicht halten – und sich im Vorhinein das Einverständnis für korrektive Interventionen holen. Diese werden immer von respektvollem Verständnis und Fürsorge begleitet sein.

So kann, wenn ein:e Partner:in in Schweigen verfällt, oder laut wird, etwa die Formulierung sein: »Ich kann mir vorstellen, dass das jetzt bei Ihnen einen wunden Punkt berührt hat. Wir unterbrechen mal, damit Sie sich wieder gut versorgen können, vielleicht möchten Sie zwischendurch aufstehen, sich die Beine vertreten, das tut uns allen gut … und dann schauen wir, ob wir wieder in den Dialog gehen können.« Die Paare müssen wissen, dass so etwas passieren kann, damit es nicht zu einer Beschämung kommt.

Klärung der Rolle der Paartherapeut:innen und des Paares

Die Chancen, dass die Paartherapie erfolgreich und gut tragbar für die Therapeut:innen ist, erhöhen sich, wenn man von Anfang an die Karten auf den Tisch legt. Manche Kolleg:innen fragen nicht: »Was möchten Sie in der Beziehung verändern?«, weil schon diese Frage oft die Vorwurfstirade eröffnet. Stattdessen betonen sie von Anfang an den Freiraum, aber auch die Verantwortlichkeit des Einzelnen: »Was glauben Sie, dass sie in der Beziehung verstehen, verändern, entwickeln sollten, damit es Ihnen miteinander besser geht – oder um zu klären, ob Sie zusammenbleiben wollen? Was würden Sie brauchen an Unterstützung von ihrem:ihrer Partner:in oder von mir?« Selbst wenn es den Partner:innen nicht gelingt, diese Perspektive einzunehmen, ist doch dadurch ein Statement der Therapeut:innen im Raum: »Ich unterstütze Sie darin, sich zu verändern, mit ganzem Einsatz und all meiner Kompetenz – und nicht darin, den:die Partner:in zu reparieren. Ich helfe Ihnen engagiert, wachsam, manchmal auch psychoedukativ dabei, in Begegnung zu gehen, aber es ist nicht meine Aufgabe, die Beziehung zu kitten.«

Verschwiegenheit/zusätzlich Einzeltherapie

Üblicherweise haben Klient:innen, im Gegensatz zu Therapeut:innen, das Recht, über Therapieinhalte mit anderen zu sprechen. In der Paartherapie muss die Vereinbarung zur Verschwiegenheit allerdings auf die Klient:innen ausgeweitet werden, um die Partner:innen zu schützen. Das kann oft eine Herausforderung sein. Man möchte doch das Erlebte teilen, mit Freund:innen, Verwandten, den Einzeltherapeut:innen. Es ist jedoch sehr problematisch, wenn der intime Austausch im paartherapeutischen Setting nach außen gebracht wird – und für den:die Partner:in, der:die nicht in Einzeltherapie geht, ist auch oder gerade der:die Therapeut:in des Partners ein »Außen«. Manchmal empfiehlt es sich daher sogar, die Einzeltherapie zu pausieren und eine Zeit lang auf das paartherapeutische Arbeiten zu fokussieren. In anderen Fällen kann zusätzliche Einzeltherapie, oder auch Erziehungsberatung, sehr hilfreich sein. Es ist dann gut zu klären, wie eine gute Synergie geschaffen werden kann. Ein Ungleichgewicht kann entstehen, wenn nur ein:e Partner:in Einzelbegleitung hat. Keinesfalls sollte nur einem der Partner:innen zusätzliche Einzeltherapie empfohlen werden, da er:sie damit tendenziell den Stempel des »krankeren« Partners bekommen könnte.

Bestätigungen, die über die offizielle Dokumentation hinausgehen, Gutachten etc., dürfen von Psychotherapeut:innen sowieso nicht erstellt werden. Bei Aushändigung der offiziellen Dokumentation ist darauf zu achten, dass nur die Daten, die den:die anfragende:n Klient:in betrifft, weitergegeben werden. Keinesfalls dürfen irgendwelche Aussagen, die die Partner:innen betreffen, mündlich oder schriftlich, ohne dessen Einwilligung weitergegeben werden. Selbst wenn die Partner:innen beide einverstanden sind und sich für eine Befreiung von der Schweigepflicht aussprechen, sind Therapeut:innen nicht dazu verpflichtet, inhaltliche Aussagen weiterzugeben – es sei denn, es ist akute, realistische, unmittelbare Gefahr in Verzug.

Trennungsbegleitung/Mediation

Manche Paare kommen mit einer großen Ambivalenz oder konkreten Trennungsabsichten. Manchmal äußert ein:e Partner:in diese deutlich, während der:die andere noch an der Beziehung festhält. Im Verlauf zeigt sich oft bei beiden eine dahinterliegende Sehnsucht nach Erneuerung der Verbindung sowie die Angst vor weiteren Verletzungen. In den meisten Fällen lässt sich nach wenigen Sitzungen klären, ob die Paartherapie in eine Trennungsbegleitung überzuführen ist. Jedenfalls empfehlen wir, die Ausrichtung klar zu deklarieren, sodass sich nach überschaubarer Zeit eine gemeinsame Zugrichtung einstellt. Im Fall der Trennungsbegleitung ist zu definieren, ob sie auch mediatorische Elemente enthalten soll, oder ob diese ausgelagert werden. Falls rechtliche und soziale Faktoren mitberücksichtigt werden sollen, ist auch hier die fachliche Qualifikation durch Fortbildungen und Literaturstudium zu gewährleisten. Grundkenntnisse rechtlicher Fallen sind auch für die Paartherapie empfehlenswert. So kann z. B. bei finanzieller Abhängigkeit eines:einer Partner:in die nach außen sichtbare Akzeptanz einer Verfehlung eine spätere Unterhaltsforderung mindern; oder das Ausziehen eines:einer Partner:in zur Entlastung der Gesamtsituation als »böswilliges Verlassen« interpretiert werden, was ebenfalls Folgen für Unterhaltsregelungen oder Obsorgeregelungen haben kann (vgl. Kind, 2012).

Ressourcenorientierte Kurzzeitinterventionen mit Partner:innen/Angehörigen von (erwachsenen) Klient:innen

So sehr wir Klient:innen anleiten zum Finden des Eigenen und zur selbstständigen Umsetzung der erarbeiteten Schritte, so hilfreich kann es sein, eine unmittelbare Unterstützung im Rahmen eines Dialogs mit einer wichtigen Bezugsperson zu bieten. Die Erweiterung des Settings von der Paar-Klient:innen-Begegnung zum Gespräch zu dritt oder zu viert birgt Chancen und Risiken.

Ob aus eigenem Impuls heraus oder auf Anfrage unserer Klient:innen, immer wieder stehen wir in der therapeutischen Praxis vor der Frage: Nutze ich das Ressourcenpotenzial, das sich aus der Einbeziehung wichtiger Bezugspersonen in den therapeutischen Rahmen ergeben kann und gehe gleichzeitig das Risiko ein, mit einer erhöhten Dynamik umgehen zu müssen oder bleibe ich auf gewohntem Terrain und halte die Sicherheit gebende Struktur ein? Von Neutralität, wie es in der Paartherapie anzustreben ist, kann nicht die Rede sein, andererseits kann eine gelungene Begegnung nur in einem für alle Beteiligten sicheren und wohlwollenden Rahmen stattfinden. Das geschaffene Setting ist von kurzer Dauer, beeinflusst jedoch nachhaltig den weiteren Therapie- oder Beratungsverlauf. Ziel des Workshops war es, für verschiedene Bereiche des erweiterten Settings zu sensibilisieren, Risiken und Chancen aufzuzeigen, existenzanalytische Vorgehensweisen darzustellen und in einen gemeinsamen Erfahrungsaustausch zu kommen.

Wann ist eine Erweiterung des Settings angezeigt und wie lange soll sie dauern?

Die Erweiterung kann eine Bereicherung des Prozesses darstellen, wenn sich ein Thema oder Anliegen in der dyadischen Therapie entwickelt hat, das eine andere wichtige Bezugsperson betrifft. Dies können konkrete Fragestellungen zu Partnerschaft, Erziehung, Lebensgestaltung, Entlastung, Umgang mit der Erkrankung von Klient:innen etc. sein. Häufig wird das Hinzuziehen einer Bezugsperson angezeigt sein, wenn aufgrund der Krisenhaftigkeit der Situation die Ich-Strukturen von Klient:innen geschwächt sind und zusätzliche stützende Interventionen nötig erscheinen.

Gewichtig, aber nicht alleinige Entscheidungsgrundlage, ist natürlich der Wunsch der Klient:innen (nicht der Angehörigen!). Geprüft werden muss, ob auch aus therapeutischer Sicht die Einbeziehung der Angehörigen oder Partner:innen oder, im Falle eines Coachings, von Kolleg:innen den Heilungs- bzw. ressourcenstärkenden Prozess fördern kann. Das Delegieren von Herausforderungen, die Klient:innen (noch) nicht allein bewältigen, kann die Aktivierung des personalen Potenzials mehr behindern als anregen. Das Erleben, in der Therapie oder Beratung anzustehen, ist selten eine gute Basis für das Einbeziehen Dritter – die Pattstellung sollte durchgetragen und/oder in der Beziehung zum:zur Klient:in bearbeitet werden. Eine Inter- oder Supervision in der Vor- und Nachbereitungsphase des veränderten Settings kann erhellend sein und Verstrickungen vorbeugen.

Wir empfehlen, die Erweiterung des Settings auf ein bis maximal drei Sitzungen zu beschränken. Bei erweitertem Setting sind meist Doppeleinheiten sinnvoll. Von einer längeren oder anhaltenden Änderung des Settings ist aus unserer Sicht eher abzuraten, z. B. vom Einzel in eine weiterführende Paartherapie zu wechseln. Aufgrund der veränderten Prozesse wäre eine eventuell später gewünschte, erneute Wiederanbindung nur eines:einer Klient:in an die Therapeut:innen schwer möglich. Es geht somit eine Ressource für den:die Klient:in verloren; was unserer Erfahrung nach, obwohl zunächst befürwortet (oft aufgrund bestimmter Erwartungen), später Frustration auslösen kann. Falls das Paar eine längere Begleitung (zusätzlich oder als periodische Alternative) wünscht, raten wir daher, an Kolleg:innen zu überweisen.

Fragen zur Haltung der Therapeut:innen: Bin ich »Anwalt/Anwältin« meiner Klient:innen?

Ja und Nein. Einerseits bin ich, im Unterschied zur Paartherapie, »Anwalt/Anwältin« eines:einer Klient:in, d. h., meine Loyalität gilt ihm:ihr, sein:ihr Anliegen und Wohl stehen explizit im Vordergrund. Andererseits kann ein Gespräch, zu dem der:die Angehörige oder Partner:in sich bereit erklärt, nur dann eine positive Wirkung erzielen, wenn auch der:die Hinzukommende sich sicher fühlt, berührt ist, gesehen wird und durch das Gespräch neue Möglichkeiten entdeckt – kurz, die Begegnung als sinnvoll erlebt (vgl. Längle, 2004).

Wir plädieren daher für »vorübergehende Allparteilichkeit« (nicht Neutralität – vgl. Will, 2008), die bereits im Vorgespräch mit den Klient:innen angekündigt und geklärt wird. Als Therapeut:in ergreife ich nicht Partei gegen eine:n Beteiligte:n, sondern für die Beziehungsgestaltung des Prozesses, welcher den Dialog der zwei Beteiligten in den Mittelpunkt stellt. Es kann dennoch vorkommen, dass Klient:innen enttäuscht sind, sich nicht genug von Therapeut:innen oder Berater:innen unterstützt fühlen. Hier ist die Gewissenserforschung der professionellen Helfer:innen angesagt: Habe ich mich »über den Tisch ziehen lassen«, die Klient:innen im Stich gelassen? Oder war davor eine zu starke Verbündung im Raum, habe ich zuvor die (einseitige) Sichtweise des Schützlings übernommen und nun, in einer plötzlichen Korrektur (aufgrund der veränderten Wahrnehmung der Dynamik) vielleicht das Pendel in die Gegenrichtung schwingen lassen? Oder aber – ist es ein Grundthema der Klient:innen, sich verraten zu fühlen, sobald ein Dritter auch nur anwesend ist? Aus der Reflexion und dem Nachspüren der Begegnung können sich gute diagnostische Einblicke und therapeutisch wertvolle Inhalte entwickeln. Auf die Aufarbeitung des Erlebten ist sorgfältig zu achten – besonders, wenn Klient:innen sehr schnell zur »Tagesordnung« wechseln.

Welche veränderten Strukturen ergeben sich?

Es vollzieht sich ein Wechsel von der Dyade zur Triade. Eine Triade stellt per se ein instabiles Beziehungsgefüge dar, welches sich nur dynamisch im Gleichgewicht halten lässt. Das heißt, von Therapeut:innen ist eine beidseitige Zuwendung nötig, wechselweise zum:zur Klient:in und dessen:deren Bezugsperson. Es hat sich in der Praxis als günstig erwiesen, beide Personen so viel als möglich direkt miteinander in Verbindung und Dialog treten zu lassen und weniger im Dreieck übereinander zu sprechen. Der:die Therapeut:in ist dabei Dialogbereiter:in, indem er:sie auf die Einhaltung der Rahmenbedingungen achtet, Impulse vorgibt und die Struktur des Gespräches führt. Die Ressource des:der Zuhörenden soll möglichst viel genutzt werden, etwa indem er:sie eingeladen wird, das Gesagte zusammenzufassen: »Was haben Sie jetzt gehört, was war das Wesentliche, das bei Ihnen angekommen ist?« Häufig wird die Wahrnehmung des:der Zuhörenden bereits sehr gefärbt sein von seinen:ihren Sichtweisen und der Beziehungsdynamik – hier können vorsichtige Ergänzungen bereits das Verständnis und die phänomenologische Offenheit sowie das Selbstvertrauen des:der Sendenden (der:die endlich gehört wird) stärken (vgl. Längle, 2008).

Welche Möglichkeiten habe ich als Therapeut:in, die Dynamik des Dialogpaares einzugrenzen?

Zunächst braucht es meist eine aktivere Haltung des:der Therapeut:in als im Einzelsetting. Wenn eine Bezugsperson anwesend ist, passiert oft schon viel – die Kunst ist es, den Prozess nun zu steuern und zu begrenzen, sodass damit gut gearbeitet werden kann. Dabei geht es um mehr als das »Einüben von Kommunikationsstrukturen, und -regeln […] Habe ich den Spielraum zu sagen: Erzähl mir von dem, was dir wichtig ist – vielleicht gerade auch dann, wenn es meine eigenen tiefsten Ängste berührt« (Kolbe, 2007, S. 7). Es geht also um eine Haltung, ein Tragen, Raum geben, präsent sein, durch die eigene Empathie und Authentizität die Atmosphäre prägen. Interventionen und Techniken sind Werkzeuge, die manchmal hilfreich sind, manchmal aber auch die Tiefe der Begegnung verhindern. Dennoch gibt es ein paar wichtige Skills, die den Therapeut:innen das Leben im erweiterten Setting erleichtern können.

Wenn die Struktur des Gespräches gemeinsam besprochen wird, kann der Hinweis darauf gegeben werden, dass man sich die Freiheit nimmt, ggf. den:die Sprecher:in zu unterbrechen, um wieder eine Kultur des Zuhörens zu ermöglichen. Diese Unterbrechung sollte wertschätzend, klar und entschieden erfolgen, sobald der gemeinsame Raum beeinträchtigt wird. Wenn wir unangenehme Düfte wahrnehmen im Arbeitsraum, warten wir nicht, bis wir fluchtartig den Raum verlassen müssen. Das Bild kann helfen, Beschuldigungen oder ebenfalls verletzendes oder bedrohliches »mauern« (vgl. Gottman, 2003) früh zu erkennen, und in eine personale, den:die andere:n sehende Ausdrucksweise überzuführen. Meist ist dazu eine »Sicherungsmaßnahme« für den:die Sender:in notwendig: »Da kann man schon wütend werden/verstummen, wenn …« – Antwort abwarten (und ankommen lassen bei sich und beim Gegenüber, bzw. dem:der Dritten im Bunde), dann: »Dahinter ist oft ein Schmerz. Können Sie spüren und Ihrem … sagen, was Sie da so kränkt?«

Wesentlich ist daher auch das Gestalten des nonverbalen Raumes. Dies passiert durch die Sitzhaltung, Atmung, kleine Gesten, um das Duett zu dirigieren. Es genügt manchmal, sich ein wenig mehr dem:der Zuhörenden (körperlich) zuzuwenden, wenn der:die Therapeut:in bemerkt, dass das Gegenüber Signale sendet, die anzeigen, dass er:sie »ausgestiegen« ist. Gleiches gilt, wenn der Dialog versachlichend, rationalisierend, also apersonal oder emotional heftig, aggressiv oder überbordend wird. Klient:innen und Angehörige tendieren besonders im Dreiergespräch dazu, Therapeut:innen in eine Eltern- oder Richterposition zu drängen. Das hat Nach-, aber auch Vorteile: Anerkennende Signale führen oft überraschend schnell zu Verhaltensänderungen, wenn auch, weil mehr auf der Verhaltens- als der Einstellungsebene manifest, wenig nachhaltig. Erweitertes Setting dynamisiert, macht beweglicher, aber auch ätherischer. Für das Wahren des Gesprächsklimas im vorübergehend erweiterten Setting muss uns die Flüchtigkeit der aufkeimenden Ressourcen nicht stören. Sie ermöglicht beiden, eine neue Erfahrung miteinander zu machen und dient somit mehr der Lockerung der Knoten, der Motivationssteigerung zu weiteren Lern- und Wachstumsschritten als der dauerhaften Konfliktlösung. Ein guter Schuss Bescheidenheit in den Ansprüchen an die gemeinsamen Sitzungen tut vor allem den Helfer:innen gut – den Klient:innen ist die überhöhte Hoffnung, selbst bei noch so guter Erdung am Beginn, nachzusehen.

Sollten die Wogen dennoch hochgehen, oder sich eine Erstarrung ausbreiten, macht es Sinn, statt offener Fragen geschlossene Vorgaben oder sogar konkrete Satzanfänge zu geben (… und ich wünsche mir dann von

Dir …), um den Dialog wieder in eine konstruktive Bahn zu lenken, ohne den Prozess zu unterbrechen oder die Aufmerksamkeit zu sehr an sich zu binden. Falls nötig, können die Therapeut:innen oder Berater:innen durch die Zusammenfassung und eigene Umformulierungen die Werte und Anliegen hinter den Beschuldigungen zum Ausdruck bringen. Dies erleichtert es dem:der Sender:in, im Gesprächsfluss zu bleiben und dem:der Zuhörer:in, das Gehörte besser (an)nehmen zu können.

Welche Strukturen können hilfreich sein?

Die Gestaltung und Betrachtung des »generativen Feldes«, welches die Ich-Du-Begegnung umfasst, kann eine gute Basis für die Dialogbegleitung sein: »In einem generativen Feld kann sich nun aus eigener Kraft etwas Neues einstellen, das weder der eine noch der andere Partner allein zuwege bringt« (Längle, 2007, S. 21). Diese Partner:innen sind im Einzelsetting in erster Linie wir als Berater:innen oder Therapeut:innen – ein neues Gegenüber, oder besser altes (sprich vertrautes) im neuen Licht, bringt zusätzliche Aspekte herein, eröffnet andere Potenziale.

Als Vorbereitung auf das Gespräch kann die Fokussierung auf die vier Grundmotivationen (Längle, 2008) dazu dienen, einen fruchtbaren Boden zu bereiten.

Wie schaffe ich in dieser Situation Halt, Schutz, Raum und wie erweitere ich die Wahrnehmungsfähigkeit der Beteiligten?

Setting klären, Anliegen der Klient:innen im Vorfeld besprechen, auf gleichmäßige Sitzordnung achten, transparente Gesprächsstruktur einführen; Dialog verlangsamen, wiederholen lassen, was nicht verstanden wurde.

Wie bringe ich beide Beteiligten in Begegnung und ins Wertfühlen für sich und den:die andere:n?

Mit einer positiven Aussage beginnen lassen und von Anfang an unterschiedliche und gemeinsame Anliegen herausarbeiten. Konfliktfelder und unterschiedliche Wahrnehmung klar benennen und die Beteiligten im Aushalten der Differenz unterstützen: »Was könnte Ihnen helfen, nur einmal den Wunsch Ihres Sohnes zu hören und als solchen stehen zu lassen?« Nonverbale Signale beachten und zur Verfügung stellen/übersetzen, Pausen machen und die Beteiligten im Blickkontakt verweilen lassen; Coping-Reaktionen unterbrechen und wechselseitiges Verständnis dafür fördern (»Ihr Kollege verschränkt gerade die Arme – was bewirkt das bei Ihnen? Was sagt es Ihnen?«); emotionale Ebene anfragen (Empathie).

Abgrenzung des eigenen, Stellungnahmen einholen und Konkretisierung des Anliegens

Worum geht es wirklich – jedem für sich und beiden gemeinsam? Was ist der jeweilige Beitrag zur Lösung und zum Boykott – was fördert die gemeinsame Entlastung oder Entwicklung, was verhindert sie? Wozu können die Beteiligten zustimmen (und wo nicht), wo sind sie (noch) unentschieden, wofür übernehmen die Beteiligten Verantwortung? Hier ist Mut zur Bescheidenheit gefordert; lieber einen ganz kleinen Schritt machen und den Rest offen benennen und stehen lassen, als eine vorübergehende Harmonisierung, die nicht standhält und große Enttäuschung, sprich noch mehr Verletzung bewirkt.

Konkreter Sinnzusammenhang

Wenn gemeinsam etwas gelingt, wofür wäre es gut? Was ist der nächste Schritt? Was kann ich heute noch dazu beitragen? Die Vielfalt der Themen, die schon durch unterschiedliche Konstellationen auftauchen, lassen sich hier nur in kurzen Spots aufgreifen. Empfehlenswert sind Fortbildungen und Supervisionen, um auch Gespräche im erweiterten Setting professionell und gut geführt gestalten zu können.

Literatur

Hutterer-Krisch, R. (2007). *Grundriss der Psychotherapieethik. Praxisrelevanz, Behandlungsfehler und Wirksamkeit*. Springer.

Gottman, J. M. (2003). *Die 7 Geheimnisse der glücklichen Ehe*. Ullstein.

Jellouschek, H. (2005). *Die Paartherapie*. Kreuz.

Kind, M. (2012). *Partnerschaft und Recht*. VKI.

Kolbe, C. (2007). Was die Liebe so kompliziert macht und wie sie trotzdem gelingen kann. *Existenzanalyse, 24*(1), 4–11.

Kolbe, C. (2008). Existenzanalytische Paartherapie. Spannungsfelder der Paarbeziehung und Grundzüge der Behandlung. *Existenzanalyse, 25*(2), 4–11.

Hutterer-Krisch, R. & Rass-Hubinek, G. (2018). *Paardynamik. Methodenspezifische und methodenübergreifende Beiträge zur Psychotherapie im Paar- und Einzelsetting*. Facultas.

Längle, A. (2004). Beziehungsformen. *Existenzanalyse, 21*(1), 23–29.

Längle, A. (2007). Das Bewegende spüren. *Existenzanalyse, 24*(2), 17–25.

Längle, A. (2008). Haltungen und praktische Vorgangsweise in existenzanalytischer Paartherapie und Beratung. *Existenzanalyse, 25*(2), 12–24.

Pointner, S. & Sattler, M. (2014). Existenzanalytische Paartherapie. Unveröffentlichtes Skriptum zur Weiterbildung Existenzanalytische Paartherapie.

Pointner, S. (2016). *Adam, wo bist du? Eva, was tust du? Befreiung aus Isolation und Abhängigkeit in Paarbeziehungen*. Orac.

Pointner, S. (2018). *Die Wiederentdeckung der Berührbarkeit*. Orac.

Pointner, S. (2019). »Wie soll ich meine Seele halten …«. Vom Schrei nach Liebe zum Zuruf des Liebenden. *Existenzanalyse, 36*(2), 55–62.

Schmidbauer, W. (2010). *Paartherapie*. Random House.

Willi, J. (2008). *Therapie der Zweierbeziehung*. Klett-Cotta.

Biografische Notiz

Susanne Pointner, Mag.a, ist Psychologin, Psychotherapeutin, Lebensberaterin/Coach und Lehrtherapeutin der Gesellschaft für Existenzanalyse und Logotherapie (GLE International). Sie ist Vortragende an den Universitäten Wien und Salzburg sowie an der Bertha von Suttner Privatuniversität. Sie ist Vorsitzende des Ausbildungs- und Methodenforums des Österreichischen Berufsverband für Psychotherapie sowie Vorsitzende der Ethikkommission im Psychotherapiebeirat des Bundesministeriums für Gesundheit Österreich.

Teil 3

Intimität, Geschlechtlichkeit und Sexualitäten

8 Sexuelle Dynamiken existenziell (er)leben

Grundzüge einer existenzanalytisch fundierten Sexualtherapie

Ingo Zirks

Einleitung

Unser Leben wird maßgeblich durch Sexualität geformt und beeinflusst, auch wenn sie nicht immer im Fokus unserer Aufmerksamkeit steht. So entsteht durch eine sexuelle Vereinigung der Eltern neues Leben. Schon im Mutterleib ist unsere Sexualität in Ansätzen angelegt. Menschen haben ihren ersten Orgasmus bereits als Embryo, ohne dass sie irgendein Bewusstsein dafür hätten (Anspannung und Entspannung). Mit der Geburt treten sie in ein Geflecht von Deutungen und Bedeutungen ein, die in der jeweiligen historischen Epoche der Sexualität und den werdenden Menschen zugesprochen werden und die fortan ihre Entwicklung, ihr Erleben und Handeln prägen. Bis zum letzten Atemzug sind wir sexuell ansprechbar und berührbar.

Natur und Kultur sind in uns von Anfang an verwoben. Kultur ist Teil der menschlichen Natur. So unterscheidet man heute zwischen dem biologischen Anteil (biologisches Geschlecht, engl. *sex*) und dem kulturellen Anteil (kulturell entworfenes, konstruiertes und gelerntes Geschlecht, engl. *gender*) der Geschlechtlichkeit (Hines, 2019; Zirks, 2022). Allerdings ist die genaue Zuordnung und Abgrenzung der kulturellen und biologischen Anteile oft schwierig und auch wissenschaftlich hinterfragbar (Anders, 2015).

Gesellschaftlich beobachten wir, dass Sexualität und Erotik, das sinnlich-interaktive Spiel mit sexueller Anziehung und Abgrenzung (Längle, 2021b), überall präsent sind. Es gibt für sie zunächst immer mehr Spielräume im positiven Sinne. Die sexuelle Selbstbestimmung scheint sich in den westlichen Ländern auszuweiten – wiewohl es schon wieder Gegenbewegungen gibt in Teilen Osteuropas, in christlich-konservativen Kreisen der USA, aber auch in den deutschsprachigen Ländern. Transidentitäten, non-binäre oder genderfluide Identitäten werden kontrovers diskutiert, während die Kritik an heteronormen Identitätskonzepten zu einer – völlig unnötigen – Verunsicherung bei sich binär verstehenden Menschen beizutragen scheint.

Gleichzeitig wird auf vielen gesellschaftlichen Ebenen ein jahrzehntelanger individueller und institutioneller Machtmissbrauch deutlich und führt zu konzertierten Gegenreaktionen wie z. B. die der MeToo-Bewegung. Infolge gab und gibt es zahlreiche öffentliche Anklagen und Gerichtsprozesse.

Allerdings wird das Sexuell-Erotische nun allgemein als potenziell gefährlich verdächtig. Die Sexualität und die Erotik als das Spiel mit den sexuellen Bedeutungen und Beziehungen werden als Ganzes diskreditiert. Der Versuch einer Ent-Sexualisierung öffentlicher Räume wird mit mehr oder weniger Erfolg unternommen. Sexualität und Erotik gehören m. E. jedoch zum Menschsein dazu und werden sich weiterhin mit ihrer subversiven Vitalität einen Weg in allen Ebenen menschlichen Lebens bahnen. Allerdings sind wir dabei, eine neue Sensibilität für die Grenzen und Bedürfnisse anderer Personen zu lernen. All diese und noch weitere gesellschaftliche Prozesse sind der Hintergrund für die Sexualtherapie.

Ich benutze den Begriff *Sexualität* inklusiv und meine damit den biologischen Aspekt (engl. *sex*) und den kulturell geformten Aspekt (engl. *gender*) zusammen. Er ist auch der Namensgeber für die spezifische Therapieform *Sexualtherapie*. Ich schätze und nutze auch gerne den Begriff der *Geschlechtlichkeit*, der für mich ebenfalls einen inklusiven Charakter hat und die Mehrdimensionalität des Menschen in seiner je eigenen Sexualität unterstreicht. Mit dem Begriff *Geschlechtlichkeit* meine ich ein weites Feld der Bedeutungen, das die Aspekte Sexualität, biologisches und soziales Geschlecht, sexuelles Verhalten und Fantasien, alle Formen des Geschlechtsverkehrs, Erotik, sexuelle Orientierung, sexuelle Neigungen und Vorlieben, romantische Liebe, alle körperleiblichen, biologischen, neuronalen, hormonalen Prozesse, intra- und interpersonelle Dynamiken miteinbezieht.

Eine Auswahl von Anliegen in der Sexualtherapie

Patient:innen kommen mit den unterschiedlichsten sexuellen Anliegen in die Sexualtherapie. Hier seien nur einige genannt, um die Notwendigkeit eines therapeutischen Angebots für diese Menschen zu unterstreichen und die Vielfalt der Themen zu dokumentieren:

- »Ich kann nur Sex haben, wenn ich mir vorstelle, behindert oder amputiert zu sein.«
- »Ich fühle nichts, wenn ich mit meinem Mann zusammen liege.«
- »Sex geht bei mir nur mit Drogen.«
- »Wir sind polyamor unterwegs, und nun habe ich mich in einen anderen Mann mehr verliebt.«
- »Sex ist seit der Geburt unserer Tochter vorbei. Aber er fehlt mir.«
- »Durch die Medikamente ist meine Lust verloren gegangen.«
- »Ich schaue Pornos und komme da nicht raus.«
- »Ich habe noch nie einen Orgasmus bekommen.«
- »Ich komme immer so schnell.«
- »Ich verliere meine Erektion, sobald ich eindringe.«
- »Ich schäme mich für meine HIV-Erkrankung und weiß nicht, wie ich es meinem potenziellen Partner mitteile.«
- »Ich fantasiere davon, Sex mit Kindern zu haben.«
- »Seit meiner Prostata OP bin ich kein Mann mehr.«
- »Ich mag eigentlich nur noch Sex, wenn ich Frauenunterwäsche trage.«
- »Ich weiß nicht, wie flirten geht.«
- »Alleine kann ich in 30 Sekunden einen Orgasmus haben, mit einem Mann klappt es aber nie. Was stimmt mit mir nicht?«

Diese Unterschiedlichkeit der Aussagen weist auch auf den weiten Wissenshorizont hin, den Sexualtherapeut:innen sich erarbeiten müssen, wenn sie den Anliegen gerecht werden wollen. Nicht jede:r Sexualtherapeut:in wird jedem Anliegen oder jeder Problemstellung gerecht werden können und wollen. Zunächst können nicht alle immer das komplette Wissen der Sexualtherapie zur Verfügung haben. Vielleicht sind sie noch neu auf diesem Gebiet und beginnen sich einzuarbeiten. Aus Erfahrung wissen wir, dass manche Therapeut:innen, die selbst Eltern sind, oder Therapeut:innen, die mit Menschen arbeiten, denen sexuelle Gewalt widerfahren ist, die Arbeit mit Menschen mit einer pädophilen Präferenzstörung schwerfällt. Auch wenn die Täter:innenarbeit eine Arbeit ist, die immer die Opferperspektive miteinbeziehen sollte (Zirks, 2023b), brauchen Täter:innen Therapeut:innen, die ihnen kritisch, aber doch empathisch zugetan sind. Ähnliche Problemstellungen gibt es in anderen therapeutischen Bereichen, wo beispielsweise erwachsene Kinder von alkoholkranken Eltern therapeutisch tätig sind. Sie müssen ihre biografischen Erfahrungen und Gegenübertragungen gut in der Selbsterfahrung bearbeitet haben, um diese nicht an ihren alkoholkranken Patient:innen auszuagieren.

Sexualtherapeutische Konzepte im Überblick

Als Sexualtherapeut:innen begleiten und unterstützen wir Menschen, ihre Sexualität als Teil ihres Menschseins zu verstehen, damit sie diese in für sie stimmiger Weise (aus)leben können. Das Potenzial, Sexualität in erfüllender Weise leben zu können, ist uns zwar – umgangssprachlich gesagt – *in die Wiege* gelegt worden, deren Entfaltung bedarf jedoch vieler (meist unbewusster) Lernschritte. Sexualtherapie kann helfen, Leiden zu verringern, wenn das Ausleben der Sexualität in seiner Entfaltung behindert, sich Fehlhaltungen und hemmende Schutz- und Vermeidungshaltungen entwickelt oder aber schicksalhafte Anlagen und psychosexuelle Krankheiten eingestellt haben. Manchmal entsteht Leiden dadurch, dass Menschen ihre Sexualität nicht ausleben möchten, da sie für sie gerade nicht wichtig ist und etwas anderes für sie im Leben Vorrang hat. Diese an sich für sie stimmige Entscheidung wird problematisch, wenn sie sich diese selbst nicht zugestehen können oder ihre Entscheidung durch ihre Umwelt permanent infrage gestellt wird. In diesen Fällen werden wir sie dabei unterstützen, sich ihrer Bedürfnisse bewusst zu werden und ihre Entscheidung nach außen hin zu vertreten.

Ich möchte Ihnen gerne einen kurzen Überblick über wesentliche Konzepte der Sexualtherapie von früher und heute geben. Dann werde ich die Perspektiven und Anknüpfungspunkte in der Existenzanalyse aufzeigen. Hier ist anzumerken, dass es schon einen früheren kurzen Entwurf einer existenzanalytisch orientierten Sexualtherapie gab, der m. E. bisher jedoch in der Existenzanalyse nicht rezipiert wurde (Lindner & Wawra, 2000). Er umschreibt ein dreiphasiges Vorgehen mit der Bearbeitung der folgenden Themen:

1. sexuell-erotische Selbsterfahrung/Bergung und authentischer Sexualität,
2. Selbstannahme/Verankerung und
3. Herstellen der Dialogfähigkeit auf sinnlich-sexuellem Gebiet.

Leider bleibt der Entwurf skizzenhaft.

Der Beginn der Sexualtherapie

Auch wenn es Sigmund Freud war, der 1905 eine psychosexuelle Entwicklungslehre veröffentlicht hat (Freud, 1905), beginnt die eigentliche Sexualtherapie mit dem Konzept von Masters und Johnson (1970), das als erstes zur klassischen Sexualtherapie gezählt wird. Doch auch im 19. Jahrhundert hat es Autoren wie z. B. Magnus Hirschfeld oder Richard von Kraft-Ebbing gegeben, die sexuelle Varianten beschrieben und den Betroffenen Behandlungen angeboten haben. Diese Experten des fin a siècle sahen den Wert ihrer Arbeit in der Befreiung des Menschen in der wissenschaftlichen Demontage von Schweigen und Stigma. Masters und Johnson sind Abkömmlinge dieser frühen Sexologen (Tiefer, 2006).

Masters und Johnson entwickelten ein Therapieprogramm, das in einem teilstationären Setting durchgeführt wurde, in dem Paare über drei Wochen täglich miteinander übten (Hartmann, 2011). *Der Klient war das Paar*, weil nach ihrer Überzeugung bei einer Störung keiner der Partner oder Partnerinnen unbeteiligt war und so beide gleichberechtig und verantwortlich in die Therapie miteinbezogen wurden. Dieser sexualtherapeutische Ansatz kann als erfahrungsorientiert, symptombezogen, zielgerichtet und zeitlich begrenzt beschrieben werden.

Nach Masters und Johnson blockieren Versagensängste oder Leistungsängste sowie die permanente Selbstbeobachtung die sexuelle Funktionstüchtigkeit (Masters & Johnson, 1970). Mittels der Methode des *Sensate Focus* konnte das Paar lernen, sich wieder auf den oder die andere achtsam zu fokussieren, während das gleichzeitige Verbot, den Sexualakt zu vollziehen, von den Leitungsängsten entlasten sollte. Die Sinnlichkeit und Kommunikationsfähigkeit innerhalb des Paares wurden damit gefördert. Dieses Programm hatte hohe Erfolgsquoten. Masters und Johnson forschten auch im Rahmen der Sexualtherapie und entwickelten unter anderem auch eine Reversionstherapie für Homosexuelle, die heute als ein Irrweg bezeichnet werden muss.

Helen Kaplan integrierte das *Masters und Johnson-Modell* in ein psychodynamisches Therapiekonzept und machte es so für die vorherrschende medizinische und psychotherapeutische Community annehmbar. Kaplan unterschied ihren Ansatz von anderen Psychotherapieansätzen, indem sie das Behandlungsziel auf die *Verbesserung der sexuellen Symptome* beschränkte. Sie verband Psychotherapie mit angeleiteten sexualtherapeutischen Übungen.

Kaplan unterschied zwei unterschiedliche Ursachenebenen, die gemeinsam in unterschiedlichem Ausmaß wirkten: 1. die unmittelbaren im Hier und Jetzt bestehenden Ursachen und 2. die tiefergehenden Ursachen, die auf unbewussten Konflikten beruhen (Hartmann, 2011). Im Regelfall sollten die tieferliegenden Konflikte zugunsten eines störungsspezifischen Vorgehens umgangen werden.

Seither nutzen alle sexualtherapeutischen Ansätze die folgenden zwei Strategien, wenn auch in unterschiedlicher Gewichtung:

1. Sie integrieren sowohl *strukturierte* und geplante erfahrungs- und körperorientierte Interventionen mit psychotherapeutischen Ansätzen, die die innerpsychischen Konflikte und Bedürfnisse bearbeiten.
2. Die angeleiteten und individuell verabredeten Übungen ermöglichen neue sexuelle Erfahrungen, die den weiteren therapeutischen Prozess entscheidend beeinflussen, da sie die sexuellen Dynamiken und Probleme sichtbar und somit veränderbar machen.

Für die weitere Entwicklung der Sexualtherapie im deutschsprachigen Raum muss ebenfalls das *Hamburger Modell* (Hauch, 2019) genannt werden, das das Masters und Johnson-Modell erweiterte, indem es den genauen Aufbau der Paartherapie beschrieb und Anleitung gab, wie die Therapeut:innen die Übungen durchführen sollten. Studien zeigen seither, dass es reicht, dass das Paar einmal in der Woche und nicht täglich zur Therapie kommt und auch ein:e Therapeut:in ausreicht, um den Therapieerfolg zu sichern.

1980er und 1990er Jahre: Medikalisierung der Sexualtherapie

In den 1980er und 1990er Jahren entstand für die psychotherapeutische Sexualtherapie Konkurrenz von pharmakologischer Seite. Einige Beispiele verdeutlichen die Reichweite und Probleme dieses Ansatzes.

1. Die Erektile Dysfunktion (ED) wurde beim Mann mit der Entwicklung des Medikaments Sildenafil, eines PDE5-Hemmers, erfolgreich behandelt. Eine Erektion nicht ausreichend lange halten zu können, ist u. U. ein hoher Stressfaktor für den Mann und den:die Partner:in. Beide erleben die ED als Versagen und fühlen sich aufgrund ihrer Unwissenheit über die tatsächlichen psychophysiologischen Zusammenhänge an der unzureichenden Erektion schuldig. Er hat die

Sorge, nicht potent genug zu sein und die andere Person hat möglicherweise die Angst, dass sie nicht attraktiv genug sei, um den Partner zu erregen. Vielen ist es nicht bekannt, dass bei der Gabe eines PDE5-Hemmers psychologische Faktoren weiterhin eine wichtige Rolle spielen. Auch mit dem Medikament braucht der Mann eine ausreichende sinnlich-erotische Stimulation und Erregung, um die Erektion zu ermöglichen. Das Bonmot, dass das größte Sexualorgan zwischen den Ohren sitzt, weist auf die Bedeutung von emotionalen und kognitiven Prozessen in der sexuellen Interaktion hin.
2. Bei der Ejaculatio praecox, dem frühzeitigen Samenerguss, wird immer wieder ein Antidepressivum verschrieben, das die Erregbarkeit reduziert und die Versagensängste verringert.
3. Das Sexualhormon Testosteron wird bei der medizinischen Behandlung von Luststörungen eingesetzt. Allerdings ist die Gabe von Testosteron kein Garant für die Entstehung für vermehrte Lust und für eine verbesserte Erektionsfähigkeit auf der funktionalen Ebene.

Kritisch kann angemerkt werden, dass durch die Medikalisierung der Therapie die Betroffenen eine Symptomverbesserung allein auf die Medikamente attribuieren und somit von diesen abhängig werden. Die eigenen psychodynamischen Anteile und das eigene (Lern-)Potenzial werden außer Acht gelassen, sodass die Betroffenen keinen konstruktiven Umgang mit ihrer Störung entwickeln können. Lässt dann die Wirkung der Medikamente nach, stehen sie ohne sexualtherapeutische Behandlung wieder am Anfang.

Für Frauen wurde die medikamentöse Empfängnisverhütung entwickelt. Sie gab Männern und Frauen eine weitere Möglichkeit zu verhüten und entkoppelte damit die Fortpflanzungs- von der Lustdimension. Die *Antibabypille* bedeutet jedoch auch einen massiven Eingriff in den Hormonhaushalt der Frau und führt zu erhöhten Risiken bei der Entwicklung von Brustkrebs und immer wieder zu negativen psychischen Folgen. Sie verlagert die Verantwortung schwerpunktmäßig auf die Frau.

Ein *Viagra für die Frau* gibt es nicht. Allerdings gibt es ein Medikament, das ursprünglich für die Behandlung von Depressionen entwickelt wurden, aber keine ausreichende Wirkung im affektiven Bereich entfaltete. Es wirkt angstlösend, was sich positiv auf die Bereitschaft auswirken soll, sich auf die Sexualität einzulassen. Auch hier muss man fragen, ob nicht auch Sexualberatung und Aufklärung dieselbe Wirkung haben können und somit die Gabe eines derartigen Medikamentes überdacht werden sollte.

Bei all den beschriebenen sexuellen Problemlagen zeigt sich, dass die sexualtherapeutische Behandlung weiterhin eine entscheidende Rolle bei der Verbesserung und Aufrechterhaltung des Therapieerfolgs spielt (s. auch Maß & Bauer, 2016; Hartmann, 2018).

Die zweite Generation der Sexualtherapien

Die neuen Sexualtherapien setzen sich seit den 1990er Jahren kritisch mit den o. g. Ansätzen auseinander. In der Fachliteratur werden im deutschsprachigen Raum folgende Ansätze dargestellt: die Systemische Sexualtherapie, der Ansatz Sexocorporel, die Syndyastische Sexualtherapie und der Cruciable Ansatz. Deswegen sollen sie kurz beschrieben werden.

Systemische Sexualtherapie

Die Systemische Paartherapie (Clement, 2004) interessiert sich für die *sexuelle Kommunikation* von Paaren. Paare bilden ein *System*, das durch Kommunikation definiert ist. Es entsteht eine *Sinn- und Kommunikationsgemeinschaft* (Paarkultur: Rituale, Narrative etc.). Sexuelles Begehren bildet sich aus der Differenz der individuellen Bedürfnisse, welche die Paare aus Angst nicht gut tolerieren können. Deshalb suchen Paare oft den »kleinsten gemeinsamen Nenner«, der jedoch für eine lebendige Sexualität nicht förderlich ist.

Die Systemische Sexualtherapie bevorzugt die Verwendung des Begriffs *Problem* und nicht den der Dysfunktion, um einer Pathologisierung vorzubeugen. Die *Bedeutung* von den Dingen und Handlungen sind in der Systemischen Sexualtherapie wichtig.

Häufig angewandte Methoden und Strategien sind Fragen, das Verstehen der Zirkel/Rituale und das Suchen von realistischen Zielen. Durch die Verhandlung der Partner:innen findet das Paar eine Lösung und schafft eine neue Balance.

Syndyastische Sexualtherapie

Syndyastisch meint Zugehörigkeit. Damit beschreibt Beier (2004) den Menschen als ein Wesen, bei dem der Fokus auf dem angeborenen Bedürfnis *Bindung* liegt. Es geht dem Menschen um die Erfüllung *psychosozialer Grundbedürfnisse* wie Nähe, Geborgenheit, Wärme, Sicherheit und Akzeptanz.

Die Syndyastische Sexualtherapie versteht sich als ein biopsychosoziales und fächerübergreifendes Therapiekonzept der Sexualmedizin.

Sexualität ist hier eine Art *körpersprachliche Kommunikation*, mit der der Mensch seinem Gegenüber z. B. Zuneigung ausdrücken kann. Sexuelle Störungen ergeben sich aus der andauernden Frustration der psychosozialen Grundbedürfnisse.

Angewandte Methoden und Strategien sind Bewusstmachung und Veränderung der Haltung, die neue Erfahrungen im Hier und Jetzt ermöglichen sowie übende Methoden wie den Sensate Focus.

Sexocorporel

Der Ansatz Sexocorporel von Dejardin (Dejardin, dargestellt von Bischof, 2017; Sztenc, 2020) versteht sich als ein biopsychosoziales Modell sexueller Gesundheit. Es sieht den Menschen als eine Einheit von Körper und Geist, die sich zur Welt verhält. Der Mensch *ist* sein Körper (1. Person-Perspektive: »Ich erlebe unmittelbar etwas«) und er »hat« einen Körper (3. Person-Perspektive: er kann seinen Körper erleben, darüber reflektieren und ihn zum Objekt machen).

Von seinen Methoden und Strategien ist das Sexocorporel psychoedukativ-übend und leitet Patient:innen an, Erfahrungen zu machen. Das Modell arbeitet mit sog. physiologischen Komponenten und Basiskomponenten, kognitiven, sexodynamischen und Beziehungskomponenten (Sztenc, 2020). Die sexodynamische Komponente beinhaltet beispielsweise das Gefühl der Geschlechtszugehörigkeit, sexuelles Begehren, die Emotionsregulation und sexuelle Lust, Attraktionskodes sowie Selbstsicherheit. Bei einer tiefergehenden psychischen Störung wird eine Psychotherapie vermittelt.

Cruciable Ansatz

Der Cruciable Ansatz wurde in den USA von David Schnarch entwickelt. Er basiert auf der Annahme, dass die Partner:innen einen hohen Grad an

Differenzierung und Eigenständigkeit brauchen, um sich weiterentwickeln zu können. In längeren Partnerschaften kommt es zwangsläufig zu einer Reduzierung der sexuellen Kontakte und des gegenseitigen Begehrens. Bei diesem Ansatz ist das Ziel, die Intimität des Paares zu stärken, indem die emotionale Differenzierung gestärkt wird und die Autonomie, die Selbstverantwortung und Selbstregulation betont werden. Das Paar tendiert jedoch dazu zu verschmelzen, d. h. Unterschiede zu bagatellisieren und zu nivellieren, sodass sich infolge Langeweile und Desinteresse in der Beziehung und in der gemeinsamen Sexualität ausbreiten. Die Verschmelzungstendenzen haben das Ziel, die Angst vor Zurückweisungen und Kränkungen zu verringern (Seiferth, 2014).

Einschätzung der Ansätze

Der Sexualforscher Hartmann kritisiert, dass diese Ansätze sich als *Universalmodelle* verstehen und für alle sexuellen Störungen wirksam sein wollen. Eine Wirksamkeit ist bisher jedoch nur für einige störungsspezifischen Interventionen beschrieben worden (Hartmann, 2011).

Die Ansätze der zweiten Generation sind in ihrer Wirksamkeit nach Hartmann nicht wissenschaftlich belegt. Sie haben zwar eine *innere Konsistenz* und sind *theoretisch* nachvollziehbar, aber es gibt außer einigen Fallstudien wenig belastbare und evidenzbasierte Beweise. Das verwundert nicht, da die Sexualmedizin und Sexualtherapie auch heute noch kaum beforscht und wenig gelehrt werden. Die sexualtherapeutischen Ansätze haben auch den Nachteil (wenn wir ihn als einen solchen verstehen), dass sie sich für sich allein auf das Thema der Sexualität und Geschlechtlichkeit beziehen. Die Einbettung der sexuellen Problematiken in eine Persönlichkeitsproblematik oder komorbide Störungen muss an andere Psychotherapeut:innen delegiert werden.

Dennoch oder gerade deshalb erscheint eine moderne Sexualtherapie notwendig, selbst wenn noch nicht alle Wirksamkeitsnachweise vorliegen. Es macht auch Sinn, eine *existenzanalytische Sexualtherapie* zu formulieren, da sie die Lücke zwischen einer reinen Sexualtherapie und einer allgemeinen Psychotherapie zu schließen sucht und um Existenzanalytiker:innen, Patient:innen und Interessierten Informationen und Orientierung zu bieten.

Notwendigkeit und Kennzeichen einer modernen Sexualtherapie

Es gibt, wie wir gesehen haben, gute Gründe, eine psychotherapeutischen Sexualtherapie neben pharmakologischen Therapieoptionen zu entwickeln. Ähnlich bei der Behandlung affektiver Störungen ist die vorsichtige Kombination von pharmakologischen und psychotherapeutischen Interventionen sinnvoll. Sexualtherapeut:innen spielen eine wichtige Rolle, da sie vermittelnde Case Manger sind, die ein breites Wissen und Methodenrepertoire besitzen, um sexuelle Thematiken zu verstehen und therapeutische Prozesse zu begleiten.

Anforderungen an einen sexualtherapeutischen Ansatz und existenzanalytische Perspektiven

a. Ein sexualtherapeutischer Ansatz muss eine ganzheitliche Mehrdimensionenperspektive ermöglichen (Hartmann, 2011). Die Anthropologie von Frankl (1982) beinhaltet in ihrem Kern eine Mehrdimensionalität, die eine psychische Dimension, eine somatische und eine personale Dimension beinhaltet. Bei Frankl wird die personale (oder auch noetische) Dimension als verschieden von der psychischen und somatischen Dimension (das Psychophysikum) und tendenziell als höherwertig gesehen. Das Personale ist das *spezifisch Humane* im Menschen, der sich somit zu den Bedingungen des Psychophysikums frei verhalten kann. Während die moderne Existenzanalyse diese Idee des spezifisch Humanen beibehält, wertet sie die psychischen Dynamiken auf, indem sie deren Wichtigkeit für die Ich-Funktionen und für die Selbstregulation versteht und den Copingreaktionen eine Schutzfunktion personaler Strebungen und Themen zuspricht. Die Kontextfaktoren (das System) werden ebenfalls durch die Beschreibung und Einbeziehung der *existenziellen Situation* miteinbezogen (Längle, 2016). Damit ist eine ganzheitliche Mehrdimensionenperspektive, wie sie von Hartmann gefordert wird, prinzipiell gegeben.
b. Ein sexualtherapeutischer Ansatz darf den Menschen nicht auf seine Störung reduzieren, sondern sieht die Störung in einen interaktionellen Kontext mit anderen Menschen und in den historischen Zeitrahmen eingebettet (Hartmann, 2011). Die Existenzanalyse arbeitet primär

nicht störungs- oder symptomorientiert, wie wohl sie den leidvollen Störungsaspekt und die Symptomatik ernst nimmt (Zirks, 2017).

c. Die Störung ist mit konkreten emotionalen und kognitiven Erlebensweisen und Reaktions- bzw. Handlungsmöglichkeiten verbunden (Hartmann, 2011). Die Personale Existenzanalyse als Prozessmodell eröffnet die Erhebung aller relevanten Erlebens- und Reaktionsweisen der Patient:innen (Längle, 2016).

d. Ein sexualtherapeutischer Ansatz ist informiert über biophysiologische Grundlagen und psychophysischer Entwicklung von Sexualität und nützt dieses Wissen, um sexuelle Erlebnismöglichkeiten zu erweitern und Leiden zu mindern (Hartmann, 2011). Die Existenzanalyse reflektiert und diskutiert die Bedeutung und den Platz, den die Sexualität im Leben des spezifischen Menschen hat (Längle, 2021b). Sie ermöglicht durch eine Änderung der Haltung, durch das Verstehen der behindernden psychischen Dynamiken und den damit verbundenen Copingreaktionen einen freieren Umgang mit sexuellen Thematiken. Biophysiologische Grundlagen und Methoden aus anderen psychotherapeutischen Richtungen werden als adjuvante Methoden in die EAST integriert. Sie müssen zusätzlich zur Existenzanalyseausbildung und der EAST-Weiterbildung erworben und in ein Behandlungskonzept sinnvoll integriert werden.

e. Ein sexualtherapeutischer Ansatz bezieht biografische, lerntheoretische, medizinische, physiologisch-leibliche und kontextuelle Einflüsse auf die Entwicklung sexueller Fertigkeiten, der Erlebnis- und Genussfähigkeit und für die Entstehung von sexuellen Störungen mit ein. Bei der Anamnese und Diagnostik werden alle Einflussfaktoren erhoben und in ein integratives Behandlungskonzept einbezogen.

f. Ein sexualtherapeutischer Ansatz braucht ein Rational, welches eine mehrdimensionale Diagnostik und sich daraus ergebende Interventionen begründet. Es muss eine Wahl getroffen werden, ob eher unspezifisch psychotherapeutisch eine sexuelle Thematik aufgegriffen werden kann, wie z.B. bei Lustlosigkeit als Symptom bei einer affektiven Störung oder aber eine spezifische Intervention angemessen wäre, in der z.B. der Sensate Focus bei erotisch entfremdeten oder ängstlichen Paaren vermittelt wird (Hartmann, 2011). Die EAST will Patient:innen darin unterstützen, ihre Sexualität wieder frei leben und erleben zu können. Sie versucht die individuelle Situation und das Störerleben der Person zu verstehen und je nach Quelle der

Störung zu intervenieren. Dazu werden die Ich-Funktionen gestärkt. Die sinnlich-emotionale Wahrnehmungsfähigkeit und Beeindruckbarkeit werden geschult, damit die Offenheit und das selbsttranszendente Ausgerichtetsein auf die Mitwelt und Eigenwelt wieder möglich wird. In der Existenzanalyse werden die beiden Begriffe *Wahrnehmen* und *Spüren* verwendet. Wahrgenommen werden alle sensomotorischen Phänomene und zuständlichen Gefühle, die den Menschen spontan und reaktiv bewegen. Der Begriff des Spürens wird für das Verstehen der individuellen Bedeutung dieser Wahrnehmungen und den damit verbundenen (intentionalen) Emotionen genutzt. Das Spüren bezieht sich auch auf die feine Wahrnehmung des anderen Menschen in seiner Eigenartigkeit bzw. Einzigartigkeit und auf die einzigartige zwischenmenschliche Begegnung. Die existenzanalytischen Methoden der Personalen Existenzfindung und der Personalen Positionsfindung finden hier ihre Anwendung. Sie bieten einem phänomenologischen Zugang zum Erleben der individuellen Sexualität und der Geschlechtlichkeit. Auf dieser Basis kann der Mensch entscheiden, was das Richtige und Stimmige für ihn ist. Bei der Umsetzung braucht es Unterstützung durch adjuvante Methoden aus der Körper- und Sexualtherapie wie z. B. dem Sensate Focus (Hauch, 2019).

Existenzielle Sexualtherapie

Barker (2011) vertritt einen *existenziell-phänomenologischen* Ansatz, der dem der Existenzanalyse in vielen Aspekten ähnelt. Methodologisch setzt sie ebenfalls an der *konkreten* und *subjektiven Erfahrung* des Individuums an und konzentriert sich auf die subjektive Bedeutung, die die Erlebnisse und Gegebenheiten für Menschen haben. Das Erkunden und Verstehen der subjektiven Erfahrungen der Patient:innen bedarf ihrer Meinung nach einer *phänomenologischen Haltung*, bei der Therapeut:innen ihr Vor- und Fachwissen zurückstellen, damit sie die Sicht und das Erleben ihres Gegenübers vollständig erfassen können. Sie kritisiert sexualtherapeutische Ansätze, die auftretende sexuelle und interpersonelle Probleme als Dysfunktionen labeln. Die Kategorisierung mag die Kommunikation zwischen Fachleuten vereinfachen, allerdings vereinfachen sie damit auch die Komplexität eines Phänomens auf wenige allgemeine Kriterien (Tiefer, 2006).

Die Besonderheiten gehen dabei verloren und können deshalb nicht mehr Gegenstand weiterer Forschung werden. Sie tauchen nicht mehr in den standardisierten Fragebogen auf und suggerieren somit den Behandler:innen und den Patient:innen ein einheitliches und vereinfachtes Bild.

Barker plädiert dafür, die Bedeutung bzw. den Sinn eines sexuellen Phänomens zu verstehen. Der leidende Mensch ist immer auch aus seiner historischen und soziokulturellen Zeit her zu verstehen und darf nicht mit seiner Dysfunktion isoliert betrachtet werden. In den diagnostischen Manualen wird nur sichtbar, was als »normale« Sexualität gerade aktuell definiert wird. Damit einher geht eine Vorstellung, was als gute, natürliche Sexualität und welche Häufigkeit von sexueller Aktivität als angemessen angesehen wird. Die gelebte Erfahrung und die vielen Dimensionen von Sexualität gehen jedoch verloren. Barker bezieht sich auf Yalom, der klinische Diagnosen kritisch betrachtet und die Gefahr sieht, dass Diagnosen zu einer sich selbst erfüllenden Prophezeiung werden. Diese Sicht steht in der Tradition der Anti-Psychiatrie-Bewegung, die kritisiert, dass die Diagnosestellung aufgrund von bestimmten Symptomen die Bedeutung der Symptome und Verhaltensweisen verdeckt und die Patient:innen entwürdigt.

Barker verweist auf grundlegende Annahmen existenzieller Psychotherapien, die den Menschen als Subjekt sehen, das immerwährend zu seinen Erfahrungen Bedeutung herstellt. Während die eigenen Meinungen und Deutungen der Therapeut:innen zunächst zurückgestellt und eingeklammert werden sollen, werden die Patient:innen ermutigt, ihr eigenes Erleben zu erforschen und dabei fixierte und rigide Annahmen zu hinterfragen.

In den existenziellen Psychotherapien wird nach Barker (2011) die Cartianische Körper-Geist-Spaltung vermieden und der Mensch ganzheitlich wahrgenommen. So verbietet es sich, den Menschen nur medizinisch oder psychologisierend zu betrachten. Die Bedeutung eines Symptoms oder Verhaltens erschließt sich unter Einbeziehung seiner Biografie und seiner Situation.

Die existenzielle Psycho- und Sexualtherapie lenkt die Aufmerksamkeit der Patient:innen auf die Givens, d. h. die Gegebenheiten des Menschen, denen er unterworfen ist: Jeder Mensch wird sterben (auch wenn er nicht den Zeitpunkt weiß). Er ist frei, Entscheidungen zu treffen, und ist letztlich allein in der Welt, selbst wenn er unter Mitmenschen ist, mit denen er verbunden ist. Sinn liegt nicht einfach in den Dingen vor, sondern er wird persönlich kreiert oder wie Frankl meint, er wird gefunden. Sexuelle Fragestellungen werden analysiert auf ihre Bedeutungen für die Mitwelt, die Umwelt und die Eigenwelt der Patient:innen hin. Tiefer (2006) ergänzt aus existenziell-humanistischer Perspektive die Notwendigkeit, den soziokulturellen Hintergrund der Menschen oder der Paare miteinzubeziehen. Paare (und polyamore Beziehungen) und das Erleben und der Ausdruck ihrer Geschlechtlichkeit werden durch die soziale Klasse, der Herkunftsregionen, religiöse und ethnische Hintergründe beeinflusst. Längle (2021b) weist auf die immer noch starke christliche Tradition der Einschränkung von Sexualität hin, mit denen sich zumindest existenzanalytische Therapeut:innen in Westeuropa auseinandersetzen müssen, damit sie frei, nicht moralisierend oder bewertend den Patient:innen gegenübertreten können.

Sexualität und Geschlechtlichkeit in der Existenzanalyse

Sexualität und Geschlechtlichkeit sind in ihren Erscheinungsformen vielfältig. Sie sind ein integraler Bestandteil des Lebens. In ihnen zeigt sich eine vitale Kraft: sie ziehen an, machen neugierig, befreien, wecken Leidenschaft und können in die Ekstase führen. Sie können aber ebenso entfremden, missbrauchen, überfordern oder vereinnahmen. Beziehungen können durch sie hergestellt, vertieft oder auch zerstört werden.

Sexualität und Geschlechtlichkeit sind gelebte Körperlichkeit. Der Mensch *hat* und *ist* körperlich – auch wenn die Sexualität nicht immer im Fokus steht (Längle, 2011). Deswegen spricht Angermayr (2022) auch vom *Körperleiblichen*. Es gibt ein implizites Verständnis zum individuellen Körper, der in der Sexualität mitschwingt, auch wenn dies den meisten Menschen nicht bewusst ist. Der Körper ist ein subjektiver Leib und wird *»ichhaft besetzt und empfunden«* (Längle, 2007, S. 34).

Sexualität ist in hohem Maße an biologische Abläufe gebunden. Das selbstverständlich ablaufende Zusammenspiel biochemischer und neuronaler Prozesse ermöglicht den sexuellen Akt. Der sexuelle Akt ist dennoch mehr als ein biologisches Geschehen: Es ist ein *Sich-Beziehen*, ein *Erleben* durch Geben und Nehmen, *Ausdruck* von Innerlichkeit und Vitalität. Der ganze Mensch in seiner Mehrdimensionalität ist betroffen und beteiligt (Frankl, 1982). Sexualität kann auf andere, auf sich selbst und auf Anderes gerichtet sein. Auf andere gerichtet ermöglicht sie eine Begegnung im sexuellen Akt, in dem jemand ganz vom anderen Menschen und der Situation ergriffen wird. Oder der Mensch lebt einfach seine triebhafte Lust aus, ohne dass eine tiefere Bedeutung als die der urtümlichen Vitalität vorliegen muss. Allerdings braucht es eine Stimmigkeit für die eine wie die andere Situation, weil sich sonst nach einiger Zeit eine Dissonanz, eine Leere und das Gefühl des Unerfülltseins ausbreiten wird. Nur sexuell befriedigt sein, reicht für viele Menschen auf Dauer nicht aus.

Für Frankl ist die Sexualität nicht von vornherein menschlich. Menschlich wird sie dann, wenn sie Ausdruck von Liebe ist und der Mensch selbsttranszendent auf den anderen ausgerichtet ist. Diese derart menschliche Sexualität bezeichnet er als *inkarnierte Liebe*. Für Frankl erzeugt der Sexualtrieb Lust und die Erotik Freude, welche beide der psychodynamischen Ebene zuzuzählen sind. Die Liebe als geistige Kraft ermöglicht das Erleben von Glück (Frankl, 1982, 1987).

Geschlechtlichkeit wird in der Existenzanalyse bisher aus einer eher heteronormativen Perspektive verstanden und Geschlecht dichotom zwischen männlichen und weiblichen Pol dargestellt (Längle, 2007). Auch wenn Homosexualität, Bisexualität, Sexualität zu Objekten und Perversionen als mögliche Erscheinungsformen benannt werden, scheinen sie immer noch Sonderformen zu sein und werden in ein Kontinuum zwischen Mann und Frau eingeordnet (Längle, 2007). Der männlichen und weiblichen Sexualität und Geschlechtlichkeit werden (traditionell immer noch) bestimmte Adjektive zugesprochen (Längle, 2007), die vermeintlich phänomenologisch begründet, aber am tatsächlichen Erleben vieler Menschen vorbeigehen. Diese Zuordnung wird allein schon durch die Phänomene der Intersexualität und Transidentität obsolet. Als Beispiel: Penetration und Aufnahme sind nicht einzelnen Geschlechtern zuzuordnen, sondern sind allgemeine körperleibliche Möglichkeiten in der Sexualität, die männlich gelesenen und weiblich gelesenen Personen offenstehen.[1] Die Wahrnehmung der Geschlechtlichkeit und deren Bedeutungen verändern sich völlig durch die bewusste Aufgabe von dichotomen Kategorien. Das Loslassen von Kategorien in der Sexualtherapie entspricht einer radikalen Einklammerung des Zuvor-Gewussten, wie sie in der Phänomenologie stattfinden sollte. Nicht mehr die Fragen »Bist du ein Junge oder Mädchen?« oder »Bist du ein Mann oder eine Frau?« eröffnen den Zugang

1 »Männlich und weiblich gelesen« meint, dass vom ersten Eindruck eine Zuordnung nach einem Mann-Frau-Schema vorgenommen wird. Es kann jedoch nicht aus der Außenperspektive mit Sicherheit gesagt werden, ob ein Mann oder eine Frau (oder keine:r von beiden) vor uns steht, da wir seine:ihre tatsächlich empfundene Geschlechtlichkeit nicht wissen können, ohne gefragt zu haben.

zum Menschen, sondern die Fragehaltung: »Wer und wie bist du in deiner Geschlechtlichkeit und Sexualität?« Die zuvor beschriebene heteronorme Sichtweise findet sich bisher auch noch in früheren Veröffentlichungen. In vielen persönlichen Gesprächen unter existenzanalytischen Kolleg:innen wird eine Unsicherheit deutlich, wie mit den neu wahrgenommenen Phänomenen wie Transidentität, Intersexualität und Heteronormativität umgegangen werden soll. Wie kann eine gendersensible und inklusive Sprachweise in den schulinternen Diskursen integriert werden, da sie den bisherigen Sprachgewohnheiten zunächst widerspricht und oft als unangenehm empfunden wird. Sprache als Spiegel der gesellschaftlichen Gegebenheiten unterliegt allerdings schon immer einem ständigen Wandel, egal ob es die Amerikanismen in den 50er Jahren des letzten Jahrhunderts betrifft, die heute allgegenwärtig sind, oder aktuell die geschlechterinklusive Sprache, die zunehmend ihren Eingang in unseren (psychotherapeutischen) Wortschatz finden wird (Zirks, 2022). Die Bedeutung der Sprache für das *Erfassen des Relevanten* wird von Kolbe hervorgehoben (Kolbe, 2020). Er schreibt: »Wie schnell stiftet ein falsches Wort Missverstehen, zerstört ein Erleben, vielleicht sogar eine Begegnung. Gefragt sind sprachliche Behutsamkeit und Nuancenreichtum« (Kolbe, 2020, S. 84). Im Zweifel oder besser aus professioneller Gewohnheit heraus kann zusammen mit den Klient:innen und Patient:innen eine gemeinsame und stimmige Sprache gefunden werden. So kann man sie fragen, welches Pronomen sie nutzen und mit welchem Namen sie angesprochen werden möchten.

Ziele der existenzanalytische Sexualtherapie (EAST)

Die EAST will Menschen in existenzieller Hinsicht zu einem *freien* und *entschiedenen Lebensvollzug* in der Sexualität verhelfen. Sie unterstützt die personale *Annahme des Gegebenen* und hilft dem Menschen, dazu eine stimmige Haltung und einen Umgang zu finden. Der Möglichkeitsraum des jeweiligen Menschen wird in psychologischer, medizinischer, sozialer und existenzieller Hinsicht erhoben, um mögliche Ressourcen und Spielräume nutzen zu können.

Die vitalen Kräfte der Sexualität sollen in der EAST möglichst wahrgenommen, gefördert und ggf. deblockiert werden. Das Leiden in und durch die Sexualität bzw. damit verbundenen Themen soll gemindert werden.

Der Mensch wird einerseits unterstützt, das Vertraute und das Fremde im sexuellen Erleben wahrzunehmen und anderseits das Eigene/Intime vom Anderen zu differenzieren, um individuelle Grenzen und Bedürfnisse – sich selbst und anderen gegenüber – vertreten zu können. Die EAST fördert den Dialog zwischen den Sexual- und Intimpartner:innen auf körperleiblicher, psychischer und personaler Ebene.

Die Haltung von den existenzanalytischen Sexualtherapeut:innen

Von Sexualtherapeut:innen wird die Bereitschaft erwartet, sich authentisch auf den anderen Menschen mit seinen Fragestellungen und Leiden(-schaften) einzulassen und dabei das Eigene (Bewertungen, Reaktionsbereitschaften, Vorlieben) zur Seite zu stellen. Das bedeutet, dass sie sich eine Ideologiefreiheit bewahren und eigene Moralvorstellungen aktiv hinterfragen, um die Patient:innen nicht mit ihren Vorannahmen und Vorstellungen einzuengen und zu schädigen.[2]

EAST-Therapeut:innen sind des Weiteren bereit, sich mit sich selbst, der eigenen Sexualität und ihrem Körper tiefgehend auseinanderzusetzen. Existenzanalytische Sexualtherapeut:innen lernen, ehrlich gegenüber sich selbst und offen für ihre eigenen Bedürfnisse, Bedürftigkeiten, Verletzungen, Möglichkeiten und Grenzen zu sein. Diese persönliche Weiterentwicklung geschieht (idealerweise) lebenslang und profitiert von einer soliden theoretischen, praxisnahen, körperleiblichen, selbsterfahrungsorientierten und – wann immer möglich – humorvollen Herangehensweise (Clement, 2015).

Dabei werden sexualwissenschaftliche Grundlagen in die Arbeit mit einbezogen. Psychologie, Psychotherapie, Gesellschaftswissenschaften, Medizin und Ethik sind verwandte Disziplinen, in denen sich Sexualtherapeut:innen genügend fundiert weitergebildet haben und ständig weiterbilden.

Existenzanalytische Sexualtherapeut:innen bemühen sich, ein authentisches Gegenüber zu sein, was u. U. auch bedeuten kann, die Klient:innen auf mögliche selbst- oder fremdschädigende Einstellungen und Verhaltensweisen anzufragen und ggf. auch mit deren möglichen Folgen zu konfrontieren. Sie sind aber auch authentisch in ihren Grenzen und Irrtümern, die

2 Diese aktive Zurückstellung von Vorstellungen und Vorannahmen zugunsten eines ganzheitlichen Zugangs zum Menschen ist der Phänomenologie entlehnt, einer philosophischen Forschungsrichtung, die bis heute das Verstehen des Menschen erweitert, so auch in der Psychiatrie und Psychotherapie durch Autoren wie Binswanger, Jaspers, Längle und Fuchs.

sie den Patient:innen offen legen können, wenn dieses zum therapeutischen Prozess passt.

Die Wahl des Settings: Einzeltherapie oder Paartherapie?

Die Frage nach dem Setting hängt von vielen Faktoren ab, nicht zuletzt vom Ausbildungsstand, den Vorlieben und Gewohnheiten der Sexualtherapeut:innen. Sie müssen unterschiedliche Faktoren abschätzen können: Wer kommt in die Beratung und wie erleben die Therapeut:innen ihre Patient:innen? Welche Persönlichkeitsstruktur wird deutlich? Liegen Traumata vor? Kommen Patient:innen schon im Vorherein zu zweit oder allein? Kommen sie zu zweit, kann es sinnvoll sein, auch zeitweise mit jeder Person separat zu sprechen. Es muss zuvor geklärt werden, wie mit Geheimnissen, die in den Einzelgesprächen thematisiert werden, umgegangen werden soll.

Sind beide Partner:innen anwesend, versuchen EAST-Therapeut:innen, sie in einen gemeinsamen Dialog zu bringen oder sie arbeiten wechselseitig mit einer Person, während die andere zuhört. Dabei werden unbekannte Informationen, Beweggründe und Emotionen deutlich. Das wechselseitige Einfühlungsvermögen und Mitgefühl werden geschult. Wie immer die Therapeut:innen auch arbeiten und was immer sie vorschlagen, das Paar muss damit einverstanden sein. Das Einverständnis soll immer wieder aktiv eingeholt werden. In der Freiheit, entscheiden zu können, sind auch hochstrittige Paare oft gegenseitig freigiebig und geben sich gegenseitig Raum zur Exploration ihrer Empfindungen. Zum Thema der Paartherapie gibt es von existenzanalytischer Seite verschiedene Autor:innen, die vor allem die Förderung der Dialogfähigkeit, der freien Stellungnahme und ihrer notwendigen Bedingungen innerhalb der Paardynamik thematisieren (Kolbe, 2005; Längle, 2008; Pointner, 2018, 2022; Pointner & Sattler, 2014). Sexualität und Geschlechtlichkeit werden in der bisherigen Literatur als mögliche Themen des Paares benannt, sind aber noch nicht in ausreichender Tiefe ausgearbeitet.

Der Fokus in der Sexualtherapie in unterschiedlichen therapeutischen Ansätzen

In manchen Ansätzen liegt der Fokus der Therapie mal mehr bei den sexuellen Symptomen und mal mehr bei der Behandlung der persönlichkeitsspezifischen Störungsanteile, wobei deren Bearbeitung dann eine Verbesserung der sexuellen Symptomatik nach sich ziehen soll. Ersteres gilt für das Sexocorporel (dargestellt bei Sztenc, 2020), letzteres z.B. für die syndyastische Sexualtherapie (Beier, 2004).

Alternativ dazu kann der Fokus nach Bedarf verschoben werden. In der EAST wird mal mehr die sexuelle Störung an sich in Blick genommen oder diese in Verbindung zur Persönlichkeit der Patient:innen, ihren strukturellen und prozessoralen Möglichkeiten und den individuellen Grenzen gesehen. Dabei wird das in der Personalen Existenzanalyse (Längle, 2016) beschriebene Prozessmodell zu Hilfe genommen: Dieses beinhaltet die Wahrnehmung, die Hebung des primären Eindrucks, das individuelle Bemühen um ein Verstehen, die personale Stellungnahme und den Handlungsvollzug. Je nachdem wird direkt an den Symptomen oder an der Prozessfähigkeit gearbeitet, wie sie in der Existenzanalyse beschrieben wird. So kann bei einem Mann, der sich mit der Verhütung nicht auskennt, Verhütungsmöglichkeiten unter Einbezug der Paardimension diskutiert werden. Wenn sich jedoch aus Angst vor Nähe dieses Thema in den Vordergrund schiebt, wird die Psychoedukation nicht ausreichen, um verdeckten Fragen der Beziehungs- und Begegnungsfähigkeit oder der Selbstvertretung gerecht zu werden. Hier muss der Fokus zunächst mehr auf den persönlichkeitsspezifischen und psychodynamischen Anteilen des sexuellen Problems liegen.

Diagnostik und Phänomenologie

Bei der Diagnostik in der EAST geht es um die Frage, worunter der Mensch mit einem sexuellen Problem leidet. Was bewegt oder treibt die Menschen mit einer sexuellen Fragestellung? Die ersten Antworten können vielschichtig sein. Der Mensch kann unter einem Vitalitätsverlust oder an einem Zuviel an sexuellen Drängen oder Getriebensein leiden. Er fühlt sich in einer Enge und erlebt dabei einen Freiheitsverlust. Der Mensch sieht sich schicksalhaften Gegebenheiten unterworfen, wie sie die Tatsache des Alterns, die biologische Geschlechtlichkeit, das gesellschaftliche Umfeld, eine pädophile Neigung, chronische Krankheiten, sexuelle Orientierungen und einschränkenden Vorlieben darstellen. Manche Menschen berichten vor allem von innerer Leere, Beziehungslosigkeit und mangelnder Begegnungsfähigkeit, die ihre Beziehungen erschweren.

Bei jungen, sexuell ungeübten Menschen machen sich Unsicherheit und Mutlosigkeit breit. Verunsicherung, Unwissenheit und mangelndes Können sind nicht selten Folgen emotional wenig stimulierenden oder grenzüberschreitenden Situationen in den Herkunftsfamilien.

In der existenzanalytischen Diagnostik verschränken wir unterschiedliche Herangehensweisen und diagnostische Systeme miteinander, um das menschliche Leiden angemessen beschreiben und einordnen zu können. Damit bekommen wir Hinweise zur Ätiologie einer Störung.

Mittels einer allgemein verständlichen und verbindlichen Sprache und die Nutzung anerkannter diagnostischer Systeme wie dem ICD-10 oder dem DSM 5 wird die Kommunikation zwischen den beteiligten Personen (Patient:innen, Ärzt:innen, Psychotherapeut:innen, Forscher:innen etc.) möglich und nachvollziehbar.

Abstraktion und Konkretion in der existenzanalytischen Diagnostik

Die existenzanalytische Diagnostik beginnt mit der Frage, was die Patient:innen bewegt, wenn sie in die Sexualtherapie kommen. Auf dem Hintergrund der existenzanalytischen Anthropologie, der Strukturelemente der *Existenz* und der (Un-)Fähigkeit zur prozessualen Verarbeitung der lebensrelevanten Information wird das Leiden sichtbar und einfühlbar. Das konkrete und subjektive Erleben der Patient:innen wird mit dem theoretischen Vorverständnis der Behandler:innen in Beziehung gesetzt, sodass ein tieferes Verstehen aus existenzanalytischer Perspektive entsteht, welches nach Absprache gemeinsam von allen Beteiligten getragen wird. Das Ergebnis wird auf einer neuen Abstraktionsebene mit den theoriefernen Diagnoseschemata, wie die des ICD-10 (bald ICD-11) oder DSM-5 in Verbindung gebracht, sodass auch professionelle Nicht-Existenzanalytiker:innen die Diagnose nachvollziehen können. Für die Praxis bzw. die Psychotherapie ergeben sich mit der Diagnose erste methodische Herangehensweisen und Behandlungsoptionen, die daran orientiert sind, was die Patient:innen zum aktuellen Zeitpunkt brauchen (Luss et al., 1999). So können zunächst Informationen gegeben oder bei traumatisierten Personen eine Stabilisierung erfolgen. Die Existenzanalyse hat – wie jede andere psychotherapeutische Schule auch – eine spezifische Herangehensweise, die die diagnostischen Systeme, wie das ICD und das DSM, erweitert und ergänzt. In der Existenzanalyse ist die spezifische diagnostische Methode die Phänomenologie (Dorra, 2020; Längle, 2016). Damit ist nicht die bloße Aufzählung von Symptomen oder Syndromen von Krankheiten gemeint, wie sie im ICD-10 vorgefunden wird, sondern die phänomenologische Hebung der Eindrücke und die Anleitung zu einem geleiteten Prozess des Verstehens (Görtz, 2020; Kolbe, 2022; Längle, 2016).

Der existenzanalytische Diagnosezirkel

In der Existenzanalyse verläuft der Erkenntnisgewinn über sechs Phasen, die nacheinander und immer wieder abwechselnd fokussierend durchlaufen werden. Sowohl am Anfang der Behandlung als auch im Verlauf wird die phänomenologische Herangehensweise angewandt. Für die existenzanalytische Sexualtherapie werden die Phasen in Anlehnung am Diagnosezirkel von Längle (2005, 2016) beschrieben. An einem kurzen Beispiel soll der Diagnosezirkel erklärt werden.

> Die Ausgangssituation: Luise kommt mit dem Wunsch in die EAST-Praxis, wieder lustvoll Sexualverkehr erleben zu können und »überhaupt Lust auf Sex« zu haben. Sie ist derzeit beruflich sehr eingespannt und hat seit Jahren zwischenmenschliche Probleme mit ihrer Partnerin, weswegen sie zusätzlich in einer Paartherapie sind. Die Paartherapeutin hat ihr empfohlen, zur Bearbeitung und Klärung eigener sexueller Themen einen Sexualtherapeuten aufzusuchen, da sie selbst nicht als Sexualtherapeutin ausgebildet ist.
>
> Luise kommt mit einem Leiden, das zunächst die leibliche und psychische Ebene tangiert. Sie hat den Wunsch, ihre Sexualität vital, lustvoll und erfüllend erleben zu können. Ihr fehlt jedoch ihre Lebendigkeit und emotionale Verbundenheit mit der Partnerin, die sie liebt. Im liebenden Bezogensein auf einen anderen Menschen, in diese Falle in der Begegnung mit ihrer Partnerin, ist Luise (selbsttranszendent) ganz auf eine andere Person ausgerichtet. Sie will ihre Partnerin in deren Einzigartigkeit und Einmaligkeit auch in der gemeinschaftlich gelebten Sexualität wahrnehmen. Damit wird die Werte- und Sinnebene berührt, die über eine reine Befriedung triebhafter und psychologischer Bedürfnisse hinausgeht. Frankl (1982) würde sagen, dass die Geliebte für die Liebende dadurch zu einem

Du wird. Darin wird die geistige Ebene spürbar. Die Mehrdimensionalität dieses Fallbeispiels, die sich in den leiblichen, psychologischen und geistigen Aspekten widerspiegelt, spricht deutlich für die Anwendung der EAST.

Die Frau ist in ihrem Beruf engagiert tätig und ist dort mit ihren Fähigkeiten anerkannt. Sie ist oft erschöpft, weil sie sich für zu viel verantwortlich fühlt. Sie lebt in einer Partnerschaft mit einer Frau. Luise lebt entschieden in dieser Beziehung, kann sich aber oft nicht gut ihrer Partnerin gegenüber vertreten und für ihre Bedürfnisse einstehen.

Ihre Defizite liegen *strukturell* in der ersten und zweiten Grundmotivation (GM). Sie wird in ihrer Herkunftsfamilie mit einem unausgesprochenen, aber deutlichem Leistungsmotiv erzogen. Es gibt wenig Muße und Freizeit in ihrer Herkunftsfamilie. Sie hat wenig Nähe mit ihren Eltern erlebt. Anerkennung und Zuwendung gibt es vor allem für Leistung. Ihr Lesbischsein wird mit einem Kopfnicken wahrgenommen, aber es bezieht sich niemand wertschätzend auf ihre aktuelle Lebenssituation mit ihrer Partnerin. Es gibt keine warmen Nachfragen und unterstützende Worte. Da sie nicht gelernt hat, ihren Körper als Quelle der Lust, als Mittel zur sexuellen Kommunikation, Ausdruck der Bindung und Anerkennung zu nutzen, erlebt sie sich in sinnlich erotischen Situationen wie ferngesteuert. Sie kennt sich nicht und nimmt ihren Leib kaum wahr (erste GM). Sie ist nicht präsent und reagiert eher mechanisch als intuitiv-spürend, wenn sie mit ihrer Partnerin Sex hat. Sie tut halt, was sie meint, dass ihre Partnerin von ihr erwartet. Sie ist nicht mit sich und mit ihrer Partnerin in einer emotionalen Verbindung, was die Begegnung verhindert (zweite GM). Sexuelle Fantasien und Spielräume kennt sie kaum.

Auf der Prozessebene der *Personalen Existenzanalyse* (PEA) ist der Prozess der Wahrnehmung (PEA 0) gestört, da sie ihren Körper nicht wahrnehmen und so auch nicht ihre Bedürfnisse beschreiben kann. Sie sieht ihren Körper aus einer funktionalen Perspektive: er muss funktionieren. Ihr Lesbischsein nimmt sie selbst eher als neutrale Tatsache wahr, als dass sie einen emotionalen Bezug dazu hätte. Es fehlt ein entschiedenes Ja zu ihrem geschlechtlichen Dasein und Sosein sowie zu ihrer sexuellen Orientierung.

Luise braucht einen sicheren und emotional warmen therapeutischen Raum, um auf sich schauen und in Kontakt mit sich kommen zu können. Sie kann erfahren, dass sie, um ins Fühlen und Spüren zu kommen, Zeit und Zuwendung zu sich selbst braucht. Mittels eines geleiteten Entdeckens ihres Leibes und ihrer Sexualität lernt sie ihre leiblichen und psychischen Bedürfnisse kennen. Sie lernt, auf sich zu hören und sich Fragen zu stellen, um dann ein personales Verstehen ihrer psychosomatischen Dynamiken entwickeln zu können. Aus diesem Verständnis heraus kann sie sich fragen, wie sie mit sich und der Situation umgehen will. Im Weiteren wird sie unterstützt, das Verstandene in den Dialog mit ihrer Partnerin zu bringen.

Luise hat viele Erfahrungs- und Erlebniswerte in anderen Bereichen, die ihr Selbstvertrauen stützen. Sie spürt den Wert ihrer Beziehung zu ihrer Partnerin und hält an ihr fest. Sie sucht deswegen den Dialog mit ihr in einer Paartherapie. Sie kann sich selbst in der Autosexualität Lust bereiten und sie ist auch der Meinung, dass sie die sexuelle Dimension für sich und ihre Partnerschaft ausweiten und vitalisieren möchte.

Es wird deutlich, dass die EAST im Einzelsetting sinnvoll sein könnte, da Luise Dynamiken erlebt, die ihre Sexualität und ihre Partnerschaft betreffen und die sie nicht versteht. Der:die EAST-Therapeut:in unterstützt eine persönliche Klärung der Patientin im Einzelsetting. Die existenzanalytischen Perspektiven auf ihr Leiden ermöglichen ihr ein tieferes Verständnis und einen besseren Zugang zu ihrem Körper als Leib und zu ihren Emotionen. Durch das bessere Verstehen werden personale Stellungnahmen zu ihren Bedürfnissen möglich (»So soll es nicht bleiben«). Sie kann sich besser auf ihre Lust und auf ihre Partnerin einlassen, zu der sie eine sexuell erotische Beziehung sucht, in der eine Begegnung stattfinden kann.

Existenzielle Gesprächsführung

Das Ziel der Gesprächsführung ist zunächst darauf ausgerichtet, eine therapeutische Beziehung zu ermöglichen, die einen Begegnungsraum eröffnet. Im Weiteren soll eine phänomenologische Diagnostik stattfinden. Diese Gesprächsführung wird in der Existenzanalyse auch existenzielle Kommunikation genannt. Sie zeichnet sich durch drei tragende Gesprächselemente aus:

> »(1) das *persönlich bedeutsame Erleben* zum Thema (Leitfrage ›Wie erlebst du das?‹), (2) der im Erleben wesentliche und spezifische *phänomenale Gehalt* (Leitfrage ›Was daran ist das dich Bewegende?‹) und (3) die *persönliche Haltung* aufgrund personaler Entscheidung (Leitfrage ›Was gilt für dich?‹)« (Kolbe, 2022, S. 34).

Durch diese Art der Prozessführung wird eine für die Therapie bedeutsame Lebendigkeit und Tiefe erfahrbar (Kolbe, 2022, S. 34). Das emotionale Erleben und die subjektive Bedeutung, das Störende, das Belastende oder das Noch-nicht-Entwickelte werden für die Patient:innen verständlich.

Hinzu kommen weitere Elemente der EAST: das geleitetes Entdecken von Leiberfahrungen und Sexualität und Informationen über sexologische Zusammenhänge (Fliegel, 2022; Fliegel & Veith, 2010; Henning, 2018, 2019; Schiftan, 2018; Sztenc, 2020). Fähigkeiten und Beschränkungen können einfühlsam sichtbar gemacht und durch neue angeleitete Erfahrungen erweitert werden.

Umgang mit Halbwissen und Mythen

Gerade im Bereich der Sexualität gibt es viel Halbwissen und Unwissen. Sexuelle Mythen und rollenspezifische Zuschreibungen von Aufgaben und Handlungsanweisungen stehen den persönlichen Möglichkeiten und dem tatsächlichen Erleben des Menschen oft entgegen. Vermeintlich wissenschaftliche Erkenntnisse zur Geschlechtlichkeit werden als Wahrheit behandelt. Eine wissenschaftlich begründete und historisch-kritische Herangehensweise fehlt in diesem Bereich. Sexualpädagogische Aufklärung täte hier gut. Ein Beispiel aus dem Wissenschaftsbereich: Im ICD-9 wird die Homosexualität noch als eine Erkrankung dargestellt, was sich 1994 mit dem ICD-10 ändert. Diagnosen sind offensichtlich zeitgebundene Konstrukte und bedürfen immerwährend einer Revision. In den Wissenschaften werden Menschen immer noch dichotom als Mann oder Frau aufgrund ihrer äußeren Merkmale gesehen bzw. zwischen den zwei Polen männlich oder weiblich eingeordnet. Eine jahrhundertealte Tradition eines heteronormen Diskurses prägt das Erleben und die kognitiven Kategorien bis heute. In anderen Kulturen wird daneben deutlich, dass Geschlechtlichkeit auch völlig anders gesehen und bewertet werden kann, wie z. B. die *Berdache* bei indigenen Kulturen Nordamerikas (Epple, 1998), die eine ganz eigene geschlechtliche Kategorie bilden. Existenzanalytisch werden diese oft unhinterfragten Vorannahmen auch als *Setzungen* bezeichnet. Eine für die Sexualtherapie noch immer bestehende, aber problematische Setzung lautet: Männer sind aktiv und Frauen sind passiv. Männer und Frauen, die nicht dieser Setzung entsprechen, fühlen sich oft als minderwertig, was ihre Fähigkeit, Beziehungen einzugehen und ihre Sexualität zu gestalten, erschwert. Setzungen stellen sich vor das persönliche Erleben und die tatsächliche Situation, die somit verfälsch, d. h. im Sinne der Setzung verzerrt werden. Existenzanalytische Sexualtherapeut:innen arbeiten mit den betroffenen Personen diese behindernden Setzungen und Vorannahmen heraus. Sie weichen diese auf, indem sie auf die Zeitgebundenheit von Informationen hinweisen und Patient:innen alternative, zeitgemäße Informationen ermöglichen. Die alten und die neuen Informationen stehen zunächst nebeneinander. Letztendlich entscheiden die Patient:innen, welche Bedeutung sie für ihre weitere Entwicklung präferieren und nutzen.

Jede Entscheidung hat ihre Folgen, wie beispielsweise beim Thema *Eifersucht* deutlich wird. Das Gefühl der Eifersucht kann mit unterschiedlichen Konstrukten und Haltungen verknüpft sein, die unhinterfragt den Setzungen ähneln. Nimmt eine Partnerperson an, dass ein:e Partner:in nur sie allein begehren darf, wird jeder Seitenblick auf andere zu einer Verletzung eines Treueversprechens. Wenn die Partnerperson jedoch annimmt, dass ein Mensch viele Menschen attraktiv und begehrenswert finden kann, bedeutet ein Seitenblick zunächst nur, dass der:die Partner:in einen anderen vielleicht begehrenswert findet, ohne dass er:sie dadurch ein Treueversprechen gebrochen hat.

Auch die Sexualtherapie ist in einen aktuellen wissenschaftlichen und kulturellen Diskurs eingebunden. Das Wissen von heute kann übermorgen durch noch (un-)stimmigeres Wissen abgelöst werden. Deswegen ist immer auch eine Bescheidenheit bei den Behandler:innen bei der Übermittlung von aktuellem Wissen angemessen. Patient:innen müssen selbst entscheiden können, ob sie eine angebotene Perspektive als stimmig empfinden und den sich daraus ergebenen Annahmen folgen möchten. Das sich daraus ergebene gemeinsame Projekt ist eine notwendige Grundlage für die existenzanalytische Sexualtherapie.

Strukturmodell der EAST

Das Strukturmodell der Existenzanalyse (Längle, 2016) ist eine zentrale diagnostische und anamnestische Grundlage in der EAST. Das thematisch angepasste und dynamisierte Modell des existenzanalytischen Motivationsmodells ermöglicht eine leichtere Orientierung bei der Erfassung der Grundthemen der Patient:innen. In den Grundthemen werden die Strebungen des Menschen beschrieben (Kolbe, 2010), die auch für die Sexualtherapie eine wichtige Rolle spielen.

Eine ausreichend gute Erfüllung dieser Strebungen ermöglicht die persönliche Zustimmung, ein Ja zu den Bedingungen des jeweiligen Menschen, zu den Werten in der Welt, zum Selbstsein-Dürfen und zu den ontologischen und existenziellen Sinnangeboten und Anfragen aus den konkreten Lebenszusammenhängen (Längle, 2021a). Die authentische Zustimmung ermöglicht auch im Bereich der Intimität und Sexualität bereichernde und erfüllende Erfahrungen. Das *Modell der Grundmotivationen* von Längle wird hier für die EAST genutzt und angepasst. Dieses soll im Folgenden verdeutlicht werden.

Dasein-Können als Grundlage unserer Sexualität (erste Grundmotivation)

Um in intimen Situationen und in der Sexualität *gut da sein* zu können, brauchen Menschen die Sicherheit, dass ihnen nichts widerfährt, sie nicht angegriffen oder bedrängt werden. Wenn sie mit anderen Personen intim werden, wo immer dieses auch stattfindet (zuhause, im Hotel, in der Natur), muss ihre leibliche und seelische Integrität gewahrt bleiben. Sie können dann unbedrängt entscheiden, was sie wollen und was nicht. Sie habe die Kontrolle über die Situation, so weit sie nicht entscheiden, diese aufzugeben. Im Sinne eines *erotischen und gemeinsam abgesprochenen Spiels* gibt es durchaus auch die Lust an der Gefahr: Das kann beispielsweise das lustvolle Erleben des Entdecktwerdens beim Sex sein oder Sex an sog. *heiligen* Orten – wie einer Kirche oder einem Opernhaus – sein.

In der ersten Grundmotivation geht es mit anderen Worten ganz basal um Schutz, Halt und Raum, in dem sich Menschen sinnlich-intim, erotisch und sexuell entfalten können.

Grundlegend ist ebenfalls die Fähigkeit, die tatsächlichen Gegebenheiten wahrzunehmen, die situativ immer wieder neu sein können und häufig in der Therapie nicht ausreichend beachtet werden. Menschen brauchen eine ausreichende Kenntnis über ihre Sexualität im Allgemeinen und über ihren eigenen Stand der sinnlich-sexuellen Entwicklung. Die Potenzialität in der Sexualität ist in jedem Menschen angelegt, wird aber von Geburt an durch Erfahrungen erweitert, geformt durch Einflüsse im Nahbereich (nahe Bezugspersonen), der sozialen Umgebung (Gesellschaft, Peers etc.) und durch die eigenen Stellungnahmen. Menschen brauchen einen basalen sinnlichen Zugang zu ihrem Leib und seinen Grenzen, durch den sie Lust, Erregung und Emotionen, aber auch Unlust und Schmerz kennenlernen. Wenn dieser Zugang durch widrige familiäre Entwicklungsbedingungen, mangelnder Übung und ungenügender Kenntnisse sowie traumatischer Erfahrungen verschüttet ist, braucht es emotional korrigierende Erfahrungen, angemessene Informationen und ein geleitetes Entdecken des Leibes, um neue sexuelle Erlebensmöglichkeiten zu eröffnen. Sexualtherapeut:innen können bei überwältigenden oder grenzverletzenden Erfahrungen traumaspezifische Methoden in die Behandlung integrieren, damit sich die Traumatisierung nicht zu anderer Zeit und an anderem Ort wiederholt. Diese Wiederholung kann schon bei einer unsensiblen Exploration der sexuellen Biografie passieren. Zur traumaspezifischen Behandlung wurden in der Existenzanalyse verschiedene Zugänge beschrieben (Längle, 2007; Tutsch, 2011) und mit supportiven Methoden und Perspektiven der *Psychodynamisch imaginativen Traumatherapie* (PITT) sinnvoll ergänzt (Reddemann, 2004).

Biologische bedingte geschlechtliche Anlagen werden in großem Maße gesellschaftlich gedeutet und führen zu (zeit- und gesellschaftlich bedingten) Festlegungen und Kategorisierungen. Die Menschen, die in diesen Gesellschaften aufwachsen, sind diesen Festlegungen und Kategorisierungen unausweichlich ausgesetzt (Zirks, 2022). Sie erfahren sich zunächst durch die Zuschreibungen der anderen, was ihre sexuellen Rollen und ihre Identität angeht. Sie werden in einer bisher vornehmlich heteronormen Sichtweise verstanden und innerhalb einer männlichen oder weiblichen Dichotomie gelesen. Die eigene Erfahrung und das eigene Erleben der Person können (müssen aber nicht) von diesen Zuschreibungen deutlich differieren. Die heteronormative Dichotomie aufzugeben, verändert die Wahrnehmung von Sexualtherapeut:innen. Schon in der Erstbegegnung ist die Frage nicht mehr: »Ist es jetzt ein Mann oder eine Frau?«, sondern sie lautet: »Wie erscheint mir diese Person in ihrem geschlechtlichen Dasein?« Mit anderen Worten wechseln Therapeut:innen damit von einer kategorisierenden und damit festlegenden Perspektive zu einer erfahrungsoffenen Haltung, in der sich der oder die andere im Verlauf des Behandlungsprozesses immer wieder zeigen und entfalten kann. Da Therapeut:innen dem phänomenologischen Vorgehen folgend die eigenen bisherigen Theorien zur Geschlechtlichkeit einklammern und zur Seite stellen, brauchen sie eine genaue Kenntnis eben dieser bisherigen eigenen Theorien und den damit verbundenen Bewertungen bzw. Annahmen, die unreflektiert den Verstehensprozess behindern würden. Jedoch wird im hermeneutischen Zirkel oder besser in der hermeneutischen Spirale auch deutlich, wie das Verstehen immer durch das zuvor Verstandene und Gewusste beeinflusst wird (Danner, 2021). Je besser ein bestehendes theoretisches Modell der Geschlechtlichkeit und Sexualität die sexuellen Phänomene aufnehmen kann und damit dem tatsächlichen Erleben einer Vielzahl oder sogar Mehrzahl an Menschen entsprechen kann, desto besser eignet es sich als therapeutisches Hintergrundwissen. Watzlawick wird folgender Satz zugesprochen: Wer als Werkzeug nur einen Hammer hat, für den ist jedes Problem ein Nagel. In unserem Sinne dient die dahinterliegende Theorie als Werkzeug, während die zu erledigende Aufgabe darin liegt, die Menschen in ihrer sexuellen Diversität möglichst gut erfassen zu können.

Als ein grundlegendes heuristisches Modell für die sexuelle Vielfalt an Erleben und Handeln bietet sich m. E. die *Sexual Configuration Theory* von Anders (2015) an, in der die Kategorien der sexuellen und geschlechtlichen Selbstbeschreibung deutlich gegenüber bestehenden Modellen erweitert und somit nicht in eine dichotome Systematik eingeordnet werden.

Bei Beeinträchtigungen in der ersten Grundmotivation geht es in der EAST zunächst um die Sicherung der therapeutischen Situation und dann der der Beziehung, in der Begegnung möglich werden kann. Die Patient:innen werden angeleitet, genau zu beschreiben, wo und wie sie unterschiedliche Zustände und Bewegungen im Körperleibchen empfinden. Die Wahrnehmung und Beschreibung der therapeutischen Situation wird durch eine phänomenologische Gesprächsführung geschult, in der der Eindruck und das bisher Verstandene an die Patient:innen zurückgemeldet werden. In einer erneuten Anfrage an die Patient:innen werden diese aufgefordert, noch einmal hinzusehen und hinzuspüren, um noch genauer wahrnehmen und beschreiben, was sie empfinden. Dies ist die basale Übung, auf der alle weiteren therapeutische Prozesse beruhen. Erst wenn Patient:innen wahrnehmen können, wie ihre Realität wirklich ist, soweit diese zu erkennen ist, macht es Sinn, sich im Weiteren darauf zu beziehen.

Ein Beispiel: Wenn ein männlicher heterosexueller Patient klagt, dass seine Freundin nie Lust auf Sex mit ihm hat, ist es sinnvoll zu fragen, ob es Ausnahmen davon gibt. Wenn er dann irritiert feststellt, dass ihre Absage vor allem mit seinem Alkoholkonsum zusammenhängt und sie zu anderen Zeit ihn zum Sex auffordert, wird deutlich, dass seine erste Beschreibung nur einen Teil der Paarrealität darstellt.

In der EAST wird dieser grundlegende Schritt in der Personalen Existenzanalyse mit *Feststellen, was ist* beschrieben (Längle, 2016), dem die *personale Annahme der Situation* folgen muss. Eine spezifische Situation wie z.B. die Inkontinenz nach einer Prostata-Operation muss zunächst einmal angenommen werden, d.h. nicht, dass sie als gut empfunden werden soll. Die primäre Annahme ermöglicht den Umgang mit den Umständen. Eine weitere personale Aktivität ist das *Aushalten* dessen, was zunächst nicht, vielleicht sogar nie oder auch nur mit Mühen verändert werden kann. Diese ist eine Leistung, die Patient:innen meist vom Leben abverlangt wird, da Veränderungen häufig Zeit brauchen. Es stärkt die Patient:innen, wenn ihnen dieses *Annehmen* und *Aushalten* als ein *Können* gespiegelt wird.

Ängste und phobisches Erleben bei der Vorstellung von bzw. bei der Einleitung und Durchführung sexueller Praktiken stören das freie Erleben und den physiologischen Ablauf der sexuellen Erregung. *Erwartungsangst* ist dadurch geprägt, dass der oder die Betroffene nicht mehr mit dem Körper, dem Gegenüber und der tatsächlichen Situation in Verbindung ist. Die Wahrnehmung, was jetzt in dieser Intimsituation passiert, ist unterbrochen. Katastrophisierende Gedanken und Vorstellungen verhindern den lustvollen Vollzug des sexuellen Aktes. Existenzanalytisch gesehen setzt die Erwartungsangst meist auf einer Grundangst auf (Zirks, 2023c), die biografisch meist gut nachzuvollziehen ist.

Die Entwicklung und das Einüben von Vertrauen

Aufgrund von Verunsicherungen und Ängsten geht oft das Vertrauen in das eigene Können und in den eigenen Körper verloren. Unter Umständen hat es lebensgeschichtlich nie eine tiefere Erfahrung und Entwicklung von Grundvertrauen in die *haltgebenden Strukturen* der Welt gegeben. Also hat sich ein grundlegendes Vertrauen nicht aufbauen können. Über die therapeutisch angeleitete Bewusstmachung der tragenden und tatsächlich auch erfahrbaren haltegebenden Strukturen in der Umwelt der Patient:innen kann sich dieses Grundvertrauen langsam nachbilden. Halt kann vielfältig gefunden werden: im Körper, in Strukturen und Gesetzmäßigkeiten des Lebens, in Ritualen, religiösen oder weltanschaulichen Gebäuden, in Beziehungen zu Menschen und Werten, Natur, Musik etc. Diese Halterfahrung in den Strukturen und Gesetzmäßigkeiten hat im Engeren zunächst nichts mit Sexualität und Geschlechtlichkeit zu tun, aber im Weiteren sehr wohl. Die Erfahrung im Allgemeinen ist die Grundlage für die Halterfahrung im Körperleiblichen und in der Geschlechtlichkeit.

Wenn jemand dann zusätzlich sicher in seiner Geschlechtlichkeit verankert ist und sich mit seinem Körper, seinen sexuellen Möglichkeiten und Fertigkeiten auskennt, wird er vertieften Halt und Orientierung erfahren. Auf dieser Basis kann eine Person weitere Erfahrungen – selbst, wenn sie unangenehm oder verwirrend sind – verarbeiten und integrieren.

Zu dieser im wahrsten Sinne grundlegenden Arbeit am Grundvertrauen, werden Patient:innen zu Achtsamkeit, Selbstbeobachtung und zu kleinen Experimenten (körperleiblichen Erfahrungen oder Übungen) angeleitet, damit sie Zusammenhänge zwischen Gedanken, dem Körperleib und Verhaltensweisen verstehen lernen. Begleitend wird durch die EAST-Therapeut:innen psychoedukativ sexologisches Wissen weitergegeben. Durch die geleitete Exploration der Genitalien im Innen- und Außenraum des Körpers erweitert sich das Körperbild. Aus der *Terra incognita* entsteht ein intimer Körperraum, zu dem eine lebendige Beziehung entstehen kann, die genutzt und gepflegt werden kann. Sexologische Übungen sind beispielsweise die kontrollierte Steigerung der Erregung durch Stimulation der Genitalien bei Menschen mit einer Ejaculatio praecox (vorzeitiger Samenerguss) oder die in vielen Variationen bekannte Paarübung, in der wechselseitig der Körperleib der Partner:innen berührt wird, während die empfangenden Partner:innen nur hinspüren und wahrnehmen, was sie angenehm oder unangenehm finden (ohne den Druck eine sexuelle Leistung erbringen zu müssen). Im Weiteren werden Entspannungsübungen, Beckenbodenübungen oder Atemübungen angeleitet. In diesem Prozess können auch andere Professionelle aus der Atemtherapie (nach Middendorf), Achtsamkeitsmeditationen, Yoga, Sexual Bodywork oder Feldenkrais miteinbezogen werden.

Fragen zur Selbsterfahrung für die EAST-Therapeut:innen

Die gleichen Fragen können in angepasster Form und individualisiert auch an die Patient:innen in der EAST gestellt werden:

- Kenne ich meine Grundüberzeugungen zur Sexualität?
- Habe ich ein Grundwissen über Sexualität, Fortpflanzung, Körper etc.?

- Bin ich mit den Mythen meiner Gesellschaft vertraut, wie z. B.: »Ein Mann will und kann immer« oder »Die Frau will erobert werden«? Was sind meine Mythen?
- Bin ich in der Lage, über mein eigenes leibliches und emotionales Empfinden in unterschiedlichen Situationen (z. B. beim Geschlechtsverkehr oder in der Urologiepraxis) zu sprechen?
- Kann ich meinen eigenen Körper wahrnehmen und entdecken?
- Kenne ich unterschiedliche Qualitäten der Berührung: Reiben, drücken, streicheln …? Habe ich dabei Präferenzen?
- Erlaube ich mir, meine Sexualorgane zu berühren, die Höhlen zu imaginieren und zu erforschen?
- Kann ich meinen Atem erleben und ihn in Verbindung mit dem Körper erleben, den Atem(-rhythmus) steuern und damit auch meine sexuelle Erlebnisfähigkeit erweitern?
- Kann ich den Körper des:der anderen erkunden, Berührung geben und annehmen?
- Weiß ich, wie ich meine Erregung steigern und modulieren kann?

Leben-Mögen als emotionale Grundlage unserer Sexualität (zweite Grundmotivation)

In der zweiten Grundmotivation geht es in der EAST um die Emotionalität und Lebendigkeit in und um die sexuelle Beziehung bzw. Begegnung herum. Es geht um Qualität der gelebten Sexualität. »Der Mensch will sein Dasein subjektiv als gut erfahren, es genießen und sich ihm erfreuen können« (Längle, 2016, S. 104).

Beziehung wird in doppelter Hinsicht verstanden: erstens zu den anderen hin und zweitens zu sich selbst, welche beide als integrale Aspekte der existenziellen Situationen gesehen werden (Längle, 2016). Hier werden die Beteiligten in ihrem Handeln und Erleben bis in ihren körperleiblichen Erscheinungen sichtbar (Angermayr, 2022).

Es genügt nicht nur, einen sicheren Raum zu haben und etwas zu können (Längle, 2016), d. h. Fähigkeiten zu besitzen, um die Geschlechtlichkeit gut und immer wieder neu (er-)leben zu können. Fähigkeiten sind die Voraussetzung, die den notwendigen Rahmen für eine lebendige Sexualität vorgeben. Existenzanalytisch betrachtet, brauchen Menschen die emotionale Beziehung zu etwas oder jemand anderem, das oder der:die sie anzieht, berührt oder in Schwingung bringt. Dieses kann ein anderer Mensch sein, ein spannendes Thema oder Fantasie, der sie nachgehen können. Das kann auch innerhalb einer Beziehung zu sich selbst geschehen. Wenn das qualitative (personale) Bezogensein auf jemanden oder etwas geschieht, können sie das Fließen wahrnehmen, die Kraft spüren, die das Leben als Qualität mit sich bringt. In der Existenzanalyse wird dieses in der *Erfahrung des Mögens* beschrieben: »Ich mag mit diesem Menschen zusammen sein«. Dieses ist nicht nur ein kognitiver Prozess. Zur Kognition kommt eine leiblich-emotionale Komponente hinzu. Das aus dem Mögen entstehende Wollen ist ein geistiger Akt.

Parallel zur Erfahrung des Mögens existiert eine weitere motivationale Kraft, die aus den triebhaften sexuellen Bedürfnissen, der Lust und Geilheit, dem Verlangen, heraus entsteht. In der Sexualität kann sie zusätzlich zum Mögen erfahren werden. Die triebhafte, unmittelbar vitale Lust kann auch ohne ein tiefes, personales Bezogensein auf den anderen vollzogen werden: Dann ist es vielleicht einfach nur ein spannender One-Night-Stand, ohne tiefe Berührung.

Wenn der Mensch hinspürt, fühlt er sich ganz unmittelbar angezogen oder er fühlt sich nicht angezogen, sogar abgestoßen. Er mag vielleicht die Nähe nicht aushalten und den Geruch nicht riechen. *Ja* und *Nein* schwingen mit. Diese Wertung zu erleben und sich erlauben zu dürfen, ist unabdingbar, um eine gute Nähe zulassen zu können. In der Sexualpädagogik sind *Ja* und *Nein*, *Mehr* oder *Weniger* und *Stopp* banal erscheinende, aber wichtige Worte, die sowohl Kindern als auch erwachsenen Personen immer wieder angeboten werden, um ihre körperleiblichen Präferenzen und Grenzen ausdrücken zu können. Wenn etwas zu viel oder unangenehm wird, soll ein *Nein*, *Weniger* oder *Stopp* gesagt werden können. Wenn etwas angenehm und erregend ist, helfen die Worte *Ja* und *Mehr*, um das körperleibliche Wohlfühlen auszudrücken und die Erregung zu steigern. Auch ein klares Sprechen, Tönen oder Gesten sind Teil der zwischenleiblichen Kommunikation und müssen oft wieder in der Sexualität entdeckt werden.

Lust- und unlustvolle körperliche Gefühle und Emotionen stehen gleichwertig neben den intentionalen, auf den oder die andere als Person gerichtete körperleibliche Emotionen. Sie sind gleichwertig, bringen aber ein unterschiedliches Erleben mit sich: bei der Lust oder Unlust bin ich tendenziell mehr bei *mir* und bei den intentionalen Gefühlen bin ich mehr beim *Anderen*. Häufig erfahren wir auch ein Oszillieren von einem Pol der

Aufmerksamkeit zum anderen. Die unmittelbaren Gefühle der Lust und Unlust in ihrer unmittelbaren Vitalität und Intensität sind prä-personal und prä-logisch und ermöglichen den unmittelbaren Vollzug von Sexualität (Längle, 2014). Im Ergebnis der Erfahrung wird der Sex als eher personal erfüllend oder nicht-erfüllend bzw. in der psychophysiologischen Dimension als eher befriedigend oder nicht befriedigend erlebt.

Der einseitige Fokus auf den anderen Menschen, ohne das lustvolle, auch selbstzentrierte Verlangen und Erleben, kann manchmal eine Erregungssteigerung verhindern, sodass der Orgasmus ausbleibt.

Jakob ist mit seinen Sinnen so sehr bei seinem Partner Tom, dass er sich selbst als Lustempfangender verliert. Er liebt Tom und verweilt gerne in dieser romantischen Emotion. Er versucht zu erspüren, was sein Partner von Moment zu Moment braucht. Er ist ganz beim anderen, jedoch wenig bei sich. Diese Haltung kann gewollt und genussvoll zelebriert werden, indem jemand der oder dem anderen ganz zur Verfügung steht und die Erregung des oder der anderen selbst erregend findet. Wenn Jakob sich jedoch dabei die Verbindung zu seiner eigenen Lust verliert, ist es schwer für ihn, seine Erregung so zu steigern, dass er einen Orgasmus erreicht. Er bleibt in der Rolle des Lustgebers gefangen.

Bedingungen, die das Mögen verhindern

Wenn die Sexualität und Geschlechtlichkeit in eine Atmosphäre des Mögens eingebettet sind, gibt es die Möglichkeit, sich vertieft auf den anderen Menschen einzulassen. Dafür braucht es die beidseitige Offenheit und die aktive Zuwendung zum oder zur Anderen und zu sich selbst.

In der Offenheit entsteht eine intensivere Berührbarkeit, für die sich die Partner:innen bewusst entscheiden können. Es braucht Zeit und Nähe, damit die geschlechtliche und emotionale Berührbarkeit sich entfalten kann. Genügend Zeit schafft Raum für eine sich vertiefende Beziehung und Begegnung. In dieser Atmosphäre entstehen die unterschiedlichsten Gefühle und Emotionen. Eine gute Nähe fördert Freude, Belebung und Wärme. Dann kann auch Liebe entstehen, wenn sie nicht schon vorher bestanden hat.

Eine ungute Nähe schafft Angst, Enge und Verletzung. In diesem Fall werden die Copingreaktionen (Schutzverhalten) der ersten Grundmotivation aktiviert: Fliehen, Aktivismus, Aggression oder Erstarren (Längle, 2016). Von diesen reaktiven Verhaltensweisen gibt es viele, die in der Sexualtherapie sichtbar werden. Die heute oft beschriebene Unlust (Störungen der Lust) scheint z. B. oft ein Vermeidungsverhalten zu sein, die durch verunsichernde Beziehungserfahrungen im Rahmen der Sexualität mit beeinflusst werden.

Aus existenzanalytischer Perspektive führt eine Sexualität, in der ein chronisches Nicht-Mögen vorherrscht, zu den Copingreaktionen der zweiten Grundmotivation (Längle, 2016). In diesem Falle sehen EAST einen *Rückzug in die Innenwelt* oder in die Gleichgültigkeit. Eine andere Copingreaktion ist der kompensatorische *Leistungsmodus*, in der Sex als zu erbringende Leistung gesehen wird, die dem ständigen Vergleich mit anderen Menschen und mit gesellschaftlich propagierten vermeidlichen sexuellen Standards standhalten muss. Eine weitere Copingreaktion ist das Aufkommen einer Wut, die diesen Wertmangel (Mangel an Mögen) nicht aushalten mag. Sie wird zwar auf den:die Partner:in gerichtet, aber sucht eigentlich verzweifelt eine Wiederherstellung der erotisch-sexuellen und emotionalen Beziehung. Im letzten kann ein Mangel an Mögen zur *Resignation*, dem *Erkalten der Emotion* führen. Viele sexuelle Luststörungen und sexuelle Funktionsstörungen sind – wie wir sehen – durch die Folgen eines Mangels an Mögen begründet.

Das Mögen ist ebenfalls im Menschen angelegt, jedoch oft nicht entwickelt oder geübt. Wenn jemand nicht weiß, wie etwas schmeckt, kann er nicht wissen, ob er es mag. In der EAST werden die Bedingungen für das Erleben von Mögen (und Nicht-Mögen) erfahrbar gemacht. Es wird versucht, die Patient:innen für einen erotisch-sexuellen Alltag zu sensibilisieren. Auch hier sind es die einfachen Selbsterfahrungsübungen, die eine Veränderung bringen können: Zunächst braucht es ein bewusstes Sich-Öffnen und Sich-Einlassen auf den oder die andere Person. Es braucht ausreichend Zeit und Nähe, damit etwas vom anderen zu spüren ist und zu merken, wie sich etwas wirklich anfühlt. Die Entscheidung, diesen Prozess einzugehen, wird mit den Paaren diskutiert und gemeinsam getroffen und muss infolge gemeinsam getragen werden. Sie lernen, sich wieder im Alltag zu verabreden, auch wenn dies dem Mythos der (ewig) spontanen Lust widerspricht. Mit Einzelpersonen kann ebenfalls das bewusste Sich-Einlassen besprochen und geübt werden. Wichtig erscheint es, aus einem mechanistischen Tun oder dem habituellen Nicht-Handeln herauszukommen und ein mit innerer Zustimmung vollzogenes Handeln anzustoßen bzw. dazu zu ermuntern. Hoffnung ist ein wichtiger Aspekt in der EAST. Wenn die Hoffnung auf etwas verloren geht, fällt das Wofür im Leben weg. Die Zukunft ist nicht mehr attraktiv. Der leidende Mensch mag den potenziellen Möglichkeitsraum im Leiden nicht (mehr) entdecken. Stellvertretend halten Psychotherapeut:innen die Zukunft offen und die Hoffnung bzw. Zuversicht aufrecht. Sie ertragen mit den Patient:innen das Leid, wenn ihre Hoffnung sich nur zögerlich oder gar nicht erfüllt.

Fragen zur Selbsterfahrung für die EAST-Therapeut:innen

- Mag ich mich emotional, sinnlich und körperleiblich anderen zuwenden und mag ich mich selbst emotional, sinnlich und körperleiblich berühren lassen?
- Mag ich in Beziehung mit dem Leben und meiner Lebendigkeit gehen?
- Mag ich mir und anderen emotional und sexuell begegnen?
- Nehme ich meinen Körperleib als wertvoll und begehrenswert wahr?
- Mag ich mir Zeit nehmen, mich mir und anderen zuzuwenden, miteinander Zeit zu verbringen und einander zu entdecken?
- Mag ich, wie ich bin? Kann ich in meiner Geschlechtlichkeit Ja zu mir sagen?
- Kann ich mich mir und meiner Lebendigkeit zuwenden, mich ihr und dem anderen öffnen, bei ihm:ihr verweilen? Mag ich Nähe zulassen? Mag ich geben und nehmen in der Sexualität?
- Kann ich es zulassen, emotional erfüllt zu sein? Kann ich es zulassen, auch die Kontrolle zu verlieren, mich ergreifen lassen? Kann ich letztlich vertrauen und mich einlassen?

Sosein-Dürfen als Grundlage unserer Sexualität (dritte Grundmotivation)

In der dritten Grundmotivation fragen wir nach der Einzigartigkeit der Person, die sich immer auch sexuell ausdrücken kann. Sie wird in der Art und Weise, wie die Sexualität ausgelebt wird, sichtbar. Dieses gilt m. E. für den intimen sexuellen Akt, der mit der Partnerperson stattfindet, und auch beim erotischen Flirt und Sex mit einem fremden Menschen. Die Person ist frei und lässt sich nicht ausschalten. Die existenzielle Frage, die hinter all dem steht, ist: »Ich bin ich – Darf ich so sein, wie ich bin? – Habe ich das Recht, so zu sein, wie ich bin und mich so zu verhalten, wie ich mich verhalte?« (Längle, 2016, S. 112). Damit ist die Ebene der Individualität angesprochen, deren Entfaltung von der Gemeinschaft und deren Mitgliedern gefördert und/oder behindert wird. Prozesse der Identifikation und der Selbstfindung, Ethik und das Gewissen kommen in der dritten Grundmotivation ins Spiel. In Freiheit und Verantwortung muss jeder Mensch für sich entscheiden, wer er für sich und andere sein will und sein kann.

In der Existenzanalyse werden die dazu notwendigen Grundfunktionen *Spüren* und *Stellungnehmen* genannt (Längle, 2016). Erst wenn das Eigene in der Geschlechtlichkeit erspürt wird, kann es nach innen und nach außen vertreten werden. Der Mensch wird dadurch auch in seiner Geschlechtlichkeit sichtbar und kann Anerkennung erfahren. In Bezug auf die sexuelle Orientierung wird dieser Prozess *inneres und äußeres Coming Out* bezeichnet.

Sich selbst sein zu dürfen, bedarf der Fähigkeit, sich selbst zu (er-)kennen und das Eigene zu identifizieren. In der geschlechtlichen Biografie erwirbt der Mensch vielerlei *Zusprechungen*, die er durch andere erfährt oder die er sich selbst sagt: »Du bist ein Junge. Du bist ein Mädchen. Du bist nicht normal. So benimmt sich ein Mann. Frauen sind so.« Durch diese die Geschlechtlichkeit betreffenden Spiegelungen (oder eben auch Fehlspiegelungen oder Zerrbilder) entstehen im Menschen Selbstbilder oder auch sog. Selbstanteile, die der einzigartigen Person entsprechen (oder eben nicht entsprechen). Im Prozess der Individuation setzt sich die Person mit diesen Bildern auseinander, vergleicht sich mit anderen und kann (im Idealfall) mit dem eigenen Erleben der Geschlechtlichkeit übereinstimmende Bilder behalten, fehlerhaft Selbstbilder verwerfen oder modifizieren und ggf. auch ganz neue Aspekte der Geschlechtlichkeit entwickeln.

Das Finden und Benennen einer stimmigen geschlechtlichen Identität soll an zwei Beispielen deutlich werden:

> Silke ist eine 34-jährige Person, ihre Pronomen sind sie/ihr. Silke ist schon als Kind burschikos und abenteuerlustig. Sie exploriert als Kleinkind eifrig ihre Umgebung. Im Kindergarten und in der Schule ist sie immer mit den lautesten und aktivsten Kindern unterwegs. Es sind oft aktive Jungs, die Silkes Interessen teilen. Sie fühlt sich in Hosen am wohlsten, da sie ihren Bewegungsdrang am besten unterstützen. Ihre Oma sagt: »Du bist wie ein Junge.« Sie hat keinen Zweifel, ein Mädchen zu sein, wenn auch ein komisches, das nicht so richtig zu sein scheint, wie es die Umwelt von ihr erwartet. Sie fühlt sich in ihrer Pubertät zu Jungen und Mädchen hingezogen und

macht auch mit Jungen und Mädchen sexuelle Erfahrungen, die sie als angenehm empfindet. Sie mag vor allem zarte, schüchterne und emotionale Personen, die in ihr einen Beschützerinstinkt auslösen. Sie sieht sich als eine gute Liebhaberin, die sich auskennt und Lust hat, ihre Sexualität auszubauen und mit ihr zu experimentieren. Sie beherrscht das flirrende Spiel der Erotik und des Flirtens. Sie ist als erwachsene Frau mit einem etwas jüngeren Mann in einer Partnerschaft. Sie hat jedoch auch Sex mit jüngeren Frauen, wenn sie allein auf Reisen oder Fortbildungen ist. Dieses ist mit ihrem Partner abgesprochen, der derzeit nach eigenen Angaben ausschließlich auf Frauen steht und sich als Cis-Mann oder Bio-Mann bezeichnet. Silke definiert sich eher als Cis-Frau in Richtung nonbinär. Sie möchte sich nicht wirklich festlegen, weil diese Festlegung sie in ihrer sexuellen Selbsterforschung behindert.

Bernhard ist 54 Jahre alt, als er in die Beratung kommt. Er wirkt kindlich und berichtet gleich sehr offen. Er sagt, er hat als siebenjähriger Junge ein Mädchen geküsst und meint damit, dass er sich für Mädchen interessiert hat. Mit 13 Jahren hat ihn dann ein älteres Mädchen auf der Toilette der Sonderschule verführen wollen. Er ist damals erregt gewesen. Und er ist erschrocken, als sie ihn unvermittelt am Penis anfasst. Er bekommt die irrationale Angst, dass er durch das Küssen ein Kind zeugen könnte, deswegen unterbricht er abrupt die Situation. Das Mädchen macht sich über ihn öffentlich lustig. Dieses ist heute auch noch eine beständige Angst, wenn er sich zu Frauen hingezogen fühlt: Er könnte ein Kind zeugen oder verspottet werden. Letztens wird er von einer alten Frau angesprochen, die ihm anbietet, zu ihr zu kommen und mit ihr Sex zu haben. Zu dem Treffen kommt es nicht, da er sich aus den schon beschriebenen Befürchtungen heraus zurückzieht.

Er liebt es jedoch, Windeln zu tragen und ihre feuchte Wärme zu fühlen, was ihn erregt. Das ganze Wochenende trägt er zuhause diese Windeln und uriniert hinein. Unter der Woche trägt er die Windeln, wenn er sie unter der Arbeitskleidung verbergen kann. Er ist dann weniger unsicher und kann damit im Alltag gut funktionieren. Er definiert sich als Mann und mag in der Fantasie Frauen jeglichen Alters, aber auch Mädchen und Jungen ab dem Kindergartenalter. Er sieht sich als ein Liebhaber, der niemanden schädigen will. Deswegen wird er sich den Kindern nicht nähern. Neben dem Windelfetisch ist er sexuell in der Autoerotik beheimatet und befriedigt sich regelmäßig durch die Stimulation seines Penis mit seiner Hand und durch das Reiben an einem Kissen vor und nach der Arbeit. Partnerschaften gibt es für ihn nur in der Fantasie. Sie werden jedoch ersehnt und gleichzeitig als zu überfordernd gefürchtet. Überforderungen führen bei Bernhard zu ständigem Gedankenkreisen, hoher innerer Anspannung und selbstschädigendem Verhalten (er schlägt mit dem Kopf an die Wand oder verbrennt sich mit Streichhölzern). So bleibt er lieber allein. Anerkennung bekommt er im Wesentlichen von seinem Therapeuten und seinen Betreuer:innen.

Zur Entwicklung eines gesunden Selbstwerts braucht der Mensch die Erfahrung von Respekt und Anerkennung durch andere Menschen. So entsteht der Selbstwert durch viele Momente in der Biografie durch wichtige Bezugspersonen, die die Würde der Person sehen und die Leistung der Betroffenen anerkennen. Geschieht dieses in ausreichendem Maße, ist der Mensch in seinem Leben nicht auf eine permanente Zufuhr an Anerkennung von außen angewiesen und kann Momente der Absage und Zurückweisung unbeschadet überstehen. Zur Annahme durch andere müssen die Selbstannahme und der Respekt durch die betroffene Person selbst kommen.

Kann das Eigene in der Geschlechtlichkeit und Sexualität bestimmt und als stimmig erfahren werden, kann auch das Andere und Fremde erkannt werden. Die Grenzziehung und Differenzierung hin zu anderen werden möglich. Auch wenn es Tendenzen gibt, beim Kennenlernen und auch im weiteren Verlauf einer Beziehung das Gemeinsame zu betonen, braucht eine lebendige Beziehung die Differenzierung vom Anderen und das Einbringen des Eigenen. Die entstehenden Spannungen schaffen einen Raum, in dem Begegnung passieren kann. Es braucht funktionierende Ich-Funktionen, um die Differenzierung vorzunehmen, Spannungen auszuhalten, das Eigene zu vertreten und mit der Partnerperson zu verhandeln. Da der Mensch sich auch in der Sexualität und seiner Geschlechtlichkeit in einem permanenten Fluss befindet, braucht es Mut, sich immer wieder zu fragen, ob wirklich noch alles gut und stimmig ist, in der Geschlechtlichkeit und Sexualität zu sich selbst und zur anderen Person hin. Differenzierung kann extreme Ängste bei allen Beteiligten auslösen.

Die EAST unterstützt diesen Prozess der Identifikation, Selbstfindung und -definition und hält die Möglichkeit der Veränderung offen. Veränderungen in der geschlechtlichen Identität sind möglich und normal. Sie geschehen und wechseln nicht von einem Tag auf den anderen. Dabei forciert die EAST (im Idealfall) nichts und lenkt die Person in keine bestimmte Richtung. EAST-Sexualtherapeut:innen vertrauen auf die intime innere Person im Menschen, die grundsätzlich frei ist, das Eigene zu finden, damit es nach außen vertreten werden kann. Dabei kommt die Methode der Personalen Existenzanalyse zur Anwendung, um diese intime Abstimmung mit der Person zu begleiten und zu schulen. So kann faktisches inneres Erleben gehoben, Ängste und Fremdurteile (die zu Introjekten und Selbstanteilen wurden) entdeckt und primäre Emotionen und Reaktionen verstanden werden. Im Folgenden können freie und stimmige Entscheidungen auf dem Hintergrund ihres Gewissens getroffen (Längle, 2016) und ggf. Grenzen gezogen und vertreten werden. Notwendige Schritte zu Umsetzung des Entschiedenen werden gemeinsam erarbeitet und auf ihre Machbarkeit überprüft.

Wird dieser intime Prozess der Selbstfindung und Identifikation gestört, kommt es zu einer Störung des Selbst und zu einer Einschränkung der Begegnungsfähigkeit. Die Copingreaktionen der dritten Grundmotivation werden aktiviert.

Wenn Menschen in ihrem So-Sein-Dürfen verletzt sind und sie ihr authentisches Selbst im Bereich der Geschlechtlichkeit nicht entwickeln können, sind sie sich ihrer selbst nicht sicher. Sie kennen sich nicht wirklich, wie sie selbst sagen. Stattdessen müssen sie auf die ihnen zugesprochenen Bilder zurückgreifen, die sie jedoch nicht sicher einordnen können. So bleibt ihnen nur eine Art der (unbewussten) Selbst-Darstellung, wobei sie Lücken durch Vorstellungen von sich selbst ersetzen. Eine tiefe Verunsicherung ist in ihnen zu spüren. Sie selbst berichten von einer inneren Leere und dass sie in ihrer Tiefe nicht wissen, wer sie sind.

In der Existenzanalyse sprechen wir hier auch von histrionischen Persönlichkeitszügen und Persönlichkeitsakzentuierungen.

Der in seinem Selbstsein und seiner geschlechtlichen Integrität verletzte Mensch geht in den Copingreaktionen innerlich auf Distanz, wird schnippisch, witzelnd oder formalistisch. Er ist schnell kränkbar und zeigt eine übertriebene Scham. Die Aggression ist scharf, unduldsam und aufbrausend. Sie dient dazu, auf sich aufmerksam zu machen und so doch noch Beachtung und Anerkennung zu erhalten. Im Letzten erfährt der Mensch Verbitterung, Lähmung, Spaltung und Dissoziation, wie in den Persönlichkeitsstörungen des Selbst zu beobachten sind (histrionische, narzisstische und Borderline-Persönlichkeit). Diese Persönlichkeitsbesonderheiten verlängern die EAST deutlich, da immer wieder an der Stabilität der Ich-Funktionen gearbeitet werden muss.

Fragen zur Selbsterfahrung für die EAST-Therapeut:innen

- Darf ich so sein, wie ich bin?
- Darf ich mir Zeit nehmen zu spüren, wer ich bin und wer ich sein möchte?
- Darf ich wirklich meine eigenen sexuellen Bedürfnisse wahrnehmen und anderen gegenüber durchsetzen?
- Darf ich stolz sein auf eigenes sexuelles Können, sexuelle Attraktivität und sexuelles Selbstbewusstsein?

Wertvolles-Wollen als Grundlage menschlicher Sexualität (vierte Grundmotivation)

Die vierte Grundmotivation betrifft das persönliche Verständnis oder Projekt eines Menschen und worum es in seinem Leben gehen soll. Woraufhin lebt er sein Leben? Gibt es eine Werterfahrung in der sexuellen und intimen Lebenswelt? Ist es gerade gut, dass jemand so mit sich und anderen umgeht? Spürt die Person, dass sie ihren Platz gefunden hat? Die Stimmigkeit bezieht sich auf die unterschiedlichen Formen der Sexualität, die gelebt werden, aber auch auf die Lebens- und Beziehungsformen, in denen die Person sich wiederfinden will.

In der Fortpflanzungsdimension kann der Wert und Sinn der Zeugung und Erziehung von Kindern als ein Projekt und eine Aufgabe verstanden werden, die über das eigene Leben hinausgeht und letztlich der Erhaltung der menschlichen Art dient.

Auf einer spirituellen Ebene gibt es Erfahrungen des Angenommenseins und des Aufgehobenseins in einem größeren Ganzen. Menschen interpretieren ihr Leben auf dem Hintergrund eines religiösen oder weltanschaulichen Verständnisses. Frankl (1982) nennt diese Perspektive den *ontologischen* Sinn. Manche Menschen berichten, sich in ihrer Sexualität von einer größeren Macht getragen, angenommen, genährt und inspiriert zu fühlen. Ihr Leben und Leiden sehen sie vielleicht als Teil eines Gesamtplanes, der für sie nicht verständlich, aber vorgesehen ist. Sie vertrauen sich dieser Vorsehung an. Wenn sie sich schuldig fühlen, weil sie den Ansprüchen einer höheren (göttlichen) Autorität nicht gerecht werden können, müssen sie mit dieser Autorität verhandeln und ggf. Formen der Sühne leisten. Dafür gibt es in den Kulturen Rituale der Beichte und der Sühne.

Frankl (1982) hat die Verwirklichung des *existenziellen Sinns* an die Realisierung von Werten geknüpft. Dabei geht es um die Realisierung von ganz konkreten Werten in einer spezifischen Situation eines Menschen. Frankl zählt drei Kategorien von Werten auf: Erlebniswerte, schöpferische Werte und Einstellungswerte. Bei den Erlebniswerten liegt die Sinnhaftigkeit im Erleben von Schönem, Gutem und Genussvollem. In der Sexualität ist die ganze Fülle der Sinnlichkeit, des Lusterlebens, des gemeinsamen Spiels und des Verschmelzens mit dem anderen Menschen mit einzubeziehen. Zu den schöpferischen Werten zählen wir das kreative erotisch-sexuelle Spiel, das Ausloten der sexuellen Möglichkeiten in der Fantasie, deren Umsetzung und die Gestaltung von intimen Situationen dazu. Einstellungswerte werden in unabänderlichen, schicksalhaften und leidvollen Situationen verwirklicht, die eine Änderung der Haltung vom jeweiligen Menschen erfordern, um mit dem Leid einen persönlich stimmigen Umgang zu finden. Damit wird das Leid aushaltbar und tragbar. »Es sind die letzten Freiräume, die den Menschen bleiben: das Leid still zu tragen oder zu jammern, sich aufzulehnen usw.; es für sich durchzustehen, um sich und seinem Leben treuzubleiben, für andere, für einen Glauben« (Längle, 2016, S. 122). Schuld, Leid und Tod erlebt jeder Mensch (Frankl, 1982). Frankl nennt sie die *Tragische Trias*. Auch in der Sexualität werden Menschen schuldig aneinander. Oder sie bleiben sich etwas schuldig, was der oder die andere gebraucht hätte: Sei es die Akzeptanz von Grenzen, die Achtung und der Respekt vor der Person, die Zeit, die Nähe oder die Zuwendung von anderen Menschen.

Krankheiten wie z. B. Krebs und Herz-Kreislauf-Erkrankungen, die Folgen von sexuell übertragbaren Erkrankungen oder Zeugungsunfähigkeit begrenzen den Menschen und beeinflussen seine Sexualität. Individuelle Einschränkungen haben immer auch Auswirkungen auf die Partner:innen.

In der EAST werden die schwierigen Erfahrungen mit der tragischen Trias nicht nivelliert und nicht kleingeredet. Therapeut:innen stehen den Betroffenen bei und halten die schwierigen Gefühle mit ihnen aus, für die es keine Lösung gibt. In der EAST wird auch von Dasein-sein und Mit-sein der Therapeut:innen gesprochen.

Sprechen Menschen von ihrer Schuld, versuchen EAST-Therapeut:innen nachzuspüren, ob sie diese nachvollziehen können. Wenn Menschen durch reale Schuld durch ihr Gewissen angesprochen werden oder sie ein reflexhaft auftauchendes Gefühl der Schuld plagt, das durch biografische Erfahrungen geprägt wurde und in der aktuellen Situation reaktiviert wird, stellen sich unterschiedliche Gefühle ein. Reale Schuld können Menschen lernen zu tragen, in dem sie Verantwortung gegenüber den Geschädigten übernehmen. Sie können um Vergebung bitten und lernen auszuhalten, wenn diese nicht gewährt wird. Biografisch erworbene Schuldgefühle müssen erkannt und als situativ inadäquat gelabelt werden, damit eine Distanzierung von ihnen gelingen kann.

Fehlen die Voraussetzungen für eine sinnvolle Existenz, entstehen Leere und eine Existenzielle Frustration, wie Frankl sie nennt (Frankl, 1982), in der eine andauernde Sinnlosigkeit und Langeweile erlebt werden. In diese innere Leere wuchern nicht selten Suchtverhalten, Ängste, Depressionen und Suizidalität hinein.

Fragen zur Selbsterfahrung für EAST-Therapeut:innen

- Wo will ich mit mir und den anderen hin? Haben wir ein gemeinsames Projekt?
- In welchen für mich sinnvollen Zusammenhängen bewege ich mich, wenn ich meine Sexualität, Geschlechtlichkeit und Partnerschaft lebe?
- Wozu bin ich da? Was soll werden? (Werte/Partnerschaften/Gemeinschaft/Kinder?)
- Wo ergänze ich mich und wo unterscheide ich mich von anderen?
- Spiritualität: Fühle ich mich verbunden in ein größeres Ganzes?

Fertigkeiten

Der Ansatz Sexocorporel betont die Vermittlung von Wissen und dem Aufbau von Fertigkeiten (Sztenc, 2020). Die Fähigkeit zu lernen, ist auch in der Existenzanalyse ein wichtiger Aspekt. Auf unser Können baut ein großer Teil unseres Möglichkeitsraums auf, der uns bei der Verwirklichung unser als wertvoll und erstrebenswert erachteten sexuell-erotischen Ziele zur Verfügung steht. Die Erfahrung unseres Könnens gibt uns Vertrauen, Halt und Selbstsicherheit. Im Bereich der Sexualität und Geschlechtlichkeit gibt es viel zu lernen. Wie schon erwähnt, lernen Menschen von

Anbeginn ihres Seins ihren Körperleib kennen und zu nutzen. Sinnliche Erfahrungen schulen die Fähigkeit wahrzunehmen, was Lust und Unlust bereitet. In der Sexualtherapie treffen wir auf viele Menschen, die ihren Körper nicht kennen. Wenige Menschen haben ein explizites Wissen über sexuelle Zusammenhänge wie z. B. den weiblichen Zyklus, Erregungskurven, den erregungssteigernden Einfluss von Fantasien, Spannung, Bewegung und Atmung, die Rolle von Hormonen etc. Sie können ihre Genitalien und deren Lokalisation auf Anfrage oft nicht richtig verorten. Sie haben kein lebendiges inneres Bild davon (fehlende leibliche Landkarte). Manche haben sich die einsehbaren Geschlechtsorgane noch nie angeschaut, geschwiege denn mit ihren Händen (so weit wie möglich) berührt. Sie haben Angst oder ekeln sich vor ihren Genitalien. Stattdessen sind sie Mythen und Vorurteilen ausgeliefert, die ihr Erleben und Verhalten beeinflussen. In der EAST werden diese für die sexuelle Entfaltung und Erfahrung schädlichen Bilder und irreführenden Annahmen aktiv eruiert und korrigiert. Wichtige Wissenslücken werden geschlossen. In einem angemessenen Tempo werden sie ermuntert, ihren Körperleib zu explorieren. So können verbal Informationen eingestreut werden und Broschüren, plastische Modelle oder Filme genutzt werden. Mit dem Handspiegel können schwer einsehbare Körperregionen wie die Klitoris oder der Anus erreicht werden. Das wiederholte Betrachten, Berühren und das laute Benennen der Körperteile senken die Hemmschwelle. Infolge geht das Stresserleben zurück.

Sehen und Aussprechen, was ist, ermöglichen längerfristig das Annehmen und Aushalten der Realität. Damit eröffnet sich der emotionale Zugang zum Körper und es kommt zu einer Integration in das körperleibliche Selbsterleben. Im Weiteren kann – wenn notwendig – in tiefgehenden therapeutischen Prozessen die Selbstannahme gefördert werden. Methodisch bietet sich die Personale Existenzanalyse an, das körperleibliche Entdecken zu fördern, um zu einer emotionalen und personalen Stellungnahme und zu einer Zustimmung zum Eigenen (Leib, Erleben, Erfahrung, Biografie) zu finden (Längle, 2021a).

Fragen zur Selbsterfahrung für die EAST-Therapeut:innen

➢ Haben ich schon einmal jemanden »rumgekriegt«, zu etwas bewegt? (Natürlich gilt auch hier die gemeinsame Zustimmung. Aber werben ist erlaubt!)

- Wie flirte ich? Welches sind meine Verführungskünste?
- Haben ich gute Rituale in meiner Partnerschaft entwickelt? Wie kommuniziere ich, dass ich Sex und Intimität mit einer Person will?
- Kann ich meine sexuellen und intimen Bedürfnisse benennen? Kann ich führen und mich führen lassen?
- Kann ich meinen Partner:innen Lust bereiten? Kann ich die spielerische Ebene in den unterschiedlichen Phasen der Annäherung und sexuellen Vereinigung verstehen und einfühlsam nutzen?

Traumasensible Sexualtherapie

Bei traumatisierten Menschen wird die Traumafolgestörung versorgt, damit das Erleben von Intrusionen oder Abspaltungsphänomenen bzw. Dissoziationen nicht das sexuelle Erleben negativ beeinflusst. Doch traumatisierte Menschen warten nicht auf die sexualtherapeutische Behandlung, bevor sie Sex haben, weil sie – wie viele andere – auch das Bedürfnis nach Intimität und Sexualität haben. Sie finden erfolgreich Intimpartner:innen und gestalten ihre Sexualität auf die ihnen mögliche Art und Weise.

In der EAST muss immer damit gerechnet werden, dass eine traumatisierende Erfahrung getriggert wird. Dennoch müssen Sexualtherapeut:innen keine Angst davor haben, wenn sie den richtigen Umgang damit gelernt haben.

Als grundlegende Regel gilt die Verabredung mit den Patient:innen, dass sie immer »Stopp« in der Behandlung sagen dürfen. Wenn sie es noch nicht können, können sie es lernen. So erleben die Patient:innen, dass sie die Kontrolle in ihrem Leben langsam wiedererhalten. Der:die Therapeut:in kann den therapeutischen Prozess bremsen, wenn deutlich wird, dass eine Überflutung an Stress und Emotionen geschieht. Wenn nicht direkt an den Traumainhalten gearbeitet wird, wie z. B. in einer Traumaexposition, können die traumatischen und stressauslösenden Inhalte mit *Überschriften* versehen werden, mit denen eine schlimme Situation umschrieben wird: »Was mir damals geschah, beschäftig mich jeden Tag.« Traumatherapien können sehr lange dauern und viele therapeutische Ebenen beinhalten, die das ganze Können der EAST-Therapeut:innen benötigen. Dies soll in einem kurzen Beispiel deutlich werden.

Fallbeispiel

Miriam ist 45 Jahre alt und arbeitet als Verwaltungsangestellte in einer kleinen Gemeinde. Sie ist seit 2003 immer wieder für längere Phasen bei mir in Behandlung. Sie leidet an einer atypischen Essstörung, Bruxismus, Panikattacken und Depressionen. Ihre Mutter ist heute eine »trockene Alkoholikerin« (Zirks, 2015).

Als Miriam in den Kindergarten kommt, beginnt die Mutter zunehmend Alkohol zu trinken. Der Vater ist überfordert, gereizt und reagiert sich an der Tochter ab. Während seine Ehefrau in der mehrmonatigen stationären Entwöhnungstherapie ist, geht er eine Affäre mit der Nachbarin ein, was er vor der Tochter nicht verbirgt. Diese ist geschockt. Sie muss nun neben dem Geheimnis, dass ihre Mutter Alkoholikerin ist, auch noch verbergen, dass ihr Vater eine Außenbeziehung hat. Da sie von ihren Eltern abhängig ist und deren Liebe nicht verlieren will, lernt sie zu schweigen. Sie lernt, zu schlimmen Umständen zu schweigen und diese auszuhalten.

Miriams Mutter leidet unter epileptischen Anfällen. Immer wieder findet das Kind die Mutter am Boden krampfend vor. Sie hat Angst, die Mutter zu verlieren und erlebt immer wieder eine tiefe Hilflosigkeit. Die Mutter sagt oft zu ihr: »Miriam, du musst bei mir bleiben!« Im Kindergarten und in der Schule wird Miriam schnell zur Außenseiterin. Sie kratzt, beißt, schlägt um sich und kann niemanden in ihrer Nähe ertragen. Wenn heute jemand sagt: »Ich finde dich gut« oder »Du bist hübsch«, fragt sie sich, wer gemeint sein könnte.

Miriam geht ihren Lebensweg mit Anstrengung. Sie kann sich gegenüber den überhöhten und vereinnahmenden Ansprüchen ihrer Eltern und anderer Personen nur schwer abgrenzen. Sie kann mit Mühe eigene Bedürfnisse wahrnehmen. Noch schwieriger wird es, wenn sie sich gegen andere durchsetzen muss. Sie hatte drei längere Beziehungen, in denen sie sich misshandeln und ausnutzen lassen hat. In einer Situation wird sie von einem ihren Partnern in einem beginnend konsensualen Fesselspiel, in dem sie sich ausliefert und er sie dominieren darf, sexuell traumatisiert. Er befreit Miriam nicht von ihren Fesseln, als sie es fordert. Er schlägt sie unabgesprochen, verlässt dann die Wohnung und kommt erst am nächsten Morgen wieder. Sie bleibt sich selbst überlassen und weiß nicht, ob er jemals wieder kommt. Sie erleidet Todesängste – bis heute. Selbst als dieses passiert ist, kann sie sich lange nicht trennen, weil sie sich schuldig ihrem Partner gegenüber fühlt, der sie emotional erpresst. Er leidet an Depressionen und beteuert sich umzubringen, wenn sie ihn verlasse.

Nach und nach kommen in der fortgesetzten Therapie Details ihres Sexuallebens hervor. Sie berichtet von vielen Situationen, in denen sie alkoholisiert mit fremden Männern in Situationen gerät, in denen sie nicht steuern kann, wie der intime Akt verläuft, wann er beginnt und endet. Sie findet sich in Toiletten oder in Parks wieder und weiß nicht, wie sie dorthin gekommen ist. Danach fühlt sie sich schmutzig, benutzt und gibt sich alleine die Schuld für diese Situationen.

Aktuell ist sie mit einem Mann zusammen, der sie so nimmt und liebt, wie sie ist. Sie kann jedoch seine körperliche Nähe kaum aushalten. Es fällt ihr schwer zu glauben, dass er sie attraktiv findet und sie gerne berührt. Deswegen vermeidet sie zu Beginn der Beziehung ein zu langes Vorspiel und hält den Raum dunkel, damit beide möglichst wenig sehen.

Als sie mit einer schweren Depression und Panikattacken in die Klinik eingeliefert wird, wird bald klar, dass zusätzlich eine komplexe Traumafolgestörung und eine Posttraumatische Belastungsstörung diagnostiziert werden müssen (Büttner, 2018). In der ersten Therapiephase wird Miriam zunächst stabilisiert. Die Depression und die Panikstörung werden so weit behandelt, dass sie wieder an der Gruppenpsychotherapie und Kunsttherapie teilnehmen kann. Bei Intrusionen und Dissoziationen wird sie angeleitet, diese zu bemerken und sich dann mittels sensorischer Wahrnehmungsübungen wieder im Hier und Jetzt zu verankern. Das gibt ihr wieder mehr das Gefühl der Kontrolle in ihrem Leben, da sie ihren Dissoziationen nicht mehr so stark ausgeliefert ist. Sie lernt, eigene Grenzen wahrzunehmen und zu vertreten, eigene Bedürfnisse ernst zu nehmen, angemessen zu kommunizieren und sie durchzusetzen. *Ja, Nein, Mehr, Weniger* und *Stopp* werden in den unterschiedlichsten Situationen thematisiert und geübt. Körperpsychotherapeutisch werden Positionen und Gesten gesucht, in denen sie sich verankern und aus denen sie sich heraus abgrenzen und handeln kann. Die vielen Selbstabwertungen und Selbstbeschimpfungen, aber auch die Überflutung von Angst und Hilflosigkeit wird methodenintegrativ mit der Psychodynamischen imaginativen Traumatherapie PITT (Reddemann, 2004) behandelt. Verletzte Selbstanteile von Miriam werden dabei vor

Selbstabwertungen geschützt und Täterintrojekte, die beschimpfen, begrenzt. Dieses schafft einen Abstand zu den inneren Stimmen, die sie nun nicht mehr als sie selbst, sondern nur als zu sich gehörig erleben kann. Sie ist nicht mehr identisch mit diesen Stimmen. Sie ist Miriam, der Schlimmes widerfahren ist. Sie spürt immer mehr ihre eigene innere Person, die sich immer freier zu den Umständen und zu ihren schädigenden Introjekten verhalten kann. Sie trifft eigene und verantwortete Entscheidungen, wann sie intim werden will und was dabei geschehen soll.

Dann kommt der Zeitpunkt, an dem sie sich direkt mit ihrem Einzeltrauma auseinandersetzen will. Es ist ihr klar, dass dieser Ex-Partner ihr Schlimmes angetan hat. Nicht klar sind ihr die Schuldgefühle, die sie hat, selbst wenn dieser und nicht sie die Absprachen und Grenzen verletzt hat. Sie entdeckt im Prozess der traumamodifizierten Personalen Existenzanalyse, dass sie sich vorwirft, dass sie in die Fesselspiele einwilligt und dabei auch anfänglich Lust empfindet. Schmerz und Lust werden miteinander verknüpft. Wenn er sie schlägt, hat sie beides verspürt. Sie übersieht die Punkte, an denen ihr Ex-Partner die Vereinbarungen bricht und dass er sie auch sonst in ihrem Alltag abwertet und erpresst: »Wenn du dich trennst, bringe ich mich um!« Miriam sieht zunehmend ihre aus der Kindheit herrührenden Begrenzungen und Copingreaktionen, die ihr Verhalten beeinflussen und sie Dinge tun lassen, die sie im Grunde nicht will. Sie kann Mitgefühl mit ihren jüngeren verletzten Selbstanteilen entwickeln, nämlich mit dem Mädchen, dass sie mal war und mit der Frau, der sexuelle Gewalt angetan wurde. Nach stabilisierenden Techniken (wie z. B. der Innere sichere Ort) wird mit ihr mittels einer Traumaexposition *in sensu* durch die Bildschirmtechnik und durch die CIPBS (Conflict Imagination, Painting and Bilateral Stimulation) erreicht, dass sie die zuvor belastenden Bilder, Gerüche und Erinnerungen an Positionen und Berührungen nicht mehr überfluten (Diegelmann, 2007).

Die stationäre Therapie dauert drei Monate. Danach kommt sie ambulant für zwei Jahre in die Psychotherapie. Nach einer relativ beschwerdefreien Zeit von drei Jahren kommt sie nach einer betrieblichen Mobbingsituation noch einmal für ein Jahr in die ambulante Therapie. Eine weitere stationäre Behandlung wird notwendig, um sie zu stabilisieren. Danach entscheidet sie sich, ihre Therapie bei einer weiblichen Therapeutin fortzusetzen, was nach den vielen Jahren bei ein und demselben männlichen Therapeuten durchaus Sinn macht.

Miriam hat in der Abgrenzung gegenüber ihren Eltern Fortschritte gemacht. Sie ruft nicht mehr täglich fünfmal, sondern nur einmal in der Woche an. Der Gedanke, dass die 76-jährige Mutter sterben und sie schuld daran sein könnte, beherrscht sie noch heute. Ganz tief drinnen wünscht sie sich den Tod der Mutter, damit endlich Ruhe ist. Für diesen Gedanken hat sie Schuldgefühle und schämt sich dafür, aber sie versteht ihre Sehnsucht nach weniger Bedrängung. Insgesamt kann Miriam die Beziehung zu ihrem jetzigen Partner mit mehr Selbstbewusstsein, Spontaneität und Freude leben. Ihre Sexualität ist immer noch schnell irritierbar, aber sie ist auch ein Kraftquell, da sie sich in ihrer Sexualität lebendig erlebt und mit sich selbst verbunden fühlt. Sie hat (bildlich gesprochen) ihre (Kraft-)Quelle in ihrer Therapie weitestgehend reinigen und sie mit einer kleinen Mauer umfrieden können, sodass sie geschützt bleibt. Aus dieser Quelle kann sie schöpfen.

In diesem Fallbeispiel wird deutlich, wie wichtig eine gründliche Psychotherapieausbildung ist, um komplexe Zusammenhänge zu verstehen. Die EAST ist immer eingebettet in ein psychotherapeutisches Rational, in diesem Falle der Existenzanalyse, und nimmt bei Bedarf adjuvante Methoden hinzu (s. auch: »Frau zu werden … Psychotherapie einer Patientin mit einer schweren Endometriose«, Bukovski, 2009).

Liebe und Sexualität

Was ist Liebe? Welchen Bezug hat die Liebe zur Sexualität? Braucht Liebe Sexualität? Braucht Sexualität Liebe? Diese Fragen weisen darauf hin, dass das Verhältnis von Liebe und Sexualität kein exklusives zu sein scheint. Was ist Liebe? Liebe scheint zunächst ein Gefühl zu sein, das sich von dem flüchtigen und zum Teil stärker irrationalen Gefühl der Verliebtheit unterscheidet (Demmerling & Landweer, 2007). Liebe wird vor allem in der älteren Psychoanalyse auf »die Libido zurückgeführt, durch welche das gesamte personale Leben den Charakter einer latenten Antriebsstruktur erhält« (Demmerling & Landweer, 2007, S. 121) und wird eher als eine allgemeine Lebenskraft denn als ein Gefühl angesehen.

Aus einer soziologischen und ethnologischen Perspektive wird Liebe »im Rahmen von Diskursen und Performanzen etikettiert und auf diese Weise in ein Geflecht von Normen, aus sozial Erwünschtem und Verbotenem, eingebettet, denen sich die Subjekte, die sich als Teilnehmer an einer Liebespraxis begreifen, unterwerfen« (Demmerling & Landweer, 2007, S. 128). Clement schreibt, dass Sexualität und Sex in der Postmoderne bedürfnisgerechter und individuell gestaltbarer angesehen wird als zu früheren Zeiten und dass es heute kein verbindliches Referenzsystem mehr gibt. »Ob Sex als Ausdruck von Liebe, ob als emanzipatorisches Feld der persönlichen Befreiung oder als Spaß oder als persönliche Lebensform oder was immer angesehen wird, all das ist vom gesellschaftlichen Plan auf die persönliche Entscheidung zurückverwiesen« (Clement, 2011, S. 13). So hat die Vielfältigkeit von sexuellen Lebensformen und Paarmodellen und die neue Flexibilität der Kopplung von Liebe und Sexualität zur Aufhebung der alten Koordinaten geführt (Clement, 2011).

Für Frankl ist die Liebe ein menschliches Phänomen ersten Ranges. In ihr zeigt sich die Selbsttranszendenz menschlicher Existenz, »in dem sie auf etwas verweist, das nicht wieder es selbst ist – auf etwas oder auf jemanden: auf einen Sinn, den ein Mensch erfüllt oder auf mitmenschliches Sein, dem er da begegnet […] in der Liebe zu einer anderen Person« (Frankl, 1990, S. 74). Er betont den Begegnungsaspekt, der in der Liebe den anderen in einer ganzen Einmaligkeit und Einzigartigkeit *als Person* sichtbar macht. Der Geliebte wird für den Liebenden zum Du (Frankl, 1990).

Frankl befürchtet, dass in eine immer größere Sinnlehre und existenzielles Vakuum eine sexuelle Libido hineinwuchert. Dadurch wird die *menschliche Sexualität* entwertet, da diese – für ihn – *mehr sei als Sexualität*. Menschliche Sexualität kommt nur in Liebesbeziehungen voll zum Tragen. Der Tod der Liebe führt zum Tod der Lust, so seine These. Sexualität darf nicht nur zum Mittel des Lustgewinns ausgeübt werden, da die Lust sich sonst verabschiedet. Die Nutzung der Prostitution und der Pornografie zum Lustgewinn sind für Frankl Symptome sexueller Retardierung. Ein Missbrauch bzw. eine Entmenschlichung der Sexualität läge auch vor, wenn die Sexualität allein auf die Fortpflanzungsdimension beschränkt würde (Frankl, 1990). Zur Einschätzung Frankls Thesen zur Verbindung von Liebe und Sexualität ist auf die Tendenz bei Frankl hinzuweisen, in der psychodynamische und leibliche Aspekte des Menschen (das Psychophysikum) gegenüber den geistigen Aspekten der Person abgewertet werden. Damit bleibt die nicht-partnerschaftliche, nicht auf Liebe aufbauende Sexualität nur defizitär übrig. In der modernen Existenzanalyse gibt es dagegen eine deutliche Aufwertung der psychodynamischen und leiblichen Aspekte der Sexualität wie die der Lust und des Begehrens. Der Begegnungsaspekt bleibt *als Möglichkeit* bestehen. Liebevolle und verbindliche Beziehungen ermöglichen immer wieder eine tiefergehende sexuelle Erfahrung, wie sie in flüchtigen Kontakten nicht erreicht wird. Es sind andere Erfahrungen als in flüchtigen Kontakten, die einen anderen Möglichkeitsraum bieten. Andererseits ist Liebe kein Garant für eine gelebte und belebende Sexualität. Sie ist nicht einmal eine Notwendigkeit für vielfältige sexuell-erotische Erfahrungen, die das Leben eines Menschen bereichern können. Wenn anthropologisch gesehen die Person *frei und unverfügbar* ist und sich in *allen Dimensionen menschlichen Seins* zeigen kann, ist jeglicher sexuelle Kontakt in jeglichem Beziehungskontext potenziell (!) werthaft und sinnerfüllend. Das Ausmaß ist durchaus von Situation zu Situation unterschiedlich. Längere Phasen, in der flüchtige sexuelle Kontakte – vielleicht auch noch kompensatorisch für einen psychodynamische Mangel eingesetzt werden – können zu Leiden führen, das durchaus in einer EAST gut aufgehoben ist. Eine Phase flüchtiger sexueller Kontakte kann, muss aber nicht, Ausdruck einer Pathologie sein und führt nicht notwendigerweise zu Leiden. Vielleicht ist diese Art der sexuellen Tätigkeit gerade die Art der Sexualität, die dieser konkrete Mensch leben kann und mag. Das kann im Einzelfall durch die Sexualtherapeut:innen angefragt werden.

So ist ein begleitender Pornokonsum bei der Selbstbefriedigung auch kein Alarmzeichen, wenn die sexuelle Beziehungsfähigkeit und die Fähigkeit zur erotisierenden Fantasiebildung nicht durch ein Übermaß und durch irreführende Vorbilder geschädigt werden.

Im Bereich der sexuellen Assistenz, in der Liebe keine Rolle spielt, ermöglichen ausgebildete Sexarbeiter:innen beeinträchtigten Menschen ihre Sexualität zu leben (Pro familia, 2024). Eine belebende und erfüllende Sexualität kann in Freundschaften, in offenen Partnerschaften von zwei oder mehr Liebenden, oder mit kurzeitigen Bekannten etc. stattfinden.

Wichtig erscheint es einer EAST, nicht (ideologischen) Grundannahmen anheimzufallen, dass jegliche Art der Sexualität auch gleich per se existenziell erfüllend sein muss. Erst wenn Menschen ein Leiden in und durch ihre Beziehungen und ihrer Sexualität berichten, kann – phänomenologisch – offen das jeweilige Erleben exploriert und die Person angefragt werden, um das spezifische Leiden und seine Gründe zu verstehen.

Sexuelle Dynamik existenziell erleben

Die sexuelle Dynamik (griech. *dynamis* – Kraft, Vermögen zur Veränderung) ist eine der Grundlagen unseres Lebens. Da die Sexualität eingebettet ist in die Geschlechtlichkeit, durchdringt sie unser ganzes Dasein, auch wenn sie nicht immer im Fokus unserer Aufmerksamkeit steht. Mit ihr werden unterschiedliche Dimensionen belebt und gelebt: die Dimension der Fortpflanzung, der Lust und der Kommunikation. Wir sind dabei gleichzeitig der Sexualität unterworfen und können sie gestalten. Dem Prozessmodell der Personalen Existenzanalyse folgend, ist das Erleben unserer Geschlechtlichkeit ein aktiver Wahrnehmungs- und Gestaltungsprozess (Längle, 2016). Je mehr wir uns auf die sexuellen Erfahrungen und den Möglichkeitsraum unserer Geschlechtlichkeit einlassen können, desto mehr können wir uns von der uns eingefleischten Dynamik erfassen und tragen lassen. Damit ist eine sinnliche und sinnstiftende Dimension der Lust erfahrbar. Das spezifisch Humane in der Sexualität liegt in der personalen Öffnung zu sich und anderen, die wir zusätzlich zu körperlichen und psychischen Aspekten der Sexualität erleben können. Sie weitet das körperleibliche auf ein transzendentes Ausgerichtetsein hin zu einem anderen Menschen, auf jemanden, der ich nicht wieder selbst bin und in dem ich etwas Neues von ihm aber auch von mir selbst erfahre, wenn ich in Resonanz gehe. Das entspricht der existenziellen Situation, in der ich in einem dialogischen Austausch mit der Mit-Welt und meiner Eigenwelt stehe (Längle, 2016). Das Personale ist immer in der Sexualität präsent.

> »Immer wäre in einem sexuellen Begehren, und wenn es noch so egozentrisch auf Genuss angelegt ist, zum einen ein minimales *personales Gefallen* des anderen zugegen, ein Anreiz, der nicht nur mit der Lust und der Biologie korrespondiert, sondern auch der eigenen Person entspricht und zusagt« (Längle, 2007, S. 35).

Darüber hinaus entscheidet sich die Person für die Sexualität und mag sich auf sie einlassen (Längle, 2007). So *personiert* die Person als das Freie und Verantwortliche die menschliche Sexualität (und Geschlechtlichkeit). Begegnung im existenziellen Sinne wird möglich.

Die Psychodynamik hat eigene Funktionen im (somatischen, psychischen und personalen) Haushalt des Menschen. Sie kann als Bindeglied zwischen der personalen und der leiblichen Dimension angesehen werden.

Sie sorgt mittels zuständlicher Gefühle (wie z. B. der Angst oder Wut) für das vitale Überleben und das Wohlbefinden des Menschen. Die Psychodynamik bestimmt das überdauernde Gestimmtsein des Menschen, aus dem er heraus auf die Anforderung der jeweiligen Situation eingehen oder auch reagieren kann. Wer generell alles als eine Bedrohung sieht, wird einer Verabredung mit einem wenig bekannten Menschen ängstlich entgegensehen und sich nur schwer auf ihn einlassen können. Wer generell alles als Abwertung erlebt, wird eine Ablehnung nur als Kränkung verarbeiten können und nicht verstehen, dass die andere Person einfach nur für sich sorgt. Dabei weist die Psychodynamik auf unterschiedliche existenzielle Strebungen (existenzielle Dynamik) des Menschen hin. Es geht dem Menschen im Grunde um seine Sicherheit, den Erhalt und die Ermöglichung von Beziehungen, um Achtung und um die Verwirklichung von Sinn durch die Realisierung von Werthaften in seinen Lebenskontexten (Längle, 1999; Kolbe, 2010). Durch das existenzanalytische Modell der Psychodynamik erklärt sich, warum (auch) in der Sexualität viele Menschen nicht das tun, was sie eigentlich wollen (Kolbe, 2012). So vermeiden sie die sexuelle Begegnung mit anderen, obwohl sie Lust empfinden und sich nach Nähe sehnen.

Diese grundlegenden Dynamiken spielen in den Umgang mit der Sexualität und Geschlechtlichkeit hinein und werden in der EAST in den phänomenologischen Verstehensprozess, in die Diagnostik, die Behandlung und Prozessteuerung miteinbezogen.

Zusätzlich bekommen Patient:innen in der EAST wichtige Impulse, um neue sexologische Perspektiven mittels der Psychoedukation und geleitetem Entdecken der körperleiblichen Zusammenhänge entwickeln zu können. Sie erwerben neue Fertigkeiten im sinnlich-erotischen Bereich, die sie allein oder mit anderen üben, um neues Vertrauen in den eigenen Körperleib und in sich selbst entfalten zu können. Das Hauptanliegen der EAST besteht in der Ermöglichung einer befriedigenden und erfüllenden Sexualität und in der Entfaltung einer als stimmig empfundenen Geschlechtlichkeit. Auf deren Grundlage können die neuen Fertigkeiten erprobt und die Sexualität in all ihren Facetten und Spielrichtungen im Rahmen der Möglichkeiten des oder der Einzelnen, allein, als Paar, in Gruppen oder nur in der Fantasie exploriert, erlebt, genossen, erlitten usw. werden.

Abschließend kann unter Beachtung der in diesem Kapitel expizierten Inhalte unterstrichen werden, dass sich eine existenzanalytisch begründete Sexualtherapie (EAST) sinnvoll und produktiv aus dem Ansatz der Existenzanalyse entwickeln lässt und eine wichtige Ergänzung zu den bisherigen Ausbildungsinhalten der Existenzanalyse darstellt.

Literatur

van Anders, S. M. (2015). Beyond Sexual Orientation: Integrating Gender/Sex and Diverse Sexualities via Sexual Configurations Theory. *Arch Sex Behav, 44*, 1177–1213. https://doi.org/10.1007/s10508-015-0490-8

Angermayr, M. (2022). Existenzanalyse mit dem Körper-Ereignis und Anverwandlung. *Existenzanalyse, 39*(1), 4–13.

Barker, M. (2011). Existential Sex Therapy. *Sexual and Relationship Therapy, 26*(1), 33–47.

Beier, K. (2004). *Lust in Beziehung. Einführung in die Syndyastische Sexualtherapie als fächerübergreifendes Therapiekonzept der Sexualmedizin*. Springer.

Bischof, C. (2017). Sexocorporel-Sexualtherapie. In T. Harms & M. Thielen (Hrsg.), *Körperpsychotherapie und Sexualität, Grundlagen, Perspektiven und Praxis* (S. 121–138). Psychosozial-Verlag.

Bukovski, R. (2009). Frau zu werden … Psychotherapie einer Patientin mit schwerer Endometriose. *Existenzanalyse, 26*(2), 53–59.

Büttner, M. (2018) Einführung in die Thematik. In M. Büttner (Hrsg.), *Sexualität und Trauma. Grundlagen und Therapie traumassoziierter sexueller Störungen* (S. 3–56). Schattauer.

Clement, U. (2004). *Systemische Sexualtherapie*. Klett-Cotta.

Clement, U. (2011) *Guter Sex trotz Liebe: Wege aus der verkehrsberuhigten Zone*. Ullstein.

Clement, U. (2015). *Think Love. Das indiskrete Fragebuch*. Rogner & Bernhard Verlag.

Danner, H. (2021). *Hermeneutik. Zugänge, Perspektiven, Positionen*. wbg-Academic.

Demmerling, C. & Landweer, H. (2007). *Philosophie der Gefühle. Von Achtung bis Zorn*. J. B. Metzler.

Diegelmann, C. (2007). *Trauma und Krise bewältigen. Psychotherapie mit TRUST. Hilfe für traumatisierte Menschen*. Klett-Cotta.

Dorra, H. (2020). Menschen verstehen. Hinweise zur hermeneutischen Phänomenologie. *Existenzanalyse, 37*(1), 16–41.

Epple, C. (1998). Coming to Terms with Navajo »nádleehí«. A Critique of »berdache«, »Gay«, »Alternate Gender«, and »Two-Spirit«. *American Ethnologist, 25*(2), 267–290.

Fliegel, S. (2022). *Unsere Sexualitäten. Teil I: Basics – Probleme – Lösungen/Teil II: Sexualtherapeutische Schätze*. DGVT-Verlag.

Fliegel, S. & Veith, A. (2010). *Was jeder Mann über Sexualität und sexuelle Probleme wissen will: Ein Ratgeber für Männer und ihre Partnerinnen*. Hogrefe.

Frankl, V. (1982) *Ärztliche Seelsorge. Grundlagen der Logotherapie und Existenzanalyse*. Deuticke.

Frankl, V. (1987). Meaning of Love. *International Forum Logotherapy, 10*(1), 5–8.

Freud, S. (1991). *Drei Abhandlungen zur Sexualtheorie*. Fischer.

Görzt, A. (2020.) Phänomenologisch-hermeneutische Struktur- und Prozessdiagnostik in der Existenzanalyse. *Psychotherapie Forum, 24*, 26–36.

Hartmann, U. (2011). State-of-the-Art der Sexualtherapie und Anforderungen an ihre Weiterentwicklung. *Sexuologie. Zeitschrift für Sexualmedizin, Sexualtherapie und Sexualwissenschaft, 18*(1), 3–24.

Hartmann, U. (2018). *Sexualtherapie. Ein neuer Weg in Theorie und Praxis.* Springer.

Hauch, M. (2019). *Paartherapie bei sexuellen Störungen.* Thieme.

Henning, A.-M. (2018). *Make More Love. Ein Aufklärungsbuch für Erwachsene.* Goldmann Verlag.

Henning, A.-M. (2019) *Sex verändert alles. Aufklärung für Fortgeschrittene.* Rororo.

Hines, S. (2019). *Wie ändert sich Gender? Große Fragen des 21. Jahrhunderts.* Dorling Kindersley-Verlag.

Kolbe, C. (2005a). Existenzanalytische Paartherapie. Spannungsfelder der Paarbeziehung und Grundzüge der Behandlung. *Existenzanalyse, 25*(1), 4–11.

Kolbe, C. (2005b). Was die Liebe so kompliziert macht, und wie sie trotzdem gelingen kann. *Studioheft ORF Radio Vorarlberg*, 42–56.

Kolbe, C. (2010). Zur Bedeutung der Psychodynamik in der existenzanalytischen Psychotherapie. *Existenzanalyse, 27*(2), 46–54.

Kolbe, C. (2012). Warum tue ich nicht, was ich will? Emotionale Orientierung zum Umgang mit psychodynamischen Blockierungen. *Existenzanalyse, 29*(2), 31–38.

Kolbe, C. (2020). Existenzielle Kommunikation. Zugänge zum Wesentlichen in Beratung und Psychotherapie. In H. Dorra & C. Kolbe, *Selbstsein und Mitsein. Existenzanalytische Grundlagen für Psychotherapie und Beratung* (S. 75–92). Psychosozial-Verlag.

Kolbe, C. (2022). Existenzielle Kommunikation. Merkmale Phänomenologischer Gesprächsführung. *Existenzanalyse, 39*(2), 33–39.

Längle, A. (1999). Was bewegt den Menschen. Die existenzielle Motivation der Person. *Existenzanalyse,16*(3), 18–29.

Längle, A. (2005) Handhabung und Verwendung der Diagnostik aus Sicht der Existenzanalyse. In H. Bartuska, M. Buchsbaumer, G. Mehta, G. Pawlowsky & S. Wiesnagrotzky (Hrsg.), *Psychotherapeutische Diagnostik. Leitlinien für den neuen Standard* (S. 85–92). Springer.

Längle, A. (2007). Trauma und Existenz. *Psychotherapie Forum, 15*(3), 109–116.

Längle, A. (2008). Haltungen und praktische Vorgangsweisen in existenzanalytischer Paartherapie und Beratung. *Existenzanalyse, 25*(2), 12–23.

Längle, A. (2011). Sexualität – die Lust am Leben. Was in der Sexualität gesucht und gefunden werden kann. In D. Bach & F. Böhmer (Hrsg.), *Intimität. Sexualität, Tabuisierung im Alter* (S. 13–36). Verlag Böhlau.

Längle, A. (2016). *Existenzanalyse. Existentielle Zugänge der Psychotherapie.* Facultas.

Längle, A. (2021a). *Existenzanalyse und Logotherapie.* Kohlhammer.

Längle, A. (2021b). Geschlechtlichkeit – Erotik – Sexualität. Lexikalische Kurzfassungen. Ausbildungsskript.

Lindner, E. & Wawra, K. (2000). *Beziehungscoaching.* Emilia-Verlag.

Luss, K., Freitag, P., Längle, A., Tutsch, L., Längle, S. & Görtz, A. (1999). Diagnostik in Existenzanalyse und Logotherapie. In H. Laireiter (Hrsg.), *Diagnostik in der Psychotherapie* (S. 205–215). Springer.

Maß, R. & Bauer, R. (2016). *Lehrbuch Sexualtherapie.* Klett-Cotta.

Masters, W.H. & Johnson V.E. (1970). *Human sexual inadequacy.* Little Brown.

Pointner, S. (2018). *Die Wiederentdeckung der Berührbarkeit.* Orac.

Pointner, S. (2022). Funkstille und Funkenflug. Begegnung in der Paarbeziehung (wieder)ermöglichen. *Existenzanalyse, 39*(1), 18–26.

Pointner, S. & Sattler, M. (2014). Therapie 2+. Vom Einzel- zum erweiterten Setting und

wieder zurück- Ressourcenorientiertes Kurzinterventionen mit Partnern oder Angehörigen von (erwachsenen) KlientInnen. *Existenzanalyse, 36*(2), 79–82.
Pro Familia LV Brandenburg (2024). Handreichung zu Sexualassistenz und Sexualbegleitung mit einer Kontaktliste von regionalen und überregionalen Ansprechpartner:innen.
Reddemann, L. (2004). *Psychodynamisch-Imaginative Traumatherapie PITT. Das Manual.* Pfeiffer-Verlag.
Schiftan, D. (2018). *Coming. Orgasmus ist Übungssache.* Piper.
Seiferth, A. (2014). Sexualität und Paartherapie. Integrative Perspektive. *Psychotherapie im Dialog, 4*, 42–45.
Sztenc, M. (2020). *Embodimentorientierte Sexualtherapie. Grundlagen und Anwendung des Sexocorporel.* Schattauer.
Tiefer, L. (2006). Sex therapy as a humanistic enterprise. *Sexual and Relationship Therapy, 21*(3), 359–375.
Tutsch, L. (2011). Stürmisch mit sonnigen Abschnitten. Diagnostik und Methoden in der Therapie einer Patientin mit schwerer Traumafolgestörung. *Existenzanalyse, 28*(1), 18–27.
Zirks, I. (2007). Verführbarkeit zur Homosexualität. *Existenzanalyse, 24*(1), 49–54.
Zirks, I. (2015). »Wenn alles überstanden ist, ist es noch lange nicht vorbei«. Psychotherapie mit erwachsenen Kindern von alkoholkranken Eltern. *Existenzanalyse, 32*(2), 74–77.
Zirks, I. (2017). Von der Bedeutung von Zielen in der Existenzanalyse und Verhaltenstherapie. Der Patient, sein Symptom und sein Therapeut. *Existenzanalyse, 34*(1), 62–68.
Zirks, I. (2022). Diversität zulassen. Sexuelle Identitäten wahrnehmen und verstehen lernen als Herausforderung in Psychotherapie und Beratung. *Existenzanalyse, 39*(1), 39–43.
Zirks, I. (2023a). Scham. Hüterin der Intimität und Sexualität. *Existenzanalyse, 40*(1), 4–12.
Zirks, I. (2023b). Entwicklungsprozesse von Menschen mit pädophilen Neigungen existenzanalytisch begleiten. Skizzen aus der Perspektive der Existenzanalytischen Sexualtherapie. *Existenzanalyse, 40*(1), 13–22.
Zirks, I. (2023c). Die existenzanalytische Behandlung der erektilen Dysfunktion unter Einbezug supportiver Methoden. Wenn die Erektion geht, schlägt die Stunde der Potenz! *Existenzanalyse, 40*(1), 23–33.

Biografische Notiz

Ingo Zirks ist Psychologischer Psychotherapeut (Verhaltenstherapie) in eigener Praxis. Er ist Existenzanalytiker und Lebensberater bei der Gesellschaft für Logotherapie und Existenzanalyse-International (GLE-International) und arbeitet schwerpunktmäßig als Körperpsychotherapeut, Paar- und Sexualtherapeut (existenzanalytisch fundierte Sexualtherapie). Er ist Lehrtherapeut/-ausbilder und Supervisor in der GLE-D und als Dozent u. a. am Sozialwissenschaftlichen Institut Dresden tätig. Er ist Mitglied des Fort- und Weiterbildungsausschuss der Deutschen Gesellschaft für Sexualforschung.

9 Scham

Hüterin der Intimität und Sexualität[1]

Ingo Zirks

Um sich dem Thema *Scham* zu nähern, ist es hilfreich, sich zu erinnern, wann wir uns in unserem Leben zuletzt geschämt haben und wofür wir uns dabei geschämt haben. Wir können uns vorstellen, wie wir uns dabei gefühlt haben und wie wir am liebsten reagiert hätten oder tatsächlich haben. Im Umgang mit dem Thema *Scham* merken wir auch manchmal Tendenzen, uns über das Thema ein wenig lustig zu machen. Vielleicht geschieht dieses, um das unangenehme Gefühl der Scham zu durchbrechen und um ein wenig Distanz zu diesem quälenden Gefühl zu bekommen. Gerade beim Thema *Sexualität* sind wir in einem thematischen Bereich, der zwischen Intimität und Öffentlichkeit oszilliert. Das Sexuelle beschäftigt uns, weil sich die Person auch hier in allen Dimensionen zeigt oder versteckt. Bei aller öffentlichen Zuwendung zum Thema *Sex*, der vorgeschobenen Leichtigkeit und des Witzes der Beiträge, scheint der Mensch immer noch einen guten Umgang mit dem Thema *Sexualität* zu suchen. Existenzanalytisch gesprochen, entkommen wir einer Stellungnahme nicht, denn die ursprüngliche Kraft des Sexuellen durchdringt die Person und die Person durchdringt das Sexuelle. Wo fängt das Sexuelle an und wo hört das Personale auf? Dieses Spiel zuzulassen und zu betrachten, ist durchaus belebend und spannend.

Der Ursprung der Welt (Gustav Courbet)

Das Gemälde *Der Ursprung der Welt* von Courbet hilft uns, uns dem Phänomen der Scham zu nähern, denn es ist eine Darstellung, die Körperlich-

1 Leicht überarbeitetes Original: Zirks, I. (2023). Scham – Hüterin der Intimität und Sexualität. *Existenzanalyse, 40*(1), 4–12.

keit, Sinnlichkeit und Sexualität thematisiert.[2] Gustav Courbet gilt als einer der Hauptvertreter des französischen Realismus. Dieses Bild wurde nur kurz in der Öffentlichkeit gezeigt. Es zeigt einen weiblichen Akt, bei dem eine Frau mit geöffneten Beinen auf einer Liege liegt und ihre Scham, d. h. die Vulva, gut sichtbar dargestellt ist. Kein Feigenblatt verdeckt diese Stelle. Die Reaktionen auf das Bild sind unterschiedlich: Vom interessierten Hinsehen bis zum angewiderten Abwenden ist alles dabei. Man möchte hinsehen, ganz genau hinsehen und gleichzeitig beschleicht einen das Gefühl der Scham. Darf man so etwas ausstellen? Ist das pornografisch? Macht das Zeigen dieses Bildes Frauen zum Objekt? Ist das einfach zu viel für das Publikum? Sollte die Vulva nicht gezeigt werden? Muss man sich schämen, so ein Bild in der Öffentlichkeit zu zeigen? Darf so ein Bild in einer Praxis für Sexualtherapie hängen? Wenn wir eine medizinische Zeichnung der Vulva zeigen würden, wäre das Erlebnis ein anderes? Ob das Bild eines nackten Mannes, dessen Penis deutlich sichtbar ist, die gleichen Gefühle auslösen würde?

Es entstehen weiterhin die Fragen: Wie können wir über Intimität und Sexualität sprechen, ohne dass es vulgär, pornografisch, voyeuristisch, peinlich, beschämend oder re-traumatisierend ist? Wie offen können wir sein?

Wie können wir in der Beratung, Psychotherapie und anderen zwischenmenschlichen Kontexten über Intimität und Sexualität sprechen, ohne dass wir Scham auslösen? Ist es überhaupt schlimm, dass dieses Thema Scham auslöst? Die These in diesem Beitrag ist, dass es gar nicht möglich ist, Scham gänzlich zu vermeiden und dass es dennoch Möglichkeiten gibt, Scham als soziales Gefühl miteinander auszuhalten und den Grund des jeweiligen Schamempfindens zu bergen. Damit meinen wir das Sichtbarwerden-Lassen der Scham bei gleichzeitigem Schutz des Schaminhaltes. Es ist nicht einfach, diesen zwischenmenschlichen Akt der Bergung von schambehafteten oder schamauslösenden Inhalten angemessen zu beschreiben.

Entwicklung der Scham im Lebenslauf

Wenn wir uns der Entwicklung der Scham im Lebenslauf zuwenden, wird deutlich, dass sie Gesetzmäßigkeiten unterliegt, aber auch individuelle Unterschiede aufweist und immer individuell erlebt wird.

2 https://commons.wikimedia.org/wiki/File:Origin-of-the-World.jpg

Entwicklung der Scham im Kleinkindalter

Als erstes Anzeichen von Scham kann das Fremdeln des Kleinkindes gesehen werden. Ab dem sechsten Lebensmonat reagiert das Kleinkind auf Fremde mit Abwehr und Abwendung. Das Kleinkind wendet sich selbst dann von Fremden ab, wenn sie sich ihm freundlich nähern (Hell, 2018). Es unterscheidet zwischen einem *zu ihm gehörenden* und einem *fremden Raum*. Die Mutter als versorgende Person gehört zum zu ihm gehörigen Bereich. Auch das eigene Spiegelbild wird vom Kleinkind als zu sich gehörig interpretiert. Das Abwenden ist zugleich ein Zuwenden zu sich selbst. Damit bestätigt sich, dass dem Kleinkind das Eigene schon vor Ausbildung eines Selbstbewusstseins nicht fremd ist. Es ist ein wichtiger Schritt zur Ausdifferenzierung des Selbst, das zunächst vor allem leiblich empfunden wird.

Im zweiten Jahr kommt es zu einer Entwicklung vom direkten, unreflektierten Erleben zum Sich-selbst-Erkennen. Das Kind kann sich nach dieser »kopernikanischen Wende« auch von einer externen Position wahrnehmen und hat somit einen doppelten Bezug zu sich: Erstens im Fühlen eines ungebrochenen Erlebens und körperlichen Spürens oder auch *Kern-Selbst*, wie Stern es nennt (zit. n. Dornes, 1999). Zweitens von außerhalb seiner selbst wie in einem Spiegel. Das Kind kann sich jetzt selbst im Spiegel erkennen. Auch sprachlich zeigt sich dieser Sprung vom Ich-Erleben zur Selbstvorstellung, indem es von sich selbst als »Ich« spricht. Diese Selbstvorstellung ist von großer Bedeutung für die Entwicklung der Scham. Die Fähigkeit, sich zu sich selbst zu verhalten und sich ein Bild von sich zu machen, ermöglicht auch, sich schämen zu können. Das Kind kann sich nun mit dem Blick der Mutter oder anderer Erwachsener identifizieren. Darin erkennt sich das Kind. Sein Selbstbild entwickelt sich. Nach dem Vorbild der Mutterliebe wird das eigene Selbst geliebt. Wenn sich ein Kind schämt, beschäftigt es sich mit sich selbst. Es wendet sich ab, wirkt dabei unglücklich und erscheint mit sich selbst unzufrieden. Diese Schamreaktion führt i. d. R. dazu, dass die Mutter mit ihrem Kind besonders sorgsam umgeht, es versucht, es zu bestätigen und zu trösten (Hell, 2018). Das Kind zieht sich zurück, wenn es sich zu schämen beginnt, und wendet den Blick von den anderen ab. Die Scham verdeckt aber nicht das Wissen um das, was verborgen wird. Das betroffene Kind behält dieses Wissen für sich und unterstreicht damit seine Privatheit (Hell, 2018).

Drei- bis vierjährige Kinder schämen sich nur in Anwesenheit anderer.

Sie versuchen ihr Verhalten oder ihr Scheitern zu verbergen. Vonseiten der Kindergärten werden nun familiäre Normen und Regeln ausdrücklicher an die Kinder herangetragen. Die kognitive und affektive Entwicklung des Kindes erlaubt das. Die Kinder lernen, sich an die Regeln zu halten, und weisen bereits andere Kinder darauf hin. Die Kinder werden damit in die sozialen Regeln unserer Gesellschaft eingeführt. Die Kinder schämen sich in dieser Entwicklungsphase besonders, wenn sie eigene Erwartungen an ihr Können nicht einhalten, beispielsweise wenn sie die schon gelernte Blasen- oder Stuhlgangkontrolle zeitweilig verlieren, wenn sie ungeschickt stürzen oder ihre psychomotorische Kontrolle verlieren. Auch im Spiel verlieren Kinder in diesem Alter nicht gerne (Hell, 2018).

Vorschul- und Schulalter

Im Vorschul- und Schulalter wird das Schamerleben häufiger von Erröten begleitet. Kinder reagieren auf schamauslösende Situationen, indem sie den Blick abwenden und zu Boden richten. Häufig sackt ihr Körper zusammen, als ob sie sich klein machten. Sie schwitzen, blinzeln mit den Augen, ihre Mundwinkel gehen nach unten, ihre Lippen werden eingerollt oder sie beißen auf ihnen herum. Die Stimmen der Kinder werden meist leiser oder verstummen ganz. Sätze wie »Schäm dich!« oder »Schämst du dich nicht?« sind ihrerseits Beschämungen. Im günstigsten Fall fördern Schamgefühle Lernprozesse. Doch ein Übermaß führt zu seelischen Verletzungen (Hell, 2018). Die *Körperscham* setzt eine fortgeschrittene kognitive Entwicklung voraus. Kleine Kinder schämen sich zunächst nicht, nackt herumzutoben. Ab dem Schulalter halten sie sich jedoch vermehrt bedeckt und suchen Nacktheit zu vermeiden (Hell, 2018). Körperscham tritt nicht nur dem fremden, sondern auch dem eigenen Geschlecht gegenüber auf. In der *Nacktscham* tritt ein neues Körperbewusstsein auf, »das den eigenen Körper und insbesondere die Geschlechtsorgane, aber auch intime Verrichtungen wie den Stuhlgang, von anderen Menschen abgrenzt« (Hell, 2018, S. 61).

Etwa ab dem Schuleintritt schämen sich Kinder auch, wenn sie allein sind. Scham wird dann als eigene Schwäche erlebt und tritt auf, wenn eigene Werte verletzt werden. Auch wenn das Kind die Werte selbst nicht bewusst wahrnimmt, verweist das Auftreten der Scham auf das Vorhandensein eigener Werte. In der Existenzanalyse würden wir sagen, es verweist auch auf das Vorhandensein des Gewissens.

Scham wird ausgelöst, wenn das Kind gegen familiäre Regeln und kulturelle Traditionen, die es angenommen hat, verstößt. Es kommt aber auch vor, dass sich Kinder nach persönlichen Werten richten, die gegen familiäre oder gesellschaftliche Normen stehen. So kann Lob Scham auslösen, wenn es von der falschen Seite kommt, ungerecht ist und auf Kosten anderer geht. Hell (2018) sieht darin eine Würde, die sich darin zeigt, dass zu den eigenen Werten gestanden wird.

Die Pubertätskrise

Bei Jugendlichen tritt Scham auf, wenn sie sich selbst verraten oder hintergangen haben. Hierbei geht es um den Verlust von Selbstachtung. Sie sind sich selbst etwas schuldig geblieben. In der Jugend treten neue Herausforderungen auf. Jugendliche sehen sich mit körperlichen Veränderungen und sexuellen Trieben konfrontiert, die die bisherige Identität erweitern, ja manchmal fast sprengen (Hell, 2018).

Durch den Vergleich mit den Idealbildern der Medien wird heute Scham ausgelöst. Beispielsweise auch beim Sport, wenn unter der Dusche die eigenen äußeren Geschlechtsorgane mit denen der anderen verglichen werden.

Schon unmodische Kleidung kann zum Schamerleben führen und zu Mobbing innerhalb der Peergroup. Das Zeigen von Nacktfotos auf Internetplattformen kann zu schlimmen Verletzungen und tiefen Schamgefühlen der exponierten Jugendlichen führen (Hell, 2018).

Scham im Erwachsenen- und im höheren Alter

Vom Erwachsenen- bis ins hohe Alter kommt es zu Schamkrisen. Hier ist die Scham über das Älterwerden und des sich verändernden, sprich alternden Körpers, der nicht mehr den Bildern in den Medien entspricht, zu nennen. Dieses führt zu Versuchen, das Altern aufzuhalten bzw. zu vertuschen (z. B. durch Kosmetika, Schönheitsoperationen oder dem Körpertuning durch Sport und Essen). Die Kosmetikindustrie und Schönheitschirurgie leben davon. Der Verlust der Arbeitsstelle wird oft als persönliches Versagen angesehen. Ebenfalls werden nicht selten Trennungen, Scheidungen und der Singlestatus als Unfähigkeit zur Beziehungsführung gewertet und sind deshalb Schamquellen. Menschen ziehen sich zurück und vereinsamen. Im höheren Alter gilt der Verlust an Fähigkeiten und die Abhängigkeit von anderen Personen als Quelle der Scham. Alte Menschen hassen es, ihren Angehörigen zur Last fallen zu müssen (Hell, 2018).

Intimräume gibt es immer weniger, je älter und hilfsbedürftiger Menschen werden. Wenn sie andere in ihre Wohnung lassen, gar in ein Altersheim ziehen und dort ein Zimmer mit einem fremden Menschen teilen müssen, verringern sich die Intimräume. Wie soll dort ein Schutzraum für neue Partnerschaften entstehen? Wo soll der alte Mensch sich selbst sexuell befriedigen, wenn ihm oder ihr danach ist?

Existenzanalyse und Scham

Scham schützt die Person in ihrem *intimen Pol* und in ihrem *öffentlichen Pol.* In ihrem intimen Pol, ihrer Intimität, schützt die Scham *die innere Kostbarkeit*, den Wert als Person, der sie ist. Die Person zieht mit der Scham *Grenzen*, schafft Distanz und Verhüllung. In ihrem äußeren Pol schützt die Scham die Würde und das Ansehen der Person. Sie wahrt das Gesicht, das wir durch Beschämung verlieren können. Achtung und Respekt gebührt der Person. Die Scham entsteht aus einem Gefühl des Selbstwertes, der Wertschätzung für sich selbst, die sich dann schützend um den Schaminhalt schließt (Längle, 2003). Wer keinen Selbstwert oder keine Wertschätzung für sich und andere hat, der wird schamlos und neigt zur Grenzverletzung. Es gilt, achtsam darauf zu achten, wem wir uns in welchen Situationen öffnen und wie viel wir preisgeben wollen. Daraus folgt für professionelle Kontexte, dass wir eine angemessene Zurückhaltung für das Intime entwickeln müssen. Angemessen bedeutet, dass wir als Therapeut:innen darauf achten, den oder die andere nicht ungeschützt und unentschieden in eine beschämende oder peinliche Selbstoffenbarung zu drängen. Das heißt, dass wir uns den Menschen langsam nähern müssen, damit wir ihre Grenzen auch wahrnehmen können. Das respektvolle Schauen wird durch die phänomenologische Methode ermöglicht. Das ist etwas anderes als der diagnostische Blick, mit dem ich den:die andere:n zum Objekt mache. Diagnostik dient der Feststellung einer Störung. Dazu braucht es immer die Zustimmung durch den anderen Menschen. Im phänomenologischen Schauen kann uns die Person sichtbar werden. Diagnostik ist wichtig, aber in der ersten Begegnung, wenn es besonders um den Schutz der Intimität und des Ansehens des Menschen geht, kann sie zunächst zurücktreten. Allerdings geht personale Begegnung nicht ohne Berührung der Intimität und Scham. Die Berührung findet auf beiden Seiten statt: bei mir als Therapeut:in und bei meinen Patient:innen. Wir sind beide Subjekte in der Begegnung und der eine Mensch wird in diesen Momenten des anderen in seinem intimen Pol ansichtig.

Schamsensibles Sprechen ermöglicht es uns, über Intimes zu reden. Dabei müssen die *Bedingungen der Existenz* beachtet werden (Längle, 2003):

1. *Vertrauen*: Schutz, sicheres Aufgehoben-Sein → nicht mit anderen darüber sprechen, Schweigepflicht einhalten
2. *Mitfühlen:* Hineinversetzen, eine emotionale Beziehung aufbauen, sich berühren lassen → ohne Wärme können wir nicht schamsensibel sprechen
3. *Vertrauen und respektvolle Distanz:* Nicht drängen, nicht eindringen → nicht mehr sagen, als die Patient:innen sagen mögen

Während der Therapie können und müssen wir unsere Patient:innen vieles fragen, aber sie müssen nicht alles beantworten. Genauso können sie uns als ihre Therapeut:innen alles fragen. Auch wir werden nicht alles beantworten wollen und können, um den therapeutischen Raum für die Patient:innen frei zu halten und um unseren eigenen Intimraum zu wahren.

Hilfreiche Leitfragen für uns Professionelle sind: Gehört das Thema jetzt hierher? Bin ich der:die Richtige, der:die es hören soll? Wie spüre ich, dass ich über eine Grenze gegangen bin?

Am sichtbaren Schamverhalten des:der anderen und an meinem eigenen Peinlichkeitsempfinden spüre ich, wenn ich an eine Grenze komme. Oder wenn ich dem Blick des:der anderen ausweiche, unser Atem eine Sekunde lang stockt, wenn mir plötzlich schwindelig wird und ich nicht weiß, wie weiter, merke ich möglicherweise die Schamgrenze der Patient:innen. Dann hilft es, einfach zu atmen, die Situation auszuhalten oder sich anders hinzusetzen. Wir können danach wieder in Beziehung und Begegnung mit dem vor uns sitzenden Menschen treten und das Phänomen ansprechen, wenn der:die andere es aushalten kann.

Fallbeispiel 1

Zunächst möchte ich Ihnen von Leni erzählen. Leni kommt seit ca. drei Jahren in die Therapie. Ängste, Panikattacken und Depressionen haben sie schon immer »irgendwie« begleitet. Leni ist 60 Jahre alt und hat noch wenige Jahre bis zur Rente. Sie ist blitzgescheit, liest gerne und führt eine scharfe Zunge. Sie ist eine trockene Alkoholikerin, die immer vermeidet, sich den namenlosen Schrecken, der in ihr wohnt, anzusehen. Sie hat durch ihren Alkoholismus Verwahrlosung erlebt und ist in der DDR wegen sog. Asozialität im Gefängnis gewesen. Leni ist körperlich präsent, hat lange graue Haare, die sie oft offen trägt. Sie hat viele körperliche Gebrechen und Luftnot, die sie stöhnen und ächzen lassen, wenn sie sich auf den Bodenstühlen und auf meinen Therapieteppich niederlässt. Durch die Antidepressiva und Lust am Essen nimmt sie im Laufe der Behandlung deutlich zu. Sie hat eine warme Stimme, die hin und wieder ins Kindliche kippt. Sie hat ein herzliches Lachen und einen anregenden Humor. Ihr Humor kann andere Menschen öffnen oder verletzen.

Sexuelle Entwicklung

Die vornehmlich heterosexuelle Patientin wird durch ihre Mutter aufgeklärt. Sexualität ist kein Tabuthema in der Herkunftsfamilie. Ihr erstes sexuelles Erlebnis hat Leni mit 17 Jahren. Es ist »verkorkst«, weil sie betrunken ist. Sie hat einmal eine längere Beziehung zu einer Frau und erlebt, dass sie Wärme, Halt und Zuneigung in Freundschaften zu Frauen finden kann. Ihre erste Ehe, sagt sie, ist eine Freundschaftsehe. Sie hat sich damals sterilisieren lassen und ist dennoch schwanger geworden. Sie hat sich entschieden, die Schwangerschaft abzubrechen, weil sie geglaubt hat, keine gute Mutter sein zu können. Erst mit ihrem zweiten und jetzigen Ehemann, Werner, erlebt sie ihren ersten Orgasmus. Das orgasmische Außer-sich-Sein ist für sie wegen des Kontrollverlustes noch immer beängstigend. Ähnlich erlebt sie auch ihre Panikattacken. Das Paar hat seit vielen Jahren keinen Intimverkehr, sie streiten viel und kommen aufgrund ihrer gegenseitigen Verletzungen nicht mehr in Begegnung miteinander.

Herkunftsfamilie

Lenis Vater ist ein schöner und kluger, aber auch strenger und arroganter Mann. Er hat einen hohen Leistungsanspruch an die Tochter. Er ist selten zuhause. Sein Lebensmotto lautet: »Erst komme ich und dann erst mal nichts.« Ihre Mutter ist lieb und schrecklich zugleich. Sie leidet an wiederkehrenden Depressionen. In einer schweren Kindsbettdepression versucht sie mehrfach, ihre Tochter Leni zu ersticken. Die Mutter will nie ein Kind, um diesem »das Leben zu ersparen«. Die Familie mütterlicherseits ist jüdischen Glaubens und nur wenige überleben das Konzentrationslager. Immer hängen namenlose Schrecken über der Familie.

Die Ehe ihrer Eltern ist durch die Geliebten des Vaters belastet. Die Mutter erklärt ihr, dass man »dem Vati« nicht böse sein dürfe, und dann geht sie beten. Es gibt keinen Raum für Optimismus in der Familie. Trotz der Ängste und der Trostlosigkeit versucht Leni immer, ein fröhliches Kind zu sein und beginnt, sich zu inszenieren. Deswegen hat sie – auch heute noch – das Gefühl, eine »Mogelpackung« zu sein.

Intimität, Sexualität und Scham

Während der Therapie spricht sie immer wieder an, dass sie sich mit ihrer Sexualität beschäftigen wolle. Ich sage ihr, dass ich diesem Thema gerne Raum gebe. Zu Anfang der Therapie erhebe ich eine Sexualanamnese. Nach einer stationären Reha-Maßnahme nimmt Leni den Faden wieder auf. Es fällt ihr dennoch schwer, sich mir zu offenbaren. Schwäche zu zeigen, ist schambehaftet. Aber sie will es und lädt mich dazu ein.

Das Sexuelle an sich ist ihr nicht fremd. Sie hat Zeiten der Intimität und Sexualität mit Männern und Frauen erlebt – mit und ohne Lust und mit und ohne eigenen Orgasmus. Sie kann sich selbst in der sexuellen Selbstzuwendung befriedigen. Durch beruflichen Stress und körperliche Einschränkungen ihres Ehemannes, aber auch durch ihre eigenen psychischen und körperlichen Erkrankungen wird das Thema *Sexualität* immer wieder verdrängt. Es kommen auch Kränkungen dazu, die Leni und Werner sich gegenseitig zufügen.

Zwei Paardynamiken lassen sich beschreiben: Werner will nicht derjenige sein, der auf Leni zugeht und um sie wirbt, weil »immer er« das in seinem Leben machen musste. Er musste in einem protestantischen Pfarrhaus mit zwei weiteren um Aufmerksamkeit kämpfenden Brüdern den »aktiven Mann« spielen. Wenn er den ersten Schritt macht, hat er den Eindruck, alten Rollenklischees folgen zu müssen. Außerdem will er nicht die Erfahrung machen, von Leni abgelehnt zu werden. Er schützt sich in der begleitenden Paartherapie demonstrativ durch grobe Worte: »Das muss doch mal gesagt werden.« Es ist eine Flucht nach vorne, die bei Leni jedoch zum Rückzug führt.

Leni hingegen will in ihrem So-Sein und in ihrem Bedürfnis nach Trost gesehen werden, bevor sie sich auf ihn einlassen will. Sie will jedoch nicht schwach wirken. Sie wünscht sich, von ihm umgarnt zu werden. So gesehen präferiert sie ein Rollenmodell, das von Werner nicht bedient wird.

Es gibt noch andere Hürden für sie, bevor sie wieder sexuell intim mit ihrem Mann werden kann.

1. Sie nimmt sich in ihrer Körperlichkeit als defizitär wahr. Ihr Aussehen entspricht nicht ihrem Schönheitsideal.
2. Sie erinnert sich an eine Bemerkung ihres Mannes über seine Exfrau, in der er abfällig über deren Körper gesprochen hat. Sie glaubt nun, dass sie sich ihm gar nicht nähern könne, ohne beschämt zu werden.

Die Folge davon ist, dass sie sich in ihrer sexuellen Attraktivität nicht wohlfühlt. Ihr sexueller Narzissmus ist gering entwickelt, und sie mag sich deswegen auch nicht gerne in ihrem sexuellen So-Sein zeigen. Ihr sexueller Exhibitionismus, die Lust sich zu zeigen, ist ebenfalls schwach ausgeprägt (Dejardin, 2008). Um sich selbst leiblich besser annehmen zu können, sind Achtsamkeitsübungen in Form von Körperreisen oder des Body Scans hilfreich. Es wird eine nichtwertende Fokussierung auf den eigenen Körper angeleitet. Diese Übung schlage ich ihr vor und sie erzählt, wie schwierig diese für sie sei. Einige Monate zuvor mache ich eine ähnliche Übung mit ihr, bei der sie mir jedoch nicht von ihrer Scham erzählt, die sie erlebte. Allein, sich in der Therapiestunde auf einer Matratze auf den Rücken zu legen und sich vorzustellen, dass ich als Mann sie anschaue, löst damals tiefe Scham in ihr aus. Ich fühle mich sofort unzulänglich und als Sexualtherapeut ungeeignet, weil ich es mir übelnehme, dass ich sie in dieses Schamerleben hineingeführt habe. Ich sage ihr, dass es mir leidtue, dass sie das erlebt hat und dass ich nicht im Voraus wusste, dass sie es so erleben würde. Sie weint. Es tue ihr gut, von ihrem Leid und ihrer Scham zu erzählen. Sie fühlt sich aufgehoben und angenommen.

Ich merke, dass ich als Mensch und Therapeut gefragt bin, ihre Scham und ihren Schmerz auszuhalten, beides nicht einfach wegzumachen. Ich schaffe es, sie einfach sein zu lassen. Das sind schwierige, aber kostbare Momente in der Therapie, in denen Heilung geschehen kann, nämlich wenn wir gemeinsam die Scham aushalten und das Leiden in ihr würdigen. Im

Nachhinein kann ich sehen, dass ich über eine Grenze bei ihr gegangen war, weil ich die Grenze nicht wahrgenommen habe und weil allein das »Ansichtig-Werden« ihrer Leiblichkeit eine Schamquelle darstellte.

Im Verlauf der Therapie stößt Werner, ihr Ehemann, immer wieder zu begleitenden Paargesprächen hinzu. Beide wollen ausloten, ob Intimität und Sexualität mehr Raum in ihrem Eheleben finden können. Sie sind bereit, sehr intime Gedanken auszusprechen und sich inhaltlich Schweres nicht zu ersparen. Sie sind nicht sicher, ob sie sich jemals wieder näherkommen können. In einem Nebensatz sagt Werner, dass er gar nicht glaube, dass Sexualität für Leni eine Rolle spiele (einer dieser berühmt berüchtigten Nebensätze).

In der nächsten Paartherapiestunde holt Leni einen Zettel heraus. Sie bittet ihren Mann, nicht direkt auf den Inhalt zu antworten, weil sie wisse, wie grob er sich ausdrücken kann. Sie berichtet, dass sie Scham empfindet, diesen Brief vorzulesen und sie hat Angst vor Verletzung und weiterer Beschämung durch ihren Ehemann. Deswegen will sie nach dem Vorlesen das Zimmer verlassen und nach einiger Zeit wieder zurückkommen. Sie braucht die Zeit danach, um für sich weinen zu können.

In dieser Situation versteht Werner, dass sich ihr Wunsch nicht gegen ihn richtet. Er lässt sich ganz ungekränkt auf seine Partnerin ein, weil er spürt, dass es wichtig für sie ist. Unter schwerem Atmen und vielen Tränen liest Leni den Brief vor, in dem sie richtigstellt, dass sie sich sehr wohl Zeit ihres Lebens als Frau empfunden hat. Sie berichtet von ihren Beziehungen, intimen Erfahrungen und ihren sexuellen Bedürfnissen mit Partnerinnen und Partnern und auch mit Werner.

Als Leni den Brief beendet hat, geht sie aus dem Zimmer. Ich bin tief berührt und auch Werner zeigt sich überrascht und achtungsvoll, ob des Mutes und der Stärke seiner Partnerin. Als sie wieder in den Raum kommt, ist er weich und spricht ihr seinen Respekt aus. Sie entspannt sich. Leni schaut scheu und zugleich mutig auf ihren Mann. Sie kann ihm jetzt sagen, dass sie sich für seine Bereitschaft bedankt, sie sprechen zu lassen und ihr den Raum danach zu lassen, in dem sie hat weinen können. Im Nachhinein denke ich mir, dass meine Anwesenheit beiden eine gewisse Sicherheit und Raum gegeben hat. Sie konnten sich sicher sein, dass ich eine Beschämungskaskade unterbrechen würde, ohne einen von beiden aktiv zu beschämen. Das fördert ihre Offenheit. Der Therapieverlauf zeigt, wie eng Intimität und Sexualität mit Scham bei Werner und Leni verbunden sind.

Fallbeispiel 2

Das ist auch bei Herbert der Fall – aber es zeigt sich ganz anders: Herbert ist 34 Jahre alt. Er ist verheiratet. Er ist wegen eines sexuellen Übergriffs auf ein Kind in mindestens einem Falle angezeigt worden. Er hat einem Mädchen mehrfach die Hand an den Po gelegt.

Schon vor vielen Jahren während seiner Pubertät merkt er, dass er immer wieder die Nähe zu pubertierenden Mädchen sucht. Wir sprechen hier von einer *Hebephilie*. Er träume und fantasiere von diesen Mädchen. Als die aktuelle Strafanzeige vor ihm liegt, sieht er sich seinem sozialen Tod gegenüber. Er versucht, sich das Leben zu nehmen. Zufällig finden ihn Bekannte. Er wird in ein psychiatrisches Krankenhaus gebracht, wo er seiner Frau alles erzählt. Sie steht zu ihm, solange er sich um seine Neigung »kümmert« und es zu keinen weiteren Übergriffen kommt.

Immer wenn er in die Praxis kommt, ist er fahrig, schwitzt, sein Blick irrt umher. Er fängt Sätze an und sie verenden im Nirgendwo. Er hat Angst. Als ich ihn frage, wovor er Angst habe, sagt er: »Ich habe Angst vor diesem Gefühl!« Neben dem Gefühl des Schreckens über seine Tat ist ganz deutlich das Gefühl der Scham im Raum. Es ist fast nicht auszuhalten. Ich weiß kaum, wo ich hinsehen soll. Ich fühle mich fehl am Platze. Die Scham steht zwischen uns. Ich merke, wie er versucht, sich zusammenzureißen, sich emotional zu regulieren und damit seine Würde zu bewahren. Er lächelt kurz gequält mit einem schnellen Blick in meine Richtung. Dann erstirbt dieses Lächeln. Er sackt in sich zusammen.

Was ist das Beschämende in seinem Erleben, frage ich mich? Er ist Täter statt Beschützer von schutzbefohlenen Kindern und Jugendlichen, was in unserer Gesellschaft ein hohes Gut ist. Wenn seine Tat publik würde, müsste er die soziale Ächtung und den sozialen Tod fürchten. Diesen Tod hat er durch den Selbsttötungsversuch vorweggenommen. Scham erfüllt ihn, wenn er sich seiner Triebhaftigkeit »wie hilflos« ausgesetzt erlebt. In seinen Gedanken, Fantasien und Taten erlebt er sich als unfrei und triebgesteuert. Unsere Triebe, unsere Fantasien und unser Begehren lassen sich tatsächlich nicht kontrollieren, wenn auch lenken, wenn wir uns dazu bewusst entscheiden. Wir können einen Umgang damit finden.

Herbert fühlt sich durch seine Unfähigkeit, die Fantasien zu unterdrücken, gänzlich entwertet. Er kann nicht mehr zwischen seinen Taten und sich als Mensch, der unbedingte Würde besitzt, unterscheiden. Sein ausweichender Blick nimmt ihn aus der Situation. Er erinnert an ein Kind, das die Hände vor sein Gesicht schlägt, um nicht mehr gesehen zu werden. Das löst einen Moment das Schamerleben zwischen uns. Ich fühle mich weniger befangen und kann meinen Blick weiten und weich werden lassen. Ich empfinde Mitgefühl für diesen Menschen.

Es gibt eine Stimme in mir, die ihn vor allem als Missbrauchstäter sehen möchte, aber ich steuere aktiv entgegen, indem ich mir sage: »Dieser Mensch ist mehr, als er selbst und andere von ihm wissen.« Diese Einstellung hat mich bei Karl Jaspers immer beeindruckt. Damit öffne ich mich wieder dem Menschen mir gegenüber. Ich halte seine Scham aus. Ich schweige und lasse ihm Raum. Manchmal versuche ich zu sagen, was ich sehe. »Es ist gerade nicht leicht für Sie?« Ich formuliere diesen Satz mit einem Fragezeichen am Ende. »Sie schämen sich?« Ich versuche ihm Raum zu geben, als Täter, als Vater und Ehemann und als Bereuender und was sich auch immer zeigen möchte.

Ein schnelles Schuldgeständnis mir zuliebe und um der Scham zu entkommen, wäre für ihn eine Möglichkeit, sich vor tiefergehenden Anfragen, die die Gefahr der Bloßstellung in sich tragen, zu schützen. Diesen Weg nimmt er jedoch nicht. Denn damit würde sein Therapieziel in Gefahr geraten, seine hebephile Neigung und potenziell destruktive Triebhaftigkeit genauer verstehen zu lernen und einen Umgang damit zu finden.

Es braucht von mir die Achtung vor seiner Scham, damit ich als Psychotherapeut nicht in der Rolle des therapeutischen Helfers respektlos in seinen Intimraum eindringe. Stattdessen kann ich anfragen: »Ich verstehe es noch nicht, wie verstehen Sie es? Ich habe den Eindruck, dass Sie sich noch nicht verstanden haben und welche Bedeutung diese Mädchen für Sie haben.«

Scham spielt in diesem sozialen und grenzüberschreitenden, gewaltvollen Geschehen an vielen Stellen eine Rolle:

1. Die Scham des Täters für seine Tat, für seine sexuelle Neigung oder sein vermeintliches Unvermögen, sich zu kontrollieren.
2. Die Scham der Opfer, die sich entblößt sahen, befragt von den Eltern und der Polizei. Vielleicht Scham über erlebte Neugierde oder Erregung.
3. Die Scham der Eltern, nicht genügend gute Eltern gewesen zu sein, weil sie ihre Kinder nicht schützen konnten.
4. Und nicht zuletzt die Scham der Ehefrau, die für ihren Ehemann geradesteht, die sich für ihn schämt und die seine Scham aushalten muss.

In der Arbeit mit Herbert sind wir noch heute beschäftig, schamhafte Themen anzusprechen und auszusprechen. Zu seiner Psychodynamik gehören auch das Verbergen, Nicht-Sagen und Übergehen. Er gibt mir jedoch als Psychotherapeut die Erlaubnis, das Schamvolle anzusprechen und ihn mit seiner Psychodynamik zu konfrontieren, da das Übersehene, das Unhinterfragte den Boden für einen erneuten tatsächlichen sexuellen Übergriff bereiten kann.

Scham und Sexualität, Scham und das Sexuelle

Wer über das Sexuelle redet, wird der Scham begegnen. Das Sexuelle ohne Scham wäre die Quadratur des Kreises. Letztlich kommt es darauf an, aus welcher psychisch-personalen Quelle die Scham entstammt.

1. Es gibt eine Scham über das Anderssein, deren mögliche Lösung in der bloßen Anpassung an zeitbedingte Einstellungen über Sexualität liegt. Sie entsteht aus dem Bedürfnis, nicht im sozialen Tod enden zu wollen. Diese Scham führt dazu, dass Menschen nicht zu ihrer sexuellen Orientierung, ihren sexuellen Bedürfnissen und ihrer Lust, ihren individuellen Lustquellen und Lebensentwürfen stehen wollen oder können. Dadurch, dass heute in unserer westlichen Gesellschaft die traditionellen Werte und Vorstellungen pluraler geworden sind, können Frauen und Männer offener über Lust und Frust sprechen. Deshalb können Menschen auch in unterschiedlichen Lebensentwürfen zusammenleben. Darum gelten Schwule, Lesben oder Transgender nicht mehr per se als krank, sündig oder kriminell.
2. Dicht an der o.g. Scham liegt die Beschämung. Die Beschämung wird von außen, von anderen Menschen zugefügt. Sie ist mit einer Entwertung und Entblößung des oder der anderen verbunden. Im Verstecken vermeidet der oder die Beschämte eine erneute Beschämung. In der Beratung und in der Psychotherapie, in der Pflege und in allen Bereichen, in denen Menschen auf Menschen treffen, finden wir Menschen mit Schamverletzungen, die aus ihrer Vergangenheit herrühren.
3. Eine andere Quelle unseres Schamempfindens liegt im sorgsamen Umgang mit uns und unseren Grenzen. Manche nennen diese Scham eine *natürliche Scham* oder eine *schützende Scham*. Sie ist eine bergende Rücksichtnahme – wie Blankenburg sagt – auf das Noch-

> Nicht eines erst noch Heranreifens, auf das Nicht-Akzeptierte, das Nicht-sein-Sollende, das nicht zerredet oder nicht ans Licht gezerrt werden sollte (Blankenburg, 1997). Scham hat jedoch auch etwas Janusartiges. Im Sich-Verbergen lockt sie uns und ist somit auch Teil eines erotischen Spiels. Das ist immer dann, wenn sie scheu oder manchmal kokett gezeigt wird, im Wechselspiel des Sich-Zeigens und des Verbergens oder dem Wechsel der Seiten an der Grenze, die nicht übertreten werden darf. Sie ist somit auch Teil des Flirtens, das auch ein Können und eine Ressource in sich birgt.

Zum Schluss soll noch einmal zwischen *Sexualität*, *Sex* und dem *Sexuellen* unterschieden werden (Sigusch, 2013). Beim Begriff *Sexualität* denken wir an etwas Festes und Definierbares, das der Wissenschaft zugänglich ist. Beim Begriff *Sex* sehen wir nur noch den sexuellen Akt an sich – ganz nackt und unverblümt – vor uns. Das *Sexuelle* dagegen klingt weicher, adjektivischer und geheimnisvoller. Das Sexuelle »steht für das Triebhafte, Irrationalität und damit für Unvernunft, für Grenzüberschreitung und Rätselhaftigkeit« (Sigusch, 2013, S. 211). Das Sexuelle erregt den ganzen Körper und kann das Bewusstsein (nicht nur) beim Orgasmus ausschalten. Somit ist es eine lebendige Kraft, die manchmal auch gefährlich und aggressiv sein kann. Auf alle Fälle widersetzt sie sich immer wieder unseren grenzsetzenden Definitionen und unseren Versuchen, sie in Kategorien von Normalität und Pathologien zu fassen. So ist das Sexuelle auch immer *schamlos* den gesellschaftlichen Schamgrenzen gegenüber.

In Beratungskontexten der Sexual- oder Psychotherapie geht es m. E. darum, einen achtungsvollen Raum für alles Menschliche zu schaffen. Die Scham schützt auch das Schamlose, Wilde, Grenzenlose, Schmutzige und Obszöne. Die Scham schützt das »Noch-nicht-Fertige«, das Verletzliche und Intime. Die Scham ermöglicht uns, unsere Würde zu bewahren und zeigt uns an, wenn sie uns verloren geht oder genommen wurde.

Zum Abschluss ein Zitat aus der »fröhlichen Wissenschaft«:

> »Wen nennst du schlecht? – Den, der immer beschämen will.
> Was ist das Menschlichste? – Jemandem Scham ersparen.
> Was ist das Siegel der erreichten Freiheit? – Sich nicht mehr vor sich selber schämen« (Nietzsche, 2005, S. 319).

Literatur

Blankenburg, W. (1997). Funktionen der Scham. In R. Kühn, M. Raub & M. Titze (Hrsg.), *Scham. Ein menschliches Gefühl. Kulturelle, psychologische und philosophische Perspektiven* (S. 45–56). Westdeutscher Verlag.

Dejardin, Y. (2008). *Ausbildung in Sexocorporel. Heft 2. Ausbildungsmaterialien*. Eigenverlag.

Dornes, M. (1999). *Der kompetente Säugling. Die präverbale Entwicklung des Menschen.* Fischer TB Verlag.

Hell, D. (2018). *Lob der Scham. Nur wer sich achtet, kann sich schämen*. Psychosozial-Verlag.

Längle, A. (2003). *Lehrbuch der Existenzanalyse (Logotherapie). 4. Teil: Dritte Grundmotivation.* Eigenverlag.

Nietzsche, F. (2005). Die fröhliche Wissenschaft. *Kritischen Studienausgabe, Band 3*. dtv.

Sigusch, V. (2013). *Sexualitäten. Eine kritische Theorie in 99 Fragmenten*. Campus Verlag.

Biografische Notiz

Ingo Zirks ist Psychologischer Psychotherapeut (Verhaltenstherapie) in eigener Praxis. Er ist Existenzanalytiker und Lebensberater bei der Gesellschaft für Logotherapie und Existenzanalyse-International (GLE-International) und arbeitet schwerpunktmäßig als Körperpsychotherapeut, Paar- und Sexualtherapeut (existenzanalytisch fundierte Sexualtherapie). Er ist Lehrtherapeut/-ausbilder und Supervisor in der GLE-D und als Dozent u.a. am Sozialwissenschaftlichen Institut Dresden tätig. Er ist Mitglied des Fort- und Weiterbildungsausschuss der Deutschen Gesellschaft für Sexualforschung.

10 Entwicklungsprozesse von Menschen mit pädophilen Neigungen existenzanalytisch begleiten

Skizzen aus der Perspektive der existenzanalytischen Sexualtherapie (EAST)[1]

Ingo Zirks

Einleitung: Definitionen, Daten und Fakten

Pädophilie ist eine menschliche sexuelle Neigung, die auf Kinder aller körperlichen Entwicklungsstufen vor der Pubertät gerichtet ist. Mit *Hebephilie* wird die Neigung beschrieben, pubertäre (jugendliche) Körperschemata zu präferieren und beschreibt eine Unterform der pädophilen Neigung.[2] Die Neigung kann auf einzelne oder alle (prä-)pubertären Körperschemata gerichtet sein. Zur Beschreibung und Bestimmung der präferierten Körperschemata wird die Tanner-Skala herangezogen, in der schematisch und unabhängig vom tatsächlichen Alter der Kinder die körperlichen Entwicklungsstufen dargestellt werden (Schwarze & Hahn, 2019). Die pädophile Präferenz richtet sich nicht nach dem tatsächlichen Alter, sondern nach dem sichtbaren Körperschema.

Menschen mit einer pädophilen Neigung kommen aus allen sozialen Schichten, allen Altersgruppen und können allen biologischen Geschlechtern, allen sexuellen Orientierungen (heterosexuell, homosexuell, bisexuell etc.) angehören. Männer wie auch Frauen können pädophil sein. Kulturell ist die Vorstellung von Frauen als Täterinnen mit einem Tabu belegt, da das mit einem Mutterbild nicht übereinstimmt, das eine liebende Hingabe an das Wohl des Kindes miteinschließt. Die Anzahl der pädophilen Frauen

---

1 Leicht überarbeitetes Original: Zirks, I. (2023). Entwicklungsprozesse von Menschen mit pädophilen Neigungen existenzanalytisch begleiten – Skizzen aus der Perspektive der existenzanalytischen Sexualtherapie EAST. *Existenzanalyse, 40*(1), 13–22.

2 Im Weiteren schließe ich die Hebephilie in der Pädophilie mit ein. Menschen können entweder pädophil oder hebephil sein. Sie können auch beides sein. Die Neigungen können sich in ihrem Ausmaß über die Zeit hin ändern.

scheint geringer zu sein als die der Männer. Bei der Entstehung der Pädophilie ist von einer bio-psycho-sozialen Ätiologie auszugehen (Schwarze & Hahn, 2019). Letztlich sind diese Menschen ihrer Sexualität und so auch ihrer pädosexuellen Neigung zunächst schicksalhaft unterworfen. Diese Neigung ist keine gewählte Präferenz. Sie führt nur zu Leid bei allen betroffenen Personen (so bei Kindern, Täter:innen, Angehörigen und letztlich auch bei der ganzen Gesellschaft).

Kern-Pädophilie und Pädophilie als Nebenströmung

Wir unterscheiden Menschen mit einer *Kern-Pädophilie*, d. h. sie fühlen sich ausschließlich von präpubertären Kindern angezogen, und Menschen, die die *Pädophilie als Nebenströmung* haben, d. h. sie fühlen sich auch von Erwachsenen in unterschiedlichem Maße angezogen. Die Pädophilie ist ein schwieriges und herausforderndes Schicksal, da Menschen mit einer Kern-Pädophilie ihre Neigung nicht ausleben können, ohne eine andere Person zu schädigen. Juristisch wird eine pädosexuelle Präferenzstörung nicht belangt, da die Neigung bzw. Präferenzstörung an sich niemanden schädigt. Aus gesellschaftlicher Perspektive ist das Ausleben der pädophilen Neigung mit einem Tabu belegt. Bei einem Verstoß gegen dieses Tabu werden die Täter:innen strafrechtlich und sozial verfolgt. Das Verbot bezieht sich zunächst auf sexuelle Übergriffe und Handlungen gegenüber Kindern, bei denen ihnen direkt oder indirekt Schaden zugefügt wird. *Direkt* meint die handgreiflichen Taten an und mit Kindern. Diese werden auch *hands on Delikte* genannt. Als *indirekte* Handlungen bezeichnet man den Gebrauch von Abbildungen von Kindern, die nackt sind, die posieren oder die in sexuellen Abbildungen oder Filmen sexualisiert gezeigt und/oder denen dort sexuell motivierte Gewalt angetan wird. Diese Straftaten werden als *hands off Delikte* bezeichnet.

Die meisten sexuellen Übergriffe auf Kinder werden *nicht* von pädophilen Menschen, sondern von Menschen, die ungeachtet ihrer sexuellen Neigung und sexuellen Orientierung innerhalb ihrer Familie als Väter, Mütter, Verwandte ihre Vertrautheit und Macht ausnutzen, um sich an Kindern sexuell zu vergehen. Meistens sind es heterosexuelle Männer, die ihre Macht und ihren Zugang zu Kindern ausnützen. Das Faktum, dass die Straftaten oft innerhalb des familiären Umfelds geschehen, macht es für Kinder schwer, sich zu wehren bzw. diese Übergriffe offenzulegen. Sie verstehen nicht, dass ihre Suche nach Nähe, leiblicher Zuneigung und Zärtlichkeit mit erwachsenen, sexuellen Bedürfnissen beantwortet werden. Sie verstehen nicht, dass sie zu den sexuellen Handlungen verführt oder manipuliert, wenn nicht gar gewaltsam dazu gebracht werden. Auch die anderen Erwachsenen im Umfeld, wie z. B. die Eltern, werden durch die Täter:innen manipuliert und sehen nur das, was sie sehen wollen und können, nämlich dass ein:e Verwandte:r sich nett mit dem Kind beschäftigt.

Der Übergang in ein verantwortetes Handeln beginnt mit der Wahrnehmung und Anerkennung der sexuellen Neigung. Manche Pädophile bemerken ihre sexuelle Neigung schon im frühen Jugendalter, nämlich wenn sie sich immer wieder vor allem von jüngeren Kindern angezogen fühlen. So gibt es beispielsweise schon Übergriffe von zwölfjährigen Jungen, die jüngere Kinder zum Sex zwingen. Allerdings können die Täter:innen ihr Verhalten und Erleben meist (noch) nicht adäquat einordnen. Dies können sie dann mit zunehmendem Alter, wenn sie merken, dass die Gesellschaft den sexuellen Kontakt mit Kindern sanktioniert und sie bewusst beginnen, ihre Übergriffe heimlich oder verdeckt zu durchzuführen.

Manche Menschen merken ihre pädophile Neigung, wenn ihre Beziehungen zu Menschen mit einem erwachsenem Körperschema nicht gelingen wollen, sie durch diese nicht angezogen oder erregt werden und sich ihre sexuellen Fantasien (z. B. bei der Selbstbefriedigung) auf Kinder beziehen. Manche Fantasien sind eher körperlich sexuell und andere eher romantischer Natur. Pädophile Menschen nehmen zunächst nicht wahr, dass ihre erwachsene Sexualität sich von der kindlichen Sexualität unterscheidet. Sie missverstehen die Annäherung der Kinder als sexuelles Interesse und nicht als ein Suchen nach Sicherheit, Nähe, Bindung und Anerkennung, was sie tatsächlich bedeutet. Das Phänomen der Pädophilie beinhaltet auch Beziehungsfantasien bzw. -wünsche. Kinder werden als Lebens- und Beziehungspartner:innen erlebt.

Wenn pädophile Menschen merken, dass sie etwas fantasieren oder tun, das gesellschaftlich und rechtlich nicht gutgeheißen oder erlaubt ist, weil dabei abhängigen Menschen ein Leiden zugefügt wird, gibt es für sie unterschiedliche Arten, mit dieser Situation umzugehen.

1. Sie gehen diesen sexuellen Fantasien und Impulsen nach und befriedigen ihre sexuelle triebhafte Lust.
2. Sie entscheiden sich mehr oder minder bewusst gegen das Ausleben ihrer Neigung. Im Sinne des Frankl'schen psychonoetischen Antagonismus stellen sie sich – qua Person – gegen das Ausagieren ihres Triebes: »Menschliches Sein ist nicht faktisches Sein, sondern fakultatives Sein« (Frankl, 1998, S. 61). Diese entgegentretende geistige Kraft

> nennt Frankl auch die *Trotzmacht des Geistes*. Aus einem existenziellen *Akt der Person* schöpft sich der Widerstand gegen das blinde und egoistische Ausagieren der schicksalhaften pädophilen Neigung. Der pädophile Mensch nimmt dann den Wert des Kindes, dessen Unversehrtheit und auch der des eigenen Lebens wahr. Er zieht den Wert, das Kind zu schützen, dem Wert vor, der in dem vitalen Erleben seiner eigenen Sexualität liegt. Sich für den Schutz des Kindes zu entscheiden, führt jedoch nicht dazu, dass die Spannungen und der innere Konflikt des betroffenen Menschen aufgehoben oder gemildert werden, weil der angeborene Sexualtrieb und der nachvollziehbare Beziehungswunsch beständig unterdrückt werden muss. Pädophile Menschen müssen sich lebenslang etwas versagen, was andere Menschen frei aus- und erleben können. Dafür gehört ihnen unser Respekt und Mitgefühl.

Um die Abstinenz von sexuellen Handlungen mit Kindern durchhalten zu können, bedarf es aus existenzanalytischer Perspektive der sog. *personalen Aktivitäten*:

1. Des Annehmens und Aushaltens des Schweren, das mit so einem Triebschicksal verbunden ist;
2. des Sich-selbst-Zuwendens, um das Leidvolle eines verhinderten Sexual- und Beziehungslebens zu betrauern;
3. der personalen Stellungnahme und Verantwortungsübernahme;
4. des Handelns in Übereinstimmung mit der Situation und der Gemeinschaft.

Die existenzielle Veränderung im Umgang mit dieser schicksalhaften Situation wird von einer persönlichen emotionalen Auseinandersetzung, Anerkennung der Verantwortung und gewissenhafter Stellungnahme begleitet (Längle, 2016).

Die Bedeutung von Schuld und Scham – und weitere Copingreaktionen

Die Übernahme von Schuld und die Anerkennung der eigenen Scham gehören zu wesentlichen Themen auf dem Weg in ein Leben, das den Täter:innen wieder personale Begegnungsmöglichkeiten eröffnet und eine Aufnahme in die Gemeinschaft ermöglicht. Durch die Auseinandersetzung mit den Themen *Schuld* und *Scham* kommen sie wieder in Berührung mit sich selbst, können sich wieder mit mehr Mitgefühl ansehen und annehmen. Andererseits können sie so wieder anderen Mitgliedern der Gemeinschaft aufrecht begegnen.

Unbearbeitet sind Schuld und Schamgefühle potente Quellen für Rückfälle, da sich Menschen mit pädophilen Neigungen aus der Gemeinschaft zurückziehen und sich immer wieder vereinzeln. Die Übernahme von Schuld, das authentische Zeigen von Scham und die an die Opfer gerichtete Entschuldigung ermöglichen wieder die Aufnahme durch die Gemeinschaft. Kritisch bemerkt ist die Übernahme von Verantwortung und die strafrechtliche Begleichung der Schuld überhaupt keine Garantie für eine (Wieder-)Aufnahme durch die Gesellschaft, da der Tabubruch Kinder zu begehren, von der Gesellschaft nicht vergeben wird. Ein Anfang kann meist nur gelingen, wenn der betroffene Mensch inkognito irgendwo neu anfängt und wieder von den Delikten unbelastete Beziehungen initiiert oder wenn das Delikt zuvor nur in einem sehr begrenzten Raum publik geworden ist. Abhängig vom Stand des Auseinandersetzungsprozesses mit sich selbst und der Situation und abhängig von der Persönlichkeitsstruktur (Längle, 2016) kommt es zu Reaktionsmustern, die die Verantwortungsübernahme auf der Basis einer personalen Stellungnahme weiter erschweren, wenn nicht unmöglich machen:

1. Die Angst hinzusehen oder die Furcht vor Entdeckung mit folgender Bestrafung löst die Abwehrverhalten Ablehnung, Flucht und Verstecken aus. Manche Betroffene verfallen in eine totale Lähmung und »stecken den Kopf in den Sand«. Sie hoffen, dass alles Ungemach, die Verfolger:innen, das anrichtete Unrecht vorbeigehen, als ob nichts geschehen sei. Sie wiegen sich fälschlicherweise (oft wider besseres Wissen) in Sicherheit (s. auch Copingreaktionen der ersten Grundmotivation; Längle, 2016).
2. Sie wenden sich ab oder verhärten sich gegen die Opfer, gegen ihre eigenen Werte, gegen die sie verstoßen haben, um das Leid und ihren Verstoß gegen die sexuelle Unversehrtheit nicht mehr fühlen zu müssen. Sie verlieren ihre Beziehung zum Leben (s. auch Copingreaktionen der zweiten Grundmotivation; Längle, 2016).
3. Täter:innen leugnen das Geschehene und spalten ihre Gefühle wie Ekel, Schuld, Scham und Hass ab. Sie lenken von sich ab, sind zornig auf andere, z. B. auf jene, die die Tat offenlegen, oder auf die Behörden, die den Zugang zum Kind als Reaktion auf den Missbrauch ver-

weigern: »Die anderen sind schuld/böse« (s. auch Copingreaktionen der dritten Grundmotivation; Längle, 2016).

4. Sie richten sich ein in einem Provisorium, in dem sie sich nicht entscheiden. Sie verfallen einem Nihilismus: »Es hat eh alles keinen Sinn und Wert, deswegen kann ich auch weitermachen« (s. auch Copingreaktionen der vierten Grundmotivation; Längle, 2016).

Entscheidung zum Handeln oder reaktives Weiteragieren?

Menschen mit pädophilen Neigungen können unterschiedlich mit ihrer Neigung umgehen. Sie können sich – existenzanalytisch gesprochen – entscheiden, zu handeln, oder zulassen, dass sie reaktiv agieren.

Die Begriffe *Reagieren* und *Handeln* werden in der Existenzanalyse unterschieden. Menschen *reagieren* aus einer apersonalen Psychodynamik heraus, d. h. es beinhaltet ein Nicht-Anders-Können als in einer bestimmten Weise zu agieren. *Handeln* geschieht aus einem personalen Erleben und innerer mehr oder weniger bewussten Stellungnahme der Person heraus (Kolbe, 2014). Einige Patient:innen mit pädophilen Neigungen lassen sich berühren und ansprechen von der Notwendigkeit der Situation, dass niemand zu Schaden kommen soll – nicht in der Familie – und letztlich schützen sie sich selbst. Sie entscheiden und handeln vor der Untat und regulieren ihr Trieb- und/oder Beziehungsbedürfnis selbstständig, indem sie beispielsweise in ihre Fantasiewelt und Selbstbefriedigung abtauchen oder sie holen sich professionelle Hilfe. Andere übernehmen erst dann Verantwortung, wenn sie sich selbst bei ihrer Straftat zusehen oder danach in Berührung mit dem kommen, was sie an Leiden angerichtet haben. Die meisten brauchen jedoch das Entdeckt-Werden und die Strafverfolgung, um Einhalt geboten zu bekommen. Die Stellungnahme, dass sexuelle Gewalt nicht akzeptabel ist, kommt von außen, d. h. von den Strafbehörden. Manche Täter:innen brauchen die Einschränkung ihrer sexuellen Aktionsmöglichkeiten ein Leben lang.

Dissexualität und Dissozialität

Die Sexualmediziner Beier und Lowit (2004) sprechen im Zusammenhang von pädosexuellen Straftaten auch von Dissexualität. Dieser Begriff sucht eine bewusste Nähe zur Dissozialität: »Sie liegt dann vor, wenn durch die sexuellen Handlungen Integrität und Individualität eines anderen Menschen direkt verletzt werden« und gilt für »Handlungen überdies, für die keine Zustimmung des Betroffenen vom Täter vorausgesetzt werden kann ...« (Beier & Lowit, 2004, S. 166). Längle (2006) verweist darauf, dass man bei Menschen mit einer dissozialen Persönlichkeitsstörung eine massive Schwächung des Ichs findet, d. h. die spezifischen Ich-Funktionen *Selbst-Beachtung*, *Selbst-Achtung* und *Selbst-Wertschätzung* fehlen. Die Folgen davon sind, dass diese schwer eingeschränkten Menschen ein wenig ausgebildetes und realistisches *Selbstbild* und *Einfühlungsvermögen* in andere Menschen haben. »Durch die fehlende Einbettung in der Welt des Selbst und in der Welt der Beziehungen kommt die Offenheit für diese Zusammenhänge zum Erliegen« (Längle, 2006, S. 12). Dies macht den Menschen subjektiv einsam. Er fühlt sich unverstanden und hat ein tiefes Gefühl des Verlorenseins, »das auf Erfahrungen des Getäuschtseins, des vagabundierenden auf-sich-allein-Gestellt Seins aufruht« (Längle, 2006, S. 12). Der Mensch kann jedoch nicht ohne haltgebende und sinnstiftende Kontexte leben. Deswegen lebt er seine Bedürfnisse (auch die sexuellen) direkt aus und schafft sich seine Zusammenhänge nach seinen Vorstellungen. Er lebt selbstgerecht aus einer fehlenden Eingebundenheit heraus. Dabei kennt er seine Welt und Mitwelt nicht und steht ihr auch gleichgültig gegenüber (Längle, 2006). Es ist zu betonen, dass die Mehrheit der pädophilen Menschen nicht in diesem oben beschriebenen Ausmaß von der Dissozialität betroffen sind und sie sich sehr wohl berühren lassen und einfühlen können, Beziehungen leben und diese auch personal gestalten können. Sie sind somit einer existenzanalytischen Einzel- und Gruppentherapie zugänglich. Diese soll im Folgenden skizziert werden.

Sexualtherapie pädophiler Neigungen aus existenzanalytischer Perspektive

Die Therapie mit Menschen, die Kindern sexuell motivierte Gewalt antun, wird in unterschiedlichen Manualen bzw. wissenschaftlichen Artikeln beschrieben (Beier, 2018). Daran anerkennend angelehnt und in Auseinandersetzung mit diesen, können folgende therapeutische Strategien und Maßnahmen aus existenzanalytischer Sicht beschrieben werden:

1. In der Psycho-/Sexualtherapie geht es zunächst darum, mit den pädophilen Menschen eine sichere Beziehung herzustellen, damit sie sich

öffnen und mit ihrem Erleben, Erfahrungen und Gefühlen zeigen können. Es soll die Möglichkeit zur Begegnung eröffnet werden, in der sich Behandler:innen und Patient:innen gleichwertig gegenübertreten und ansehen können. Dabei kann sich keine:r von beiden aus der Begegnung herausnehmen. Beide werden in ihrem Gewordensein mit ihren Potenzialen und Begrenzungen spürbar. Es ist vor der Psychotherapie auf die Schweigepflicht der Psychotherapeut:innen gegenüber den Behörden hinzuweisen, solange kein Kind akut in Gefahr ist. Die Patient:innen können sich entscheiden, wie weit sie sich in der Therapie öffnen wollen und können.

2. Das Thema *Sexualität* und *Pädophilie* sind zwei Tabuthemen, mit denen die Behandler:innen angemessen umgehen können müssen. Psychotherapeut:innen sollten sich ihrer Haltung bewusst sein, damit sie mit allen Beteiligten und den Dynamiken angemessen umgehen können. Auch wenn sie das schicksalhafte Leiden pädophiler Menschen anerkennen, gilt es immer, die Perspektive der schutzbedürftigen Kinder bzw. das Leiden der Opfer miteinzubeziehen. Anderenfalls besteht die Gefahr, dass die Therapeut:innen oder die Täter:innen schädigende Haltungen oder Taten bagatellisieren. Das nachvollziehbare Leiden der Patient:innen rechtfertigt nicht sexuell motivierte Taten und Übergriffe.
3. Sexualtherapeutisch tätige Psychotherapeut:innen und Sexualtherapeut:innen sollen klar in der Wahrnehmung und im Vertreten von Grenzen sein. Es gibt Grenzen, die nicht übertreten werden dürfen. Wenn sie übertreten wurden, müssen Täter:innen und Opfer identifiziert und benannt werden. Es muss aber auch die Grenze gegenüber den Menschen, die Täter:innen wurden, gewahrt werden. Die Ungeheuerlichkeit der Tat darf nicht das Verstehen für die Gründe und Auslöser der Täter:innen verdecken. Die Würde der Opfer und der Täter:innen soll geschützt werden, damit nicht neues Leid entsteht.
4. In der Therapie wird mit den Täter:innen und Patient:innen der Tathergang genau besprochen. Welche äußeren und psychodynamischen Bedingungen haben mit dazu beigetragen, dass ein sexueller Übergriff stattfand. Die Frage, wann es noch Entscheidungsmöglichkeiten gegeben hätte, gibt den Patient:innen Hinweise über ihre Freiheitsgrade im Handeln und über die Bedingungen, die sie brauchen, um Alternativen zur Straftat auch nutzen zu können.

5. Die Täter:innen werden angeregt, mit den Opfern und deren Leid, dem Leid ihrer Familien in Beziehung zu treten und dieses Leid auch auszuhalten (Entwicklung von Opferempathie). Sie sollen lernen, zu ihren Taten zu stehen und Verantwortung für diese zu übernehmen. Die Beziehungsaufnahme geschieht zunächst im inneren Dialog mit sich selbst und dann in der Imagination mit den Opfern. Methodisch kann beispielsweise ein Brief verfasst werden, in dem die Täter:innen sich und ihre Tat(en) schildern und ggf. ihr in der Therapie gewonnenes Verständnis darlegen. Sie übernehmen im Brief Verantwortung und bitten um Verzeihung, wenn es angemessen erscheint. Die Reaktion der Opfer darauf wird empathisch eingefühlt und diskutiert. Dabei werden sog. *blinde Flecken* in der Selbstwahrnehmung und der Stand des Therapieprozesses deutlich.
6. Die Übernahme von *Verantwortung* wird erleichtert, indem pädophilen Menschen Raum und Schutz gegeben wird, sich mit ihrer *Schuld* und *Scham* auseinanderzusetzen und eine verantwortete Haltung zu ihrer Schuld zu finden. Ziel ist es, eine emotionale und mit dem Gewissen abgestimmte Stellungnahme zur Tat und dem Kind gegenüber zu ermöglichen.
7. Die *Ich-Funktionen* der Patient:innen sollen gestärkt werden (Längle, 2016).
8. Die *Copingreaktionen*, die einen andauernden oder erneuten Missbrauch ermöglichen, müssen den Täter:innen bewusst werden. Sie sollen kognitiv und emotional einen entschiedenen Umgang mit ihren psychischen Dynamiken finden.
9. Eine Analyse des bisherigen Lebens wird vorgenommen. Der Aufbau eines guten Lebens wird angestrebt, indem grundlegende Bedürfnisse nach Sicherheit, Nähe, Wertvollem, Selbstwert und Sinnhaftigkeit erfüllt sind. Verantwortung für ein anders gestaltetes Leben soll erkannt werden. Diese Strategie wird analog einer Therapie von Abhängigkeitserkrankungen angewandt, in der ein gutes Leben als Ziel thematisiert und deren Erlangung geübt wird (Längle, 2016).
10. Das Verstandene und als richtig Empfundene soll umgesetzt werden, soweit das im Verlauf einer Psychotherapie möglich ist. Das Verstandene und Entschiedene bleiben wirkungslos, wenn es nicht in ein gerichtetes Handeln umgesetzt wird. Viele Menschen in der Psychotherapie haben nicht genügend Fähigkeiten, sich gestaltend in ihre Welt einzubringen bzw. sich (auch sich selbst gegenüber) durchzusetzen.

Diese Fertigkeiten müssen durch ein angepasstes Fertigkeitstraining aufgebaut und durch die Entwicklung von Frustrationstoleranz und Mut flankiert werden (Längle, 2016).

11. Die Rückfallprävention ist ein zentrales Ziel der Therapie, die die Pädophilie nicht heilen, sondern deren Folgen nur lindern kann. Es geht darum, einen Umgang mit diesem Triebschicksal zu finden und sich daneben ein gutes und erfüllendes Leben zu ermöglichen. Rückfälle sind äußerst destruktiv. Deswegen werden bekannte Risikosituationen fokussiert und daraufhin alternative Handlungsmöglichkeiten entwickelt, um die Wahrscheinlichkeit eines Übergriffs auf Kinder zu verringern.

Fallbeispiel

Ein 37-jähriger Mann, Ludger, kommt mit einem trendigen T-Shirt, halblanger Sporthose und mit einem Basecap auf dem Kopf in die Praxis. Er wirkt jünger, als er tatsächlich ist. Er ist freundlich und sehr zuvorkommend. Er nickt immer wieder bestätigend, wenn ich etwas sage. Er berichtet, dass gegen ihn ein Gerichtsverfahren wegen des Gebrauchs und Austauschs von Kinderpornografie und Kontaktaufnahme via Internet mit minderjährigen Jungen läuft. Ich werde mit ihm über zwei Jahre arbeiten. Seit fünf Jahren gibt er sich in Chatportalen als 16-jähriger Mann aus und schreibt mit dieser fremden Identität zehn- bis 14-jährige Mädchen an. Auf der Tanner-Skala (Mönig et al., 2012) gibt er die Stadien II und III an. Die Stadien II (frühe Pubertät) und III (Peripubertät) verweisen auf hebephile Interessen des Patienten hin (Schwarze & Hahn, 2019). Er verwickelt die Mädchen in Gespräche. Er bringt sie dazu, sich zu öffnen und ihm private und intime Dinge zu erzählen (Cybergrooming). Er wird zu ihrem Vertrauten. Sie fühlen sich von ihm verstanden in ihren altersgemäßen Problemen, Sorgen und Unsicherheiten. Er hat ein offenes Ohr für die Konflikte mit den Eltern. Immer wieder sind es auch die Themen Suizidalität, Selbstverletzung und Gewalt durch die Eltern, die ihm anvertraut werden. Irgendwann fragt er sie auch nach sexuellen Themen, ob sie denn schon einen Freund haben oder ob sie schon geheime Fotos austauschen. Bereitwillig schicken ihm die Mädchen dann Bilder von sich und fertigen auch extra Fotos für ihn an. Sie wollen ihm gefallen und sind auch aufgeregt, dass ein angeblich so toller Junge sich mit ihnen beschäftigt und sich für sie interessiert. Er schickt ihnen Bilder von einem 16-jährigen Jungen aus dem Internet. Die Bilder der Mädchen erregen ihn und er denkt sich immer neue Geschichten aus. Mit verschieden Mädchen lebt er unterschiedliche Identitäten. Es ist gar nicht so einfach für ihn, den Überblick zu behalten. Sein Beruf lässt es zu, über den Tag verteilt immer wieder die Kontakte zu pflegen und auszubauen. Im realen Leben ist er mit einer 19-jährigen Frau verheiratet, die phänotypisch einen kindlichen Körper hat. Eine Essstörung kann vermutet werden. Er betont, diese Frau wirklich zu lieben und ihr kein Leid zugefügt zu haben.

Sexualanamnese

Der Patient ist schon seit seiner Kindheit sexuell aktiv. Er interessiert sich für Jungen und Mädchen. Doktorspiele faszinieren ihn. Er bringt Mitschüler dazu, mit ihm in einer Ecke des Schulhofes zu masturbieren. In seiner Herkunftsfamilie geht es eher prüde zu. Nacktheit wird nicht gewünscht. Er beschreibt seine Eltern als brav und bieder. Sie halten maximal Händchen und geben sich ab und zu ein Küsschen, wie er vermutet. Aufgeklärt wird er in der Schule, sein erster Samenerguss erschreckt ihn und macht ihn gleichzeitig stolz. Von da an masturbiert er täglich, teilweise mehrfach. In seiner Pubertät beschreibt er sich als »Mauerblümchen«, das am Rande zusieht, wie seine Mitschüler sich mit den Mädchen treffen, die er begehrt. Er leidet an Akne und ist übergewichtig. Einmal hört er: »Du bist eh noch ein Kind«, was ihn sehr kränkt. Mit jüngeren Mädchen dagegen kommt er besser klar. Er kann sehr albern und ein »klasse Kumpel« sein. Darüber hinaus kann er gut zuhören. Er lernt, dass manche Mädchen jemanden brauchen, der gut zuhören und auf sie eingehen kann. Er wird älter, aber die Mädchen bleiben gleich jung. Als er 20 Jahre alt ist, ist er mit einem 14-jährigen Mädchen mit dem Einverständnis ihrer Eltern zusammen. Mit ihr hat er das erste Mal Sex, was ihm sehr gefällt. Es folgen später einige kürzere Beziehungen mit peripubertären Mädchen und eine längere Beziehung mit einem 16-jährigen Mädchen, das sehr schlank ist und kindlich aussieht. Mit dieser jetzt 19-jährigen Frau ist er verheiratet, als er von der Polizei verhaftet wird. Es ist ihm ungeheuer wichtig zu betonen, dass er sie liebt und sie nicht ausgenutzt hat: an dieser Beziehung ist nichts Verwerfliches. Sie bleibt zunächst mit ihm zusammen, trennt sich von ihm dann nach der Urteilsverkündung. Er entdeckt beim Schauen von Pornografie im Internet, dass ihn jüngere Mädchen erregen. Er nimmt diese Bilder und Filme mit in seine Selbstbefriedungsfantasien. Er mag zunehmend härtere und gewaltvollere Bilder, die er jedoch nicht in der Realität erleben will.

Therapeutischer Verlauf und existenzanalytische Vorgehensweise

Zunächst muss ich mit Ludger klären, unter welchen Bedingungen die Therapie stattfinden kann. Gegen ihn läuft ein Verfahren. Jederzeit kann der Prozess beginnen, jedoch kann sich der Beginn auch um Jahre verzögern. Wenn ein Urteil gefällt wird, kann das bedeuten, dass der Patient eine Haft antreten muss und die Therapie unterbrochen, wenn nicht sogar beendet werden müsste. Es ist auch klar, dass der Beginn einer Therapie nicht nur durch die Verbesserung seines seelischen Befindens, sondern auch durch die Hoffnung auf ein milderes Urteil motiviert ist. Dies muss deutlich ausgesprochen sein. Der Patient wird aufgeklärt, dass der Psychotherapeut auch vor einem Gericht eine Schweigepflicht habe, solange der Patient selbst diese nicht aufhebt. Der Patient kann entscheiden, was er in der Therapie preisgibt. Allerdings wird sich keine seelische Besserung einstellen, wenn er eine *doppelte Buchführung* übt, d. h. die notwendigen Fakten, Erlebnisse und sein Erleben zensiert und eine *nette Version* in der Therapie präsentiert. Diese Situation gibt es vergleichbar auch in anderen Therapien – häufig in der Behandlung von Abhängigkeitserkrankungen.

Die Therapie wird beendet, wenn der Patient erneut delinquent wird oder einen pädosexuellen Übergriff on- oder off-hands plant bzw. selbst nicht verhindern kann. Im letzteren Fall müssen Therapeut und Patient gemeinsam überlegen, wie dieser abgewendet werden kann. Wenn Zweifel bestehen, ob es zu einer Straftat kommt, muss der Therapeut den Patienten polizeilich melden und ggf. eine Kinderschutzanzeige stellen.

Zur Diagnose der *Störung der Sexualpräferenz* (ICD-10) oder *Paraphilen Störung* (DSM-5) wird die Diagnose *Anpassungsstörung* (ICD-10) vergeben, da Ludger ängstlich-depressiv auf die Aufdeckung seiner Tat reagiert und suizidale Gedanken hat. Er muss damit umgehen lernen, dass sein sexuelles Fantasiegebilde und seine Straftaten sein Leben und das anderer Menschen in großem Ausmaß geschädigt haben und dass er die zwischenmenschlichen, persönlichen und juristischen Folgen aushalten muss. Welche Konsequenzen seine Taten und seine Lebensführung haben und was diese künftig für ihn bedeuten, wird im Laufe der Therapie sichtbar werden. Immer wieder wird er Verantwortung übernehmen müssen – viel häufiger als es ihm am Anfang klar ist. Dies ist als Psychotherapeut mit ihm auszuhalten. Schuld- und Schamthemen werden dadurch permanent aktiviert und erfordern, dass Ludger sich immer wieder zu seiner Schuld stellt und dass er merkt, an welchen Stellen er an seinem Gewissen vorbei agiert hat.

Zur ersten großen Therapiephase gehört die Bestandsaufnahme seiner Delikte. Existenzanalytisch gesprochen und dem Prozessmodell der Personalen Existenzanalyse entsprechend wird festgestellt, was (Tatsache) ist (Längle, 2016). Jedes einzelne Missbrauchsopfer, das in der Anklageschrift beschrieben wird, und jeglicher greifbare Tathergang werden mit ihm aufgearbeitet. Wie hat sich die Tat entwickelt? Was hat er geplant? Was hat er wann gedacht? Was hat er dabei empfunden? Wie hat er manipuliert? Welche Motive hat es neben den sexuellen Motiven gegeben? Gab es Macht- und Gewaltfantasien? Zum Schluss dieser Phase kommt die Frage, welche Taten er bisher verschwiegen hat. Welche sind bisher nicht entdeckt worden? Diese Phase ist schwer für den Therapeuten auszuhalten, da er mit viel Leid aufseiten der Kinder und mit destruktiver Kriminalität und egozentrischen Verhaltensweisen des Täters konfrontiert wird, die Entsetzen, Trauer, Verachtung, Angst und Wut in ihm auslösen. Diese müssen vom Therapeuten zunächst ausgehalten, »contained«, angesehen und bewertet werden, um dann angemessen rückzumelden. Dabei ist die Person des Patienten zu respektieren. Dennoch darf der Patient nicht von der Tiefe der Erschütterung und den anderen Emotionen verschont bleiben, die den Therapeuten berühren. Da diese Gefühle vom Patienten oft abgespalten oder verdrängt werden, muss der Therapeut sie zur Verfügung stellen, damit der Täter sich mit ihnen auseinandersetzen kann.

Ludger hat eine große Anzahl von Mädchen manipuliert, ihre seelische Situation und ihre Bedürfnisse nach Sicherheit, Zuwendung und Selbstwertstabilisierung ausgenutzt. Er hat sie dazu gebracht, seine sexuellen Bedürfnisse und seine Machtbedürfnisse zu befriedigen. Es dauert viele Stunden, die Tatsachen ans Licht zu holen und da nachzufragen, wo es für alle (Therapeut und Patient) unangenehm und eigentlich unaushaltbar ist. Bei Ludger wird immer wieder deutlich, dass er weiß, wie destruktiv sein Verhalten ist. Aber er genießt seine Aktivitäten. Er rächt sich an den Mädchen seiner Jugend, die ihn abgelehnt haben. Er verfällt in einen Sog des *Immer mehr* und *Immer extremer*. Er rechtfertigt seine Taten beispielsweise mit Ideen, die Mädchen in die Sexualität einfühlsam einführen zu können und ihnen eine seelische

Stütze zu sein, wenn die Mädchen sich in ihrer Umwelt nicht verstanden fühlen. Er erlebt sich als ihre Stütze und als ihr Retter. Narzisstische Größenfantasien werden deutlich. In der Aufarbeitung wird klar, dass er derjenige ist, der die Not der Mädchen aufrechterhält, da sie von wirklicher Hilfe ferngehalten werden. Wenn diese Tatsachen geborgen sind, ist die nächste Frage im therapeutischen Prozess: Was macht das mit Ludger?

Existenzanalytisch geht es um das Heben des Eindrucks und darum, in ein Verstehen zu kommen: ein Verstehen seiner Selbst, ein Verstehen dessen, was der Missbrauch für die Mädchen bedeutet. Es geht auch darum, festzustellen, was er nicht versteht (Längle, 1999). Welchen Eindruck hinterlässt das in ihm? Kann er sich vorstellen, was seine Taten mit den einzelnen Mädchen anrichten? Was bedeutet das für ihn? Wie versteht er sein missbräuchliches Verhalten? Versteht er seine psychosexuellen Bedürfnisse? Versteht er seine personalen Bedürfnisse nach Anerkennung, Respekt und emotionaler Bindung? Kann er nachvollziehen, wie seine aus der Kränkung ausagierte Bedürfniserzwingung jegliche Begegnung mit den Mädchen in Wirklichkeit verhindert? Wie wäre das, wenn dies alles seiner Tochter passieren würde? Was würde er als Vater erleben? Diese Fragen folgen neben dem Prozess der Personalen Existenzanalyse dem Modell des Perspektivenshiftings (Kolbe, 2000).

Parallel dazu werden sexualpädagogische Informationen über Erwachsenensexualität und die Sexualität von Kindern bzw. Jugendlichen gegeben. Welche Beziehungen suchen Kinder im Gegensatz zu Erwachsenen? Was sind die Bedürfnisse von Mädchen in dem von ihm präferierten Alter? Was meint ein Mädchen, wenn es sagt: »Ich mag dich. Ich liebe dich. Du bist mein Freund.« Wo steht sie in ihrer psychosexuellen Entwicklung? Wie geht es ihr, wenn ihr Gegenüber ein Fake ist und zu einer Begegnung nicht in der Lage ist?

Ludger ist erschüttert und verbockt zugleich. Er will ja angeblich nur das Beste für die Mädchen und hat sich um sie gekümmert. Er wird immer wieder konfrontiert mit dem Erleben der Mädchen. Nach dem ersten, primär kognitiven, Zugeständnis, an den Mädchen schuldig geworden zu sein, entsteht so Zug um Zug ein tieferer Zugang zu den Erfahrungen der Mädchen und zu seiner eigenen Psychodynamik (Kolbe, 2017). Unverstanden bleibt seine Neigung für ihn und seine aggressiv-kaltblütige Vorgehensweise, die die Bedürfnisse der Mädchen völlig ausblendet. Ebenfalls nicht für ihn nachvollziehbar ist die Macht der Dynamik und das unkontrollierte Anwachsen der vielen Kontakte und Rollen, die er eingenommen hat. Er erlebt, dass die immer extremeren Fantasien ihn fast dazu brachten,

Mädchen zu realen Treffen zu drängen und auch Fantasien, die Mädchen an andere Männer »auszuleihen«. Er erkennt, dass nur die Polizei mit ihren verdeckten Ermittlungen sein Treiben hat unterbrechen können.

Ludger hat Angst vor dem Gerichtsurteil und ist froh, dass er derzeit durch die Strafverfolgung vor sich selbst geschützt wird, aber auch die Mädchen vor ihm geschützt werden. Er fühlt Schuld und Reue. Er will seine Neigung im Griff halten und seine Fähigkeit ausbauen, sich auch auf erwachsene Frauen einzulassen, die emotional reifer sind als die Mädchen und ihre Bedürfnisse ihm gegenüber äußern und durchsetzen können. Seine Entschiedenheit wird deutlich in der Art, wie er spricht und wie seine Emotionen deutlich werden. Er spielt viel weniger eine Rolle vor als zu Beginn der Therapie. Dem Prozess der Personalen Existenzanalyse (Längle, 1999) folgend wird in einer Stellungnahme des Gewissens deutlich, wie er mit seiner Schuld umgehen und wie er zukünftig leben will. In dieser Entscheidung wird er als die Person, die er sein kann, sichtbar. Sich darin treu zu bleiben, ist eine wichtige Motivation für die Begrenzung seiner Neigung. Bei Ludger wird deutlich, wie er sich aus einer Kränkungsdynamik heraus den Mädchen nähert, sie manipuliert und seine Macht auf der Beziehungsebene und sexuellen Ebene auslebt. Er stabilisiert seinen Selbstwert dadurch. Im realen Leben ist er freundlich angepasst. Konflikte vermeidet er. Er fühlt sich klein und unwichtig. Seinen Selbstwert stabilisiert er auch durch sein bemüht jugendliches Aussehen. Wenn man genau hinsieht, sind die ersten Falten und der zurückgehende Haaransatz deutlich. Das weiß im Grunde auch der Patient. Er weigert sich älter zu werden, als ob er ewig die Situation zu genießen wünschte, als Jugendlicher mit jugendlichen Mädchen Beziehungen führen zu können. Im Verlauf der Therapie verändert er sein Erscheinungsbild hin zu einem sportlichen, aber altersangemessenen Aussehen. Da sich seine Ehefrau von ihm trennt und die Scheidung anstrebt, beginnt er, sich mit Frauen zu treffen, die deutlich älter sind als bisher. Die neue Bekanntschaft ist klein und zierlich, was jedoch nicht gegen eine Beziehungsaufnahme zu ihr spricht. Er spielt mit offenen Karten und berichtet ihr von seinen Straftaten, ohne zu sehr ins Detail zu gehen. Im Verlauf der neuen Beziehung kommt es zu vielen Situationen, in denen er seine Bedürfnisse anmelden und angemessen durchsetzen muss.

Bei seinem Konfliktvermeidungsmuster fällt es ihm schwer, seine Bedürfnisse selbst ernst zu nehmen und diese nicht im Geheimen zu befriedigen. So gibt es sexuelle Wünsche der Partnerin, die er nicht erfüllen möchte. Sie hat Probleme mit ihrer Emotionsregulation. Er verspürt den

Drang, sich anonym wieder im Internet mit erwachsenen Frauen zu treffen. Allerdings wird ihm deutlich, dass dieses ein Ausweichen bedeutet. Mit dem Patienten wird mit der Willensstärkungsmethode (Längle, 2000) und der Personalen Positionsfindung (Fischer-Danzinger & Janout, 2000) daran gearbeitet, stimmige Entscheidungen für sich zu treffen und diese in konkreten Situationen zu realisieren. Beim Erspüren, Wahrnehmen von personalen Werten und zum Entwickeln von Zielen wurde die Sinnerfassungsmethode angewandt und vermittelt (Drexler, 2000).

Ludger hat aufgrund der Schwere und Vielzahl der Straftaten mit einer mehrjährigen Haftstrafe zu rechnen. Diese macht ihm Angst. Diese ist eine Realangst, obwohl er auch nicht wirklich weiß, was auf ihn zukommt. Er hat viele Vorstellungen und hat gehört, dass sog. »Kinderschänder« ganz unten in der Hierarchie in der Haftanstalt stünden. Er hat die Angst, eine Haft nicht oder nur schwer traumatisiert zu überleben und im Zuge dessen kommen suizidale Gedanken auf. Er wird unterstützt, seine begründete Angst von Vorstellungen zu unterscheiden. Es gibt Strategien mit einer solchen Situation umzugehen. Er muss gut überlegen, wem er sich wie weit in der Haftanstalt öffnen wird.

An dieser Stelle könnten noch einige weitere wichtige Themen aufgezählt werden, wie die Emotions- und Spannungsregulation, der Umgang mit sexuellen Impulsen, der Umgang mit Familien- und Partnerschaftsdynamiken und damit zusammenhängenden Konflikten. Diese wurden bearbeitet. Die Darstellung soll jedoch an anderer Stelle nachgeholt werden.

Adjuvante Methoden

Als adjuvante Methoden kommen unterschiedliche Methoden infrage. So wird Ludger in der Bibliotherapie angeleitet, je einen Brief an seine jeweiligen Opfer zu schreiben. Hierbei soll er sich erklären und ihnen entweder alles Gute wünschen oder sie um Vergebung bitten. Er wird angeregt, sich in die Opfer einzufühlen und ihre Antworten an ihn zu imaginieren. Hierbei erlebt er erneut das Leid der Mädchen und Schuld- bzw. Schamgefühle. Aber er kann neuerdings durch die Therapie einige Antworten geben, warum er zum Täter wurde. Er lernt, zu seinen Delikten zu stehen.

In Achtsamkeitsübungen (Kabat-Zinn, 2019) und körperbezogenen Wahrnehmungsübungen lernt er seinen Körper besser wahrzunehmen. Er kann seine Emotionen genauer benennen und auch seine Lust wahrnehmen, wenn sie auftritt. Mittels der Sonden-Technik aus der Hakomi-Körpertherapie, in der in Achtsamkeit Sätze wie »Ludger, du bist ein wertvoller Mensch!« vorgesprochen werden (Weiss, 1995,) kann er wahrnehmen, ob und wie weit er sich annehmen kann und somit den Wert spüren, *der er ist*. Dieses fördert die Bildung der *Selbstannahme* (Längle, 2016). Aus diesem Erleben speist sich der Grundwert. Aus der Kognitiven Verhaltenstherapie werden Situationsanalysen, Selbstbeobachtungs- und Befindlichkeitsbögen entnommen und danach der Tatzyklus mit dem Patienten besprochen.

Der Umgang mit sexuellen Fantasien wird mit geleiteten Imaginationen geübt. Hierbei werden kritische Situationen imaginativ vorgestellt, in denen pädosexuelle Tatmechanismen zum Tragen kommen könnten. Es wird geübt, eine Stellungnahme im Sinne des Schutzes der Opfer zu imaginieren und sich von einem möglichen Rückfall zu distanzieren. Dieses fördert die Selbstdistanzierung (gegenüber dem mechanischen Tatimpuls) und die Selbsttranszendenz (hin zu einem zu schützenden Wert) (Längle, 2016).

Schlussbemerkung

Die Arbeit mit pädophilen Menschen, Täter:innen und Nichttäter:innen, ist herausfordernd, weil sie Psychotherapeut:innen mit dem unendlichen Leid der Opfer und dem der Täter:innen konfrontieren. Psychotherapeutisch Tätige dürfen sich nicht scheuen, schon im Ansatz sichtbare Grenzüberschreitungen aufzuzeigen und Grenzen (zum Schutz weiterer Opfer) zu setzen. Sie sind mit einer der natürlichsten Angelegenheit der Welt, nämlich der menschlichen Sexualität, konfrontiert und müssen sich deshalb gut hiermit auskennen. Sie trauen sich, schwierige und intime Fragen zu stellen und verstörende Antworten zu hören. Gelungenes und verhindertes Leben liegen dicht beieinander.

Die Arbeit mit Täter:innen ist zum Teil völlig anders als mit »normal neurotischen Menschen«, weil Psychotherapeut:innen sie immer wieder mit ihren abgespaltenen, dissozialen und manipulativen Anteilen konfrontieren müssen und dabei auch selbst in Gefahr sind, manipuliert zu werden. Psychotherapeut:innen sollen oft nicht aufdecken, was die Betroffenen schmerzt, sie beschämt oder sie möglicherweise daran hindern könnte, ihre pädophile Neigung bzw. ihren Drang und sexuelle Interessen auszuleben. Wie zuvor schon beschrieben, haben Täter:innen oft mehrere und auch gegenläufige Motive, die ihr Verhalten bedingen, wie z. B. ein Kind schützen und ein Kind benutzen, um die eigenen psychosexuellen oder partnerschaftlichen Bedürfnisse zu befriedigen.

Dem Autor geht es darum, den Menschen mit pädophilen Neigungen zu vermitteln, dass sie mehr aktiv entscheiden und steuern können, als sie zunächst glauben oder wissen. Dazu brauchen sie viel Ermutigung. Das Ausmaß der sexuellen Gewalt gegenüber Kindern und Schutzbefohlenen im Internet und im Alltag ist immens. Die Vielzahl der Rückfälle während und nach der Therapie mahnt die Professionellen, die Freiheitsmomente nicht allzu optimistisch, aber auch nicht all zu pessimistisch einzuschätzen. Worin die konkreten Risiken im Einzelfall liegen, wird die Psychotherapieforschung künftig noch erarbeiten müssen, obwohl es auch ermutigende erste Ergebnisse aus der Therapieforschung gibt.

Die psychotherapeutische Arbeit mit pädophilen Menschen wird getragen durch die Verbundenheit mit den Opfern und das Mitgefühl für das Schicksal der Menschen, die sich ihre Pädophilie nicht ausgesucht haben. Außerdem müssen diejenigen herausgehoben werden, die die sexuellen Grenzen von Kindern nicht verletzen, weil sie ihre sexuelle Neigung aus Gewissensgründen und zum Schutze der psychosexuellen Entwicklung der Kinder zurückhalten. Sie werden nur sichtbar in Projekten der Berliner Charité, »Kein Täter werden« (Beier, 2018), oder in den ambulanten Praxen, die sich diesem Personenkreis öffnen. Diese Menschen bekommen dort Raum, über ihr Leben, ihr Leiden, aber auch über ihre Möglichkeiten zu sprechen, mit diesem Schicksal umzugehen zu lernen.

In diesem Beitrag wird deutlich, wie wichtig es ist, sowohl für die kindlichen Opfer sexueller Gewalt und als auch für Menschen mit pädophilen Neigungen professionelle Angebote zu schaffen, in denen sexualtherapeutisch und traumatherapeutisch versierte Psychotherapeut:innen arbeiten. Zudem sollten sich Psychotherapeut:innen mit dem Thema der Dissozialität genügend gut auskennen. Andere therapeutische Ansätze, wie z. B. die Kognitive Verhaltenstherapie, haben Behandlungsmanuale entwickelt, die bereits erfolgversprechend zum Einsatz kommen. Auch die Existenzanalyse hat gruppentherapeutische Methoden zur Begleitung von Straftäter:innen entwickelt, die diesen helfen sollen, eine persönliche Verantwortungsübernahme zu entwickeln (Fischer-Danzinger, 2013). Die Existenzanalyse scheint wie zuvor beschrieben in ihrer Haltung, ihrer Anthropologie, der psychotherapeutischen Methodik und Prozessgestaltung ein wirksamer therapeutischer Ansatz bei der Behandlung von pädophilen Menschen zu sein. Eine noch ausstehende begleitende Forschung sollte dieses zukünftig auch bestätigen.

Literatur

Beier, K. (2018). *Pädophilie, Hebephilie und sexueller Kindesmissbrauch. Die Berliner Dissexualitätstherapie*. Springer.
Beier, K. & Lowit, K. (2004). *Lust in Beziehung. Einführung in die Syndyastische Sexualtherapie*. Springer.
Drexler, H. (2000). Schritte zum Sinn. Personale Positionsfindung. *Existenzanalyse, 17*(1), 36–41.
Fischer-Danzinger, D. (2013). Strafe getilgt – Schuld abgesessen. Zum schwierigen Weg von der öffentlichen Moral zur persönlichen Stellungnahme. *Existenzanalyse, 30*(1), 14–20.
Fischer-Danzinger, D. & Janout, U. (2000). Personale Positionsfindung. *Existenzanalyse, 17*(1), 42–48.
Frankl, V. (1998). *Logotherapie und Existenzanalyse. Texte aus sechs Jahrzehnten*. Psychologische Verlagsunion.
Kabat-Zinn, J. (2019). *Gesund durch Meditation. Das große Buch der Selbstheilung mit MBSR*. Knaur MensSana TB.
Kolbe, C. (2000). Perspektiven-Shifting. Methode zur Arbeit mit primärer Emotionalität und unbewussten Stellungnahmen. *Existenzanalyse, 17*(1), 17–20.
Kolbe, C. (2014). Person und Struktur. Menschsein im Spannungsfeld von Freiheit und Gebundenheit. *Existenzanalyse, 31*(2), 32–40.
Kolbe, C. (2017). Das verletzte Selbst. Persönlichkeitsstörungen aus existenzanalytischer Sicht. *Existenzanalyse, 34*(2), 19–25.
Längle, A. (1999). Die anthropologische Dimension der Personalen Existenzanalyse (PEA). *Existenzanalyse, 16*(1), 18–25.
Längle, A. (2000). Die Willensstärkungsmethode. *Existenzanalyse, 17*(1), 4–16.
Längle, A. (2006). Das betrogene Selbst. Vom sozialen Verlorensein zur dissozialen Lösung. *Existenzanalyse, 23*(2), 4–15.
Längle, A. (2016). *Existenzanalyse. Existenzielle Zugänge der Psychotherapie*. Facultas.
Mönig, H., Domm, C. & Wegner, J. (2012). Diagnostik und Therapie der Gynäkomastie. *Journal für klinische Endokrinologie und Stoffwechsel, 5*(1), 34–38.
Schwarze, C. & Hahn, G. (2019). *Herausforderung Pädophilie. Beratung, Selbsthilfe, Prävention*. Psychiatrie-Verlag.
Weiss, H. (1995). Das Hervortreten des Anderen. *Hakomi Forum, 11*, 1–16.

Biografische Notiz

Ingo Zirks ist Psychologischer Psychotherapeut (Verhaltenstherapie) in eigener Praxis. Er ist Existenzanalytiker und Lebensberater bei der Gesellschaft für Logotherapie und Existenzanalyse-International (GLE-International) und arbeitet schwerpunktmäßig als Körperpsychotherapeut, Paar- und Sexualtherapeut (existenzanalytisch fundierte Sexualtherapie). Er ist Lehrtherapeut/-ausbilder und Supervisor in der GLE-D und als Dozent u.a. am Sozialwissenschaftlichen Institut Dresden tätig. Er ist Mitglied des Fort- und Weiterbildungsausschuss der Deutschen Gesellschaft für Sexualforschung.

11 Die existenzanalytische Behandlung der erektilen Dysfunktion unter Einbezug supportiver Methoden

Wenn die Erektion geht, schlägt die Stunde der Potenz![1]

Ingo Zirks

Einleitung

Viele Männer berichten von Problemen, eine Erektion aufrechtzuerhalten, wenn sie mit ihren Sexualpartner:innen intim werden. Dabei gehen die Schilderungen von zeitweiligen Störungen der Erektion, die vielleicht mit Stress, Substanzkonsum oder interaktionellen Problemen verbunden sind bis hin zu einer andauernden Erfahrung des Versagens der Erektion. Mit zunehmendem Alter nimmt bei vielen Männern die Stärke der Erektion ab. Das Bonmot: »Wenn die Erektion geht, schlägt die Stunde der Potenz!« verweist auf die Notwendigkeit, sich auf veränderte Ausgangsbedingungen und Möglichkeiten einzustellen. Dieses gilt nicht nur für den unmittelbar betroffenen Mann, sondern auch für die Partner:innen, die es häufig als eigenes Versagen ansehen, wenn der Mann seine Erektion verliert. So könnten sich die Partner:innen eventuell als zu wenig attraktiv oder zu wenig in sexuellen Künsten versiert beurteilen, was Stress und Verunsicherung in das erotisch-sexuelle Spiel bringen kann. Die existenzanalytische Sexualtherapie ermöglicht es Menschen, mit ihren sexuellen Themen in ihrer Mehrdimensionalität sichtbar zu werden. Sie ist anschlussfähig für erweiternde Perspektiven anderer Richtungen und Methoden und empfiehlt sich somit als zeitgemäßer und integrativen Ansatz in der Sexualtherapie (Hartmann, 2018).

1 Leicht überarbeitetes Original: Zirks, I. (2023). Die existenzanalytische Behandlung der erektilen Dysfunktion unter Einbezug supportiver Methoden – Wenn die Erektion geht, schlägt die Stunde der Potenz! *Existenzanalyse, 40*(1), 23–33.

Klassifizierung und Diagnose

Die erektile Dysfunktion (ED) wird im DSM-5 zu den sexuellen Funktionsstörungen gezählt: Versagen genitaler Reaktionen (F52.2) (American Psychiatric Association, 2015). Wenn die ED nur in bestimmten Situationen wie im Schlaf, bei der Masturbation oder beim Sex mit anderen Partner:innen auftritt, ist die Genese wahrscheinlich psychogen. Im ICD-10 wird ätiologisch zwischen medizinischen und psychischen Faktoren unterschieden und deswegen auch unterschiedlich kodiert (Hoyer & Velten, 2017). Diese Unterscheidung wird wahrscheinlich im ICD-11 aufgegeben werden, da in der Realität das Somatische oft nicht vom Psychischen zu trennen ist (Hoyer & Velten, 2017).

Im DSM-5 (American Psychiatric Association, 2015) lauten die diagnostischen Kriterien für die Erektionsstörung:

> »A. Mindestens eines der folgenden Symptome muss in fast allen oder in allen Situationen oder in bestimmten situativen Kontexten vorliegen:
> 1. Deutliche Schwierigkeiten, eine Erektion während der sexuellen Aktivität zu erreichen oder
> 2. Deutliche Schwierigkeiten, die Erektion aufrechtzuerhalten oder
> 3. Es kommt zum deutlichen Nachlassen der Rigidität der Erektion.
>
> B. Die unter A genannten Symptome bestehen seit mindestens 8 Monaten.
>
> C. Die Symptomatik führt zu klinisch relevantem Leiden.
>
> D. Die Störung kann nicht besser durch eine nichtsexuelle psychische Störung, eine Partnerschaftsproblematik oder andere Stressoren erklärt werden. Sie kann nicht durch einen Substanzgebrauch, die Wirkung eines Medikaments oder eine somatische Erkrankung erklärt werden.«

Im Folgenden ist abzuklären, ob die Störung primär schon immer vorliegt oder sekundär nach einem Zeitraum normaler sexueller Aktivität aufgetreten ist. Des Weiteren wird eruiert, ob sie nur in bestimmten Situationen, bei einer bestimmten Stimulation oder mit bestimmten Partner:innen auftritt.

➢ Viele Männer mit einer Erektionsstörung leiden unter einem verringerten Selbstwertgefühl, einem herabgesetzten Gefühl von Männlichkeit und weisen depressive Symptome auf.

- Die Vermeidung von sexueller Aktivität oder die Angst vor derselben kann vorliegen.
- Bei den Sexualpartner:innen kann die sexuelle Zufriedenheit gestört sein oder ein verringertes Verlangen vorliegen.

Zu beachten sind Faktoren der Partnerschaft und der Partner:innen sowie deren sexuelle und somatische Erkrankungen. Ebenso muss die Beziehungsqualität einbezogen werden, die möglicherweise damit verbundenen kommunikativen Probleme oder ein unterschiedliches Verlangen nach sexuellen Aktivitäten. Auch individuelle Einflüsse, wie ein negatives Körperbild oder Traumaerfahrungen, haben einen Einfluss auf die Störung. Komorbide psychische Erkrankungen (Angststörungen, Depressionen etc.) und aktuelle Stressoren, z. B. am Arbeitsplatz, sind neben kulturellen oder religiösen Einstellungen sensibel aufzunehmen und zu beachten. Neben den zuvor beschriebenen Einflussfaktoren spielen auch medizinische und substanzbezogene Einflussfaktoren, beispielsweise Alkohol, eine große Rolle.

Normative Angaben werden in den Klassifikationssystemen psychischer Störungen zumeist vermieden, weil keine unnötige Pathologisierung und Stigmatisierung erfolgen soll (Hoyer & Velten, 2017). Sexuelles Erleben und Verhalten wird dann als dysfunktional verstanden, wenn bei den Betroffenen ein Leiden oder bei den Mitbeteiligten ein Schaden entsteht. Allerdings ist zu bemerken, dass nicht alle Betroffene ihre Erektionsstörungen als ein Leiden erleben, sondern eher als ein belastendes Ärgernis oder als frustrierend oder störend. Es gibt zudem die Schwierigkeit zwischen einem vereinzelt auftretenden und einem störungswertigen Symptom zu unterscheiden, um festzulegen, wann ein krankheitswertiger Grad erreicht ist, der eine Behandlung rechtfertigt bzw. nötig macht.

Die Frage, wie die sexuellen Funktionsstörungen einzuordnen sind, bleibt oft schwierig zu beantworten. Für die fachliche Kommunikation und Forschung brauchen wir aber diagnostische Kategorien (Hoyer & Velten, 2017). Fachleute sollten um die Fehlbarkeit und Zeitgebundenheit dieser Diagnosen wissen und in ihre Behandlungen einbeziehen. Hoyer und Velten (2017) verweisen auf die Subjekt- und Situationsvarianz, die miteinbezogen werden müssen, was die in der Existenzanalyse angewandte »verstehende Phänomenologie« als Methode nahelegt (Holzhey-Kunz & Längle, 2008; Dorra, 2015; Vetter, 2007).

Prävalenz

Es gibt wenig verlässliche Daten zur Prävalenz der Erektionsstörungen. Vor allem ab dem 50. Lebensjahr scheinen Erektionsstörungen zuzunehmen. 13 bis 21 Prozent aller Männer zwischen 40 und 80 Jahren berichten von gelegentlichen Erektionsstörungen. Nur zwei Prozent der Männer unter 40 Jahren beklagen häufige Erektionsprobleme (American Psychiatric Association, 2015).

Behandlung der ED

Es tobte lange ein Kampf um die Deutungsherrschaft über die Ätiologie und die Behandlungsoptionen der ED. Wie auch bei anderen Störungen wurde vehement über einen somatischen oder psychischen Ansatz diskutiert. Auch wenn einzelne praktizierende Sexualmediziner:innen mit dem Ausgang dieser Diskussion noch nicht vertraut sind, ist inzwischen klar, dass gerade bei dieser Störung nach genauer Anamnese und Diagnosestellung beides zutreffen kann (Hartmann, 2018). Die ED ist deshalb auch besonders geeignet für ein interdisziplinäres und methodenintegratives Vorgehen.

Existenzanalytische Diagnostik

Auch wenn bei jeder Psychotherapie die Frage nach der sexuellen Zufriedenheit und möglichen sexuellen Problemen und Herausforderungen gestellt werden kann, ist eine genaue Anamnese bei Männern, die initial mit dem expliziten Wunsch nach einer Therapie der Erektionsstörung kommen, unumgänglich. Dabei werden die sexuellen Möglichkeiten und Einschränkungen, das Können, Wissen und Verlauf der Störung sowie lebensgeschichtliche Ereignisse erfasst. Wichtig ist an dieser Stelle die sexualtherapeutische Kompetenz der Psychotherapeut:innen, um die sexuelle Problematik angemessen in eine allgemeine Psychotherapie einzupassen. Die Erektionsstörung wird im Kontext der individuellen psychosexuellen Entwicklung erfasst und gleichzeitig werden die personalen Frei- und Erlebensräume im Bereich der Beziehungsgestaltung zu sich selbst und anderen, sprich der Sexualpartner:innen, in Verbindung gebracht. Das individuelle Leiden wird im Zusammenhang von situativen Erfahrungen, dem biografischen Gewordensein sowie der idiosynkratischen Bedeutung des gestörten Sexualvollzugs deutlich. Das Leiden wird in einen personalen Dialog von Patient:in zu Therapeut:in aussprech- und somit behandelbar.

Dabei werden das Strukturmodell (Längle, 2021) und das Prozessmodell der Personalen Existenzanalyse (Längle, 2021) hinzugezogen, um die Einschränkungen und Möglichkeiten des:der Patient:in auf dem Hintergrund der existenziell-phänomenologischen Theorie zu beschreiben und zu verstehen.

Fallbeispiel 1

Der 28-jährige Sven erscheint auf Empfehlung seines Urologen. Er ist von mittelgroßer Statur, etwas gedrungen und muskulös, sportlich-leger gekleidet. Er berichtet, zwei Jahre mit einer Frau zusammen zu sein, bevor sie sich trennen. Anlass der Trennung ist auch das Thema Sexualität. Sven hat davor zwei kürzere Beziehungen, in denen er sich zwar wohl fühlt, gleichzeitig aber auch unsicher in Bezug auf seine Sexualität ist, ohne dem viel Bedeutung beizumessen. Er versteht sich eben als Anfänger. Das ändert sich mit der letzten Partnerin, denn er verliert während des ersten intimen Treffens seine Erektion. Sven vermeidet daraufhin sexuelle Aktivitäten.

Die Partnerin befürchtet, nicht attraktiv für ihn zu sein. Es kränkt sie, dass Sven sich im Internet pornografische Filme ansieht, was sie als »Fremdgehen« einordnet. Sven recherchiert über seine sexuellen Schwierigkeiten im Internet und sucht schließlich einen Urologen auf, um Hilfe bei der vermuteten Internetsucht und vor allem seiner Erektionsstörung zu bekommen. Die urologische Untersuchung ergibt, dass keine somatische Grundlage für seine Erektionsstörung vorliegt. Sven bekommt die Empfehlung zu einer sexualtherapeutischen Behandlung.

Biografische Anamnese

Sven wächst bei seinen leiblichen Eltern als ältester von zwei Brüdern auf. Seine Eltern haben einen handwerklichen Betrieb und arbeiten Tag und Nacht, um den Betrieb über die Runden zu bringen. Sven bekommt wenig Zuwendung und Aufmerksamkeit und wird sehr leistungsbezogen erzogen. Eigentlich sind seine Eltern »ganz nett und liebevoll«, sie hätten nur keine

Zeit gehabt. Zusätzlich gibt es oft Streit, da der Vater sich um seine eigenen Eltern kümmern muss und der Handwerksbetrieb darunter aus Sicht der Ehefrau leidet.

Sich selbst beschreibt der Patient als ehrgeizig mit wenig Selbstwertgefühl. Er freut sich an Erfolgen nur kurz (wenn überhaupt), dann geht es weiter. Bei Misserfolgen sucht er die Schuld bei sich. Er ist insgesamt eher angespannt, steht »ständig unter Strom«. Er ist jedoch auch humorvoll, offen und hilfsbereit und hat viele Freunde, mit denen er gerne auf »Raves« geht. Er kontrolliert ständig seine Außenwirkung und betrachtet sich »durch die Augen der anderen«.

Sexualanamnese

Mit 13 Jahren entdeckt Sven die Selbstbefriedigung und praktiziert sie mehrfach wöchentlich. Zur Erregungssteigerung nutzt er neben eigenen Fantasien vor allem Pornos, die er sich auf seinem Laptop im Bett ansieht. Er stellt sich als Mann meist nicht infrage. In der Partnerschaft, aber auch in der Sexualität sieht er sich als gefühlvollen Mann. Er mag seinen Körper und hält ihn auch fit. Er wünscht sich, dass jeder beim Sex »auf seine Kosten kommt«. Er mag es, über Sex zu sprechen und herauszufinden, was jedem gefällt.

Wie zuvor erwähnt, hat Sven vor der letzten Partnerschaft zwei Freundinnen, mit denen es beim Sex »insgesamt keine Probleme« gibt. Er muss sich keine Gedanken machen, was alles passieren kann. Zur Verhütung nutzt er Kondome. Nach einem Unfall mit einem geplatzten Kondom nimmt seine damalige Freundin die »Pille danach«. Das Ereignis belastet ihn nur kurzfristig, da ja »alles gut« geht.

Die sexuellen Probleme beginnen mit seiner letzten Freundin. Sven findet sie sehr attraktiv. Sie ist sehr schlank, achtet extrem auf ihr Essen und macht viel Sport. Da er ebenfalls ein sehr aktiver Mensch ist, funkt es zwischen ihnen schnell. Nachdem sie ihn zunächst »toll« findet, beginnt sie bald, ihn »herunterzumachen«. Schon beim ersten Mal, bei dem sie intim werden, baut sich in ihm ein extremer Druck auf, was er sonst nicht kennt.

Er kann nichts richtig machen und dann verliert er auch noch seine Erektion, was sie abfällig kommentiert. Wenn er bei weiteren Treffen Lust auf Sex hat, entzieht sie sich ihm. Und wenn er sich zurückzieht, hat sie »plötzlich wilde Lust auf Sex«. Dieses geht immer wieder hin und her, sodass er nicht mehr weiß, woran er ist. Seine Freundin meint, er soll »sein Problem in den Griff kriegen«, sodass Sven einen Termin beim Urologen vereinbart. In der urologischen Anamnese schreibt Sven, dass er eine morgendliche Erektion bekomme und sich bis zum Orgasmus selbst befriedigen kann. Weder ein Substanzmissbrauch noch Medikamenteneinnahme erklären die Probleme, zusätzlich bestätigt eine Ultraschalluntersuchung, dass keine körperlichen Erkrankungen vorliegen, sodass der Arzt von einem psychologischen Problem ausgeht und entsprechend eine Sexualtherapie empfiehlt.

Diagnosen

Nach ICD-10 und DSM-5 kann bei Sven eine erektile Dysfunktion (ED) diagnostiziert werden. Die ED ist vor allem psychisch bedingt und wird als sekundär bezeichnet, da die Erektionsfähigkeit in früheren sexuellen Begegnungen gegeben ist.

In der existenzanalytischen Diagnostik kann eine Erwartungsangst in Bezug auf die sexuelle Funktionsfähigkeit beschrieben werden, wobei die Sicherheit, die Erektion halten zu können, erschüttert ist. Das Versagen einer gewohnten Körperfunktion trifft auf den Hintergrund eines unsicheren und stark auf Leistung bezogen Grund- und Selbstwert. Durch die kränkenden Äußerungen der Partnerin ist seine Identität als *potenter Mann* infrage gestellt und wirkt sich negativ auf seinen Selbstwert aus.

Therapeutischer Verlauf

Im Erstkontakt zeigt sich Sven unsicher, aber vorsichtig aufgeschlossen. Er bewegt sich sicher in der Praxis und nimmt sofort den Kontakt mit mir auf. Er berichtet bereitwillig von dem, was ihm widerfahren ist. Er weiß nicht, was mit ihm nicht stimmt. Zunächst wird eine Sexualanamnese erhoben, in der neben dem Beschränkenden vor allem auch das Gelingende deutlich wird. Unser Blick, der vornehmlich auf sein Können fokussiert, verwundert und erleichtert Sven.

Wir stellen fest, dass Sven gut beschreiben kann, was ihm Freude bereitet. Er hat einen guten Zugang zu seinem Körper, den er zunächst vor allem im Leistungsmodus wahrnehmen und wertschätzen kann, aber dann auch als Quelle der Lust. Er kann erotisch-sexuelle Fantasien entwickeln und sie beim Sex einsetzen. Er kann sich auf Partnerinnen einlassen und sie für sich gewinnen. Er hat ausreichend Wissen, um sich zu orientieren und seine Sexualität zu genießen. Er kann sich emotional mitteilen und eigene Bedürfnisse und Wünsche äußern. Beschränkend sind sein Leistungsdenken und seine Verunsicherung, wenn sich Dinge anders als geplant entwickeln.

Auf der Basis der Grundmotivationen (Längle, 2021) zeigt sich folgendes Bild: Das Versagen einer bisher zuverlässigen Körperfunktion, die in ihrem Ablauf physiologisch immer gleich ist, führt zu einer massiven Verunsicherung seinem Körper gegenüber. Dies erschüttert seine haltgebenden Strukturen, die einerseits im vertrauten Funktionieren des Körpers als auch im Selbstbild des Menschen begründet sind (Längle, 2016). Durch das jähe Erleben der Grundangst entsteht eine Erwartungsangst, die im Vorfeld und während des Genitalverkehrs zu Verspannungen im Beckenbereich und einer Ablenkung von erregungssteigernden Bildern, Wahrnehmungen und Sinneseindrücken führt, welche das Nachlassen der Erektion begünstigen. Im Sinne der dritten Grundmotivation erlebt der junge Mann eine Kränkung seines Mannseins, eine Erschütterung seiner männlichen Identität, die er assoziativ mit der Fähigkeit zur Erektion und damit penetrativem Sex verbindet. Es verletzen ihn grundsätzlich, aber auch im Speziellen während des Sexualverkehrs, selbstabwertende Gedanken bezüglich seines Mannseins und seiner Fähigkeit, eine Frau sexuell zu befriedigen.

Auf der Ebene der zweiten Grundmotivation gerät er in eine Abwärtsspirale durch den Versuch, den Anforderungen seiner Freundin zu genügen. Die interaktionellen Dynamiken von wechselseitiger Verunsicherung, Frustration und gegenseitiger Kränkung lassen vermuten, dass Sven die Perspektive der Freundin nicht eingeholt hat, sie zu wenig gesprochen haben.

Zu Beginn von Svens Psychotherapie bezüglich eines so intimen Themas erscheint es besonders wichtig, ihm Offenheit, Mitgefühl und Sicherheit zu vermitteln, sodass er sich mit seinem Anliegen zeigen darf, ohne Beschämung oder Kränkung erfahren zu müssen. Zunächst werden die Fakten in Bezug auf seine ED gesammelt, um die Dynamik innerhalb des Paares zu verstehen. Es wird deutlich, dass die ED nicht primär, sondern in dieser Beziehung erstmalig auftritt. In früheren Beziehungen oder anderen Situationen, wie im Schlaf, beim Aufwachen und bei der Selbstbefriedigung, kann Sven Erektionen erleben und ist lust- und orgasmusfähig. Der Urologe schließt somatisch-medizinische Ursachen aus (Hartmann, 2018).

Informationen über den Erektionsvorgang und den Erregungsreflex bis zum Orgasmus sind wichtig, um Sven das komplexe Zusammenspiel biologischer und psychologischer Prozesse und die dafür nötigen Rahmenbedingungen zu verdeutlichen und damit die Wirkweisen der sexualtherapeutischen Interventionen zu erklären (Hartmann, 2018). Vielen Männern ist es neu, dass die Erektion Ergebnis einer sexuellen Erregung ist und dass diese mit unterschiedlichen Methoden gesteigert, aber auch reduziert werden kann (Hartmann, 2018). Die Psychoedukation hilft Sven, sich und seinen Körper besser zu verstehen. Dadurch erfährt er mehr Sicherheit, da die Informationen ihm Halt und eine erste Orientierung geben (im Sinn der ersten Grundmotivation des Motivations- und Strukturmodells (Längle, 2021), wodurch auch sein Selbstvertrauen gestärkt wird.

In der Anamnese wird klar, dass einerseits die Kritik der Partnerin und das ängstliche Erwarten des *erneuten Scheiterns* seine Erektionsfähigkeit negativ beeinflussen. Aber auch sein Selbstbild und der Mythos »Männer können immer« und sein hoher Leistungsanspruch »Wenn du dich genügend anstrengst, kannst du alles erreichen« erschweren einen gelassenen Umgang mit dem Ausbleiben oder Nachlassen der Erektion. Somit bleibt Sven ängstlich auf seinen Penis fokussiert. Andere potenziell erregungssteigernde Möglichkeiten, wie die sinnliche Wahrnehmung seiner Partnerin und der Situation, Fantasien oder ein Ausweichen auf andere Praktiken werden dadurch vernachlässigt. Die Anspannung im Beckenraum führt schließlich zum Verlust der Erektion.

Das Motiv *Leisten-Müssen*, d. h. in diesem Fall eine Erektion zu halten und seine Partnerin zu befriedigen, führen zu einem reduzierten Zugang zu seinen Emotionen und zu einem weniger intuitiven Umgang mit seiner Sexualität. Das freie Erleben und Gestalten von Sexualität gelingt uns, wenn wir nicht zielfixiert, sondern prozess- und erfahrungsorientiert bleiben. Die Erektion ist so nicht mehr Mittel zum Zweck (Orgasmus), sondern sie ist eine Weise oder eine Möglichkeit unter mehreren, um sexuelle Lust zu steigern, eventuell bzw. hoffentlich einen Orgasmus zu erreichen und dabei auch Begegnung in der Sexualität zu ermöglichen. Dieses erfordert eine erfahrungsorientierte, offene Haltung gegenüber dem Körper und dem sinnlichen Wahrnehmungs- und Erregungsprozess. Frankl (1994) beschreibt den Teufelskreis zwischen Erwartungsangst, Hyperreflexion und anschließendem Versagen an sich autonom funktionierender Körperreaktionen wie der. Lust kann nicht intendiert werden. In dem Maße, in dem sie direkt angestrebt wird, entzieht sie sich dem Menschen.

Um seinen Körper mehr wahrnehmen zu können, wird Sven angeleitet, seinen Körper zu erforschen. Dabei werden geleitete Körperreisen, Achtsamkeitsübungen nach Jon Kabat-Zinn und Beckenbodenexperimente angeboten. Er wird instruiert, seine Erregung, die er durch die Anspannung des Körpers, manuelle Stimulation seines Penis sowie durch die Nutzung von Internetpornografie erreicht, durch weitere körperorientierte Experimente zu ergänzen. Dabei wird er angeregt, seinen Penis, den Damm und die Hoden mit Hand und mit den Fingern mit unterschiedlichem Druck, Rhythmen und an unterschiedlichen Stellen zu stimulieren. Der ganze Körper soll zunehmend miteinbezogen werden. So kann Sven genau sagen, dass er es auch erregend findet, an den Brustwarzen und am Hals berührt zu werden. Es ist wichtig, die bisherigen Möglichkeiten zur Erregungssteigerung und Lustgewinnung nicht zu entwerten, sondern die Neugier zu wecken und das Repertoire zu erweitern. Das sexuell erotische Repertoire zu erweitern, an Veränderungen anzupassen und Neues zu lernen, ist eine lebenslange Herausforderung in der Sexualität.

Die existenzielle Offenheit (Frankl, 1994; Längle, 2016) sich immer wieder neu auf veränderte Situationen einzustellen, ist eine wichtige, präventiv wirkende Haltung gegenüber der eigenen Sexualität und den Möglichkeiten aller beim sexuellen Miteinander Beteiligten. Im Sinne einer Dereflexion wurde Sven angeleitet, sich nicht mehr auf die Erektion zu fokussieren, sondern auf einen anderen Wert, wie die Lenkung der sinnlichen Wahrnehmung auf den eigenen Körper und den Körper der anderen (Frankl, 1994).

Die Erwartungsangst ist ein aufrechterhaltender Faktor, der zu einem erneuten Versagen der Erektion oder dem Vermeiden von intimen Situationen führt. Der dazugehörige Teufelskreislauf zwischen erstem Auftreten des erlebten Versagens, den anschließenden Selbstbewertungsprozessen, der körperlichen Anspannung und der ängstlichen Vorhersage eines erneuten Scheiterns, führt häufig zum Vermeiden der sexuellen Situation. Dieser Teufelskreis wird mit Sven erarbeitet. Die ausgebliebene Erektion als Teil des Teufelskreises wird für ihn nachvollziehbar, was ihn beruhigt. Da seine Erwartungsangst thematisch in der dritten Grundmotivation (so sein dürfen, wie er ist) liegt (Längle, 2016), werden mit ihm sein Selbst- und Idealbild erhoben. Er kann die Kränkung durch die Freundin wie auch durch das Versagen seines Körpers benennen. In der anschließenden Angstkonfrontation werden die vorgestellten Situationen und sein darin stattfindendes potenzielles Versagen bis zum Ende gemeinsam angeschaut, seine Ängste konsequent zu Ende gedacht. Dabei wird darauf geachtet, dass er sich emotional durch seine Angst berühren lässt und er sich nicht in ein rationalisierendes Darüber-Sprechen flüchten kann. Es wird ihm dabei deutlich, dass er ein Ausbleiben und Abnehmen seiner Erektion aushalten kann und er weitere Methoden beherrscht, sich und seiner Partnerin Lust zu verschaffen. Er versteht, dass die Verantwortung für ein erfüllendes Miteinander nicht nur bei ihm liegt. Dies entlastet Sven und erweitert sein Verständnis für seine Sexualität und die sexuelle Dynamik im Paar.

Frankl beschreibt das Versagen genitaler Funktion auch als eine mögliche Antwort auf eine für den Patienten unstimmige Situation (Frankl, 1994). Der Sexualverkehr wird in diesem Sinne sozusagen blockiert, weil Sven die Beziehung nicht als erfüllend erlebt. Sven versucht wider sein tatsächliches Erleben sich vorzustellen, dass seine Partnerin »die Frau seines Lebens« sein müsse. Dass Sexualität einfach auch ein lustvolles Spiel ohne tiefere Bindung sein kann, entdeckt er in einigen Situationen beim Dating mit Frauen, die er auf Internetplattformen kennenlernt. Im gegenseitigen Einverständnis und ohne längerfristige Verpflichtungen erlebt er, dass seine Angst, er könne keine Erektion aufrechterhalten, unbegründet ist. Er ist sich sicher, dass er sich irgendwann eine feste Freundin wünscht. Allerdings kann er die Zeit, die es dauert, die Richtige zu finden, mit sinnlich erotischen Begegnungen gestalten. Nach insgesamt 15 Stunden ist die Therapie abgeschlossen.

Fallbeispiel 2

Ein 58-jähriger Mann, Friedrich, kommt nach einer Internetrecherche in die Praxis. Er ist groß und schlank und erscheint mit kurz geschnittenem, ungewaschenem Haar. Seine Augen wirken müde und angestrengt. Er spricht etwas gehetzt und mit abgehackter Tonmelodie. Seine Kleidung ist ordentlich, aber unscheinbar. Friedrich hat kaum geschlafen und wirkt ungepflegt.

Er arbeitet als Rettungssanitäter und lebt allein. Er hatte noch nie eine längerfristige Beziehung zu einer Frau. Er hat schon immer Schwierigkeiten, beim Sex eine Erektion aufrechtzuerhalten. Friedrich spricht nie ernsthaft mit jemandem über seine Probleme mit der Erektion. Er hat eine sog. *beste Freundin*, die ihn über alle ihre familiären und amourösen Angelegenheiten auf dem Laufenden hält. Er kann sich ihr gegenüber nur partiell öffnen, da er in sie heimlich verliebt ist. Sie ist die Frau, die er wirklich attraktiv findet. Er hält sich für sportlich und bedingt attraktiv. Aber mit 58 Jahren sieht er sich als einen *alten Sack*, für den sich die jüngeren Frauen, die er begehrt, nicht mehr interessieren. Außerdem ist er überzeugt, dass sein Penis zu klein ist und Frauen, »wenn sie ehrlich seien, nur Ficker mögen«. Beziehungsversuche scheitern von vorneherein an seiner Schüchternheit, die »richtige Frau« anzusprechen. Er grübelt viel und fühlt sich erschöpft, kann sich kaum konzentrieren. Er spürt seine Einsamkeit und er erwartet für die Zukunft auch keine Besserung. Er will sich allerdings durch die Psychotherapie noch einmal eine Chance geben.

Biografische Anamnese

Friedrich wird als jüngerer von zwei Söhnen in einer dörflichen Umgebung geboren. Der Bruder verstirbt früh. Der Patient wächst im Armenviertel des Dorfes auf. Sein Vater ist nach außen hin beliebt und ein »Großmaul«. Friedrich beschreibt ihn anschaulich als selbstbezogenen, egoistischen, trunksüchtigen Mann, der unzufrieden mit sich und seinem Leben ist. Er misshandelt Friedrich regelmäßig schwer und stellt ihn oft in der Öffentlichkeit bloß. Friedrich wünscht sich von ihm weniger unangenehme Auftritte in der Öffentlichkeit, weniger Erwartungsdruck beim Sport und seinen Schulleistungen. Vater und Sohn haben eine angespannte und konfliktreiche Beziehung. Seine Mutter ist aufopferungsvoll und hilfsbereit. Er beschreibt sie als *unsicher mit niedrigem Selbstwertgefühl*. Eine Erziehung zu einem selbstständigen und selbstbewussten Menschen vermögen die Eltern nicht zu leisten. In den Konflikten mit ihrem Ehemann geht die Mutter häufig wutentbrannt aus dem Haus. Die Kinder haben panische Ängste, weil sie mit dem betrunkenen Vater allein gelassen werden. In seiner Jugend neigt Friedrich zu Gewalttätigkeiten.

Sich selbst beschreibt Friedrich widersprüchlich: Er ist kreativ, offen, ehrlich, humorvoll und sozial kompetent. Negativ sieht er sein geringes Selbstwertgefühl. So bleibt er in sozialen Situationen häufig an der Oberfläche. Auch neigt er zu überzogener Selbstkritik. Er findet sich unkonzentriert, ängstlich, langsam und unordentlich.

Sexualanamnese

Friedrich ist heterosexuell und wird vermutlich in der Schule oder auf dem Schulhof aufgeklärt, da in seiner Herkunftsfamilie nicht über Sexualität gesprochen wird. Sein erstes sexuelles Erlebnis hat er mit 28 Jahren in einem Bordell, was ihn enttäuscht. Er ist dort »erfolglos«, weil er keine Erektion bekommt. Partnerschaften sind ihm nie geglückt. Er kann im entscheidenden Moment nicht »zugreifen«, d.h. er spricht die Frauen, die ihn interessieren, nicht an oder hält sie mit seiner lockeren Art auf Distanz. Seine Sexualität beschreibt er als blockiert, unsicher und fetisch-orientiert, so findet er jüngere Frauen mit sehr großen Brüsten erregend. Er sucht dringend eine Partnerin und das Thema *Wunsch nach erfüllter Sexualität* beschäftige ihn viel. Derzeit kreisen Friedrichs Gedanken unentwegt um dieses Thema. In der selbstbezogenen Sexualität (Selbstbefriedigung) kann er seine Erregung bis zum Orgasmus steigern. Er nutzt dabei den archaischen und mechanischen Modus der Anspannung und manuellen Stimulation, wie sie bei Sexocorporel beschrieben wird (Sztenc, 2018). Friedrich kann mittels eigener Fantasien und mit Internetpornografie seine Erregung steigern, wobei er sich stundenlang bis kurz vor dem Orgasmus stimuliert, um sich dann zu unterbrechen und wieder von vorne zu beginnen. Er verurteilt sich für seinen Pornokonsum. Nach den anstrengenden Schichtdiensten nutzt er Selbstbefriedigung, um sich zu entspannen und den negativen Grübelschleifen zu entkommen. Er hat zwei zentrale Fantasien, die für ihn nicht zusammenpassen. Er will der Frau *Lust geben und sie rannehmen, wie sie es wirklich will* und dabei der aktive Mann sein, *der weiß, was er tut und weiß, was die Frau will.* Anderseits will er selbst dominiert werden und sich der Frau unterwerfen, um endlich nicht mehr führen zu müssen.

Friedrich berichtet insgesamt von nur wenigen sexuellen Erfahrungen mit Frauen. Die Beziehungen werden bald durch die Frauen oder durch ihn unterbrochen. Er kann sich an keine befriedigende sexuelle Erfahrung erinnern und hat die (Erwartungs-)Angst entwickelt, dass es wieder zum Versagen seiner Erektion kommt, sobald es im Bett ernst wird. Weitere Treffen mit Frauen vermeidet er deswegen seit längerer Zeit. Er sieht sich als *Versager, der Frauen nichts zu bieten* habe. Er spielt oft den Clown und kennt sich aber auch mit gesellschaftlichen Themen aus, sodass er kein Langweiler ist. Aber wenn es ernst wird, *zieht er den Schwanz ein.*

Diagnostik

Nach ICD-10 ist zunächst eine schwere depressive Störung mit somatischem Syndrom zu diagnostizieren (F33.2; WHO, 2000). Eine komplexe

Traumafolgestörung seit der Kindheit begünstigt die depressive Entwicklung und erschwert den Aufbau von nahen und intimen Beziehungen. Es fällt Friedrich schwer, anderen Menschen zu vertrauen, er erlebt seine Umwelt als gefährlich und ist deswegen andauernd angespannt, »wie auf der Flucht«. Im ICD-10 wird die komplexe Traumafolgestörung unter F62 diagnostiziert (WHO, 2000). Die sexuelle Funktionsstörung kann unabhängig kodiert werden, da sie schon vor der depressiven Störung vorlag und außerdem seine Libido nicht gestört ist (F52.2; WHO, 2000).

Auf der Basis der Grundmotivationen (Längle, 2016) zeigt sich folgendes Bild: Friedrich wird in seiner Kindheit und Jugend jahrelang immer wieder misshandelt und gedemütigt. Er entwickelt somit wenig Grundvertrauen in die haltgebenden und schützenden Strukturen seiner mitmenschlichen Umwelt. Es fällt ihm schwer, sich tiefergehend emotional einzulassen und sich selbst anzunehmen, da er als Kind nicht bedingungslos geliebt und angenommen wird. Er kann nur einen geringen Grundwert und damit auch ein eingeschränktes Wertempfinden entwickeln. Für die Resonanz mit Werthaftem, Schönem und Sinnvollem im Leben braucht Friedrich aber einen ausreichend stark ausgebildeten Grundwert. Sein geringes Selbstvertrauen geht auf die mangelhafte und negative Spiegelung seiner Person durch wichtige Erwachsene, seine Eltern, zurück. Die Identifizierung mit seinem gewalttätigen Vater als *vorbildlichen Mann* ist ihm nicht möglich. Er kann sich auch im Verlauf seines Lebens keine eigene wertschätzende und selbstsichere Identität als Mann aneignen. So kann er nicht selbstbewusst und entschieden zu sich stehen und sich angemessen für seine Bedürfnisse, die er kaum spürt, einsetzen. Als Ressource erkennen wir, dass er die Beziehung zur Familie der Freundin und zu ihr selbst seit vielen Jahren pflegt. Er spürt, dass es ihm dort gut geht. In der Familie erfährt er *gutes Leben*, das er bei aller Irritation aufgrund seiner Verliebtheit nicht unnötig gefährden möchte. Er kann trotz aller Schwierigkeiten die Hoffnung auf ein besseres Leben aufrechterhalten.

Die ED wird vor diesem Hintergrund als Folge einer tiefen Grund- und Selbstwertstörung und einer sich darauf aufbauenden Erwartungsangst gesehen.

Therapeutischer Verlauf

Im Erstkontakt wirkt er getrieben und gequält durch seine vernichtenden Selbstbeurteilungen. Das Gespräch ist geprägt durch beißende Ironie und

Sarkasmus über sich selbst sowie allgemein gegenüber Frauen und Männern und Sätze wie »Ich bringe es nicht«, »Ich bin ein Versager« oder »Mein Schwanz ist zu klein«. Ich selbst bin fassungslos ob dieser Negativität. Ab und an blitzt Dankbarkeit über die Therapie und über die Hoffnung auf, dass man ihm helfen könnte. Er schämt sich offensichtlich und zerrt dennoch die peinlichsten Momente seines Lebens ans Licht, um sich dann verbal zu verurteilen, ja fast zu vernichten. Erstaunlicherweise scheint er nicht suizidal zu sein. Er verspürt die Verpflichtung, sein Leben zu leben und für seine Mutter da zu sein.

Zunächst geht es darum, Friedrich zu entlasten. So wird zunächst eine längere Krankschreibung befürwortet. Da er gequält wirkt und seine Welt- und Selbstwahrnehmung extrem rigide, fast wahnhaft scheint, wird mit ihm über eine antidepressive Medikation gesprochen. Diese lehnt er ab, da er *selbst damit fertig werden will* und er – wie in anderen Bereichen auch – sehr misstrauisch ist. Es dauert lange, bis er sich im Internet informiert und schließlich einen Psychiater aufsucht, wobei er sich zunächst doch gegen ein Medikament entscheidet. Nach 35 Sitzungen beginnt er, ein pflanzliches Antidepressivum zu nehmen.

Seine Tagesstruktur kann er mit eisernem Willen aufrechterhalten. Er treibt regelmäßig Sport. Er verbringt viel Zeit mit seiner *besten Freundin*, die er seit vielen Jahren kennt und deren Kinder er mit aufzieht. Friedrich begehrt und idealisiert die Freundin. Sie berichtet ihm, wie sie sich mit Männern trifft, die in ihrer Darstellung (oder seinem Verständnis nach?) allesamt potent sind und sie sexuell befriedigen. Sie begutachtet, beurteilt und sortiert jeweils die Männer aus. Friedrich hört sich alles an und bewundert sie für ihr *geiles und autonomes Sexualleben*. Er vergleicht sich mit den Männern aus den Erzählungen. Sein vermeintliches (sexuelles) Unvermögen wird ihm jedes Mal vor Augen geführt. Seine Gefühle der Freundin gegenüber behält er für sich, da er glaubt, eine Ablehnung nicht aushalten zu können.

Eine urologische Abklärung und allgemein-medizinische Untersuchung ergeben keine somatischen Ursachen für seine Erektionsstörung. Der Testosteronspiegel ist leicht unter dem Normwert und wird auf eigene Kosten durch ein Pflaster angehoben, was – wie so häufig – das Erleben und die Probleme des Mannes nicht verbessert.

Durch beständige Rückmeldungen von meiner Seite kann Friedrich seine permanenten Abwertungen und Selbstbeschimpfungen zunächst einmal wahrnehmen und dann auch reduzieren. Mit ihm werden die psychosomatischen Zusammenhänge zwischen Libido, Depression, der sexuellen Funktionsstörung sowie seinen psychischen Belastungsfaktoren wie Erwartungs- und Versagensangst erarbeitet. In der Sexualanamnese werden mit ihm seine erotisch sexuellen Möglichkeiten und Beschränkungen deutlich.

Wir stellen fest, dass Friedrich kaum beschreiben kann, was ihm Freude bereitet. Er hat einen rein leistungsbezogenen Zugang zu seinem Körper. Er kann erotisch-sexuelle Fantasien entwickeln und sie in der Selbstbefriedung einsetzen, wobei er in den letzten Jahren vermehrt auf Pornografie aus dem Internet zurückgegriffen hat. Er kann sich im Flirt auf eine Frau einstellen und sie im Gespräch für sich interessieren. Er schafft es jedoch nicht, diese Frau in seinen emotionalen und leiblichen Intimraum einzuladen. Hat er Vertrauen gefasst, wie bei seiner besten Freundin, kann er sich emotional mitteilen und teilweise eigene Bedürfnisse und Wünsche äußern. Limitierend sind sein Leistungsdenken und seine massive Verunsicherung, die auf einem ungenügenden Grund- und Selbstwert aufbauen. Ebenfalls hat er wenig interpersonelle Lernerfahrungen im sexuellen Bereich machen können, was für das Selbstbild eines 58-jährigen Mannes mehr ins Gewicht fällt als bei einem 28-jährigen Studenten, der am Anfang seines Lebens steht.

Die Erektionsstörung bei Friedrich steht im Schatten der Depressionen und der Traumafolgestörung. Friedrich versteht, dass er im Moment gar nicht in der Lage ist, eine erfüllende (sexuelle) Beziehung mit einer Frau einzugehen. Er ist noch zu sehr mit sich selbst beschäftigt, sodass es noch zu keiner wirklichen Begegnung von Person zu Person kommen kann. Dies frustriert ihn einerseits und macht ihn auch traurig, da er diesen unerfüllten Wunsch nach Nähe und Intimität schon so lange hat, ohne dass er sich erfüllt. Durch seine Trauer kommt er jedoch mit sich selbst in Berührung, was ihn Wärme erleben lässt. Andererseits entlastet ihn der Gedanke, dass es derzeit für ihn nicht möglich ist, mit einer Frau in eine sinnliche oder romantische Begegnung zu kommen. Die Freundschaft zu seiner Freundin wird in der Therapie validiert, da sie neben vielerlei Projektionen und ungeklärten Annahmen auch genuin personale Anteile hat. Als die Depression sich ein wenig bessert, nimmt auch das Quälende des unerfüllten Beziehungswunsches ab, da er die apersonalen Anteile seiner Projektionen auf seine Freundin realisiert. Er kann die Beziehung leichter als die stehen lassen, die sie ist, nämlich eine gute und langjährige Freundschaft.

Für Friedrich wird mit der Diagnosestellung und durch das bessere

Verständnis seiner Möglichkeiten und Einschränkungen ein Heilungsweg erkennbar. Die Thematik der ED war eingebettet in einen größeren Zusammenhang. Der Einbezug seines Körpers, seiner Sexualität und die Entwicklung einer gesünderen Identität als Mann, der er ist und sein kann, laufen im Weiteren parallel zur Behandlung der Depression und der komplexen Traumafolgestörung.

Fallbeispiel 3

Der 32-jährige Franz wird von einem Urologen in die Praxis überwiesen, da dieser keine somatische Ursache für die Erektionsprobleme des jungen Mannes finden kann. Franz ist ein schlanker, graziler Mann, der deutlich jünger wirkt. Seine Sätze versanden am Ende immer ein wenig *im Nichts*. Er wirkt suchend unsicher und lächelt unentwegt. Er sagt später, dass er gar nicht anders kann, als zu lächeln und dass sein Lächeln manchmal sogar für ihn anstrengend ist. Franz lebt mit einer fünf Jahre älteren Frau zusammen. Die Beziehung ist unaufgeregt, stabil und aufeinander bezogen. Er liebt seine Freundin. Sie haben aber wenig Zeit füreinander, da die Arbeit einen großen Raum bei beiden einnimmt. Er schaut jeden Tag Pornos und frage sich, ob dieses verhindert, dass er mit seiner Freundin einen Orgasmus erreichen kann. Derzeit bekommt er nur beim Pornoschauen einen Orgasmus.

Biografische Anamnese

Franz wird als Erster von zwei Söhnen geboren. Sein jüngerer Bruder verstirbt bei einem Unfall im Kindergartenalter. Seine Mutter zieht sich daraufhin völlig zurück. Sie macht sich ständig Sorgen um ihren Sohn, da sie Angst gehabt hat, dass ihm Ähnliches wie seinem Bruder widerfährt. Sein Vater sei *ein Kumpeltyp*, der kontaktfreudig und spontan ist. Franz selbst beschreibt sich als schüchtern und vorsichtig. Er braucht immer Zeit, bis er bei anderen auftaut. Seine jetzige Freundin spricht ihn an bei der ersten Begegnung an. Eine Ausbildung als Erzieher bricht er ab, da er durch die vielen sozialen Interaktionen mit anderen überfordert ist. Er arbeitet heute in einem größeren Unternehmen in der Logistik. Er schätzt sehr, dass er seine Arbeitsabläufe selbstständig organisieren darf und seine Kolleg:innen nur in der Pause trifft.

Sexualanamnese

Franz wird in der Schule und durch das Internet aufgeklärt. Er konsumiert schon früh Pornografie. Auch sein Vater nutzt Pornografie. Franz erinnert sich, ihn dabei zu erwischen. Sexszenen im Fernsehen empfindet Franz als unangenehm. Erste sexuelle Erfahrungen mit 17 Jahren erinnert er weder besonders positiv noch besonders negativ. Er praktiziert Selbstbefriedung seit dem 13. Lebensjahr zur Erlangung positiver Empfindungen, zur Entspannung und zur Vermeidung von Langeweile. Seine sexuelle Erregung kann er durch Anspannung des Körpers, manuelle Stimulation des Penis und durch Fantasien steigern, die er aus zuvor konsumierter Pornografie erhält und mit Frauen verbindet, die ihm in der letzten Zeit begegnen. Er konsumiert mehr Pornografie aus dem Internet, als ihm lieb ist. Er erreicht nur beim Pornokonsum einen Orgasmus. Seine Freundin nimmt am Pornokonsum keinen Anstoß, möchte aber gerne mit ihm zusammen eine erfüllende Sexualität erleben, wozu eben auch ein Orgasmus gehört.

Diagnostik

Nach ICD-10 und DSM-5 kann bei Franz eine erektile Dysfunktion diagnostiziert werden. Die ED ist psychisch bedingt und sekundär, da die Erektion in früheren sexuellen Begegnungen in zufriedenstellender Weise möglich ist.

In der existenzanalytischen Diagnostik kann eine Erwartungsangst in Bezug auf die sexuelle Funktionsfähigkeit beschrieben werden. Es kommt zu einer Erschütterung des Halt-Erlebens beim Versagen seiner gewohnten Körperfunktionen. Die soziale Unsicherheit von Franz wird auch in der therapeutischen Beziehung spürbar. Franz hat wenig Zugang zu seinen Emotionen. Er beschreibt seine Beziehungsgestaltung mit Bekannten und Kolleg:innen als *zögerlich und schüchtern*. Dadurch sind seine Begegnungen mit Frauen wenig lebendig. Gedanken und Erwartungen teilt er nicht mit, sodass sein Verhalten für andere oft unvermittelt ist.

Therapeutischer Verlauf

Franz ist seit einiger Zeit mit seiner Freundin zusammen, die ihn auch ermutigt, wegen seiner Erektionsprobleme zum Urologen zu gehen. Beide stehen berufsbedingt jeden Tag sehr früh auf und sind abends erschöpft. Sie haben eigentlich Lust auf Sex, aber es komme nicht wirklich dazu. Es soll doch spontan wie am Anfang ihrer Beziehung geschehen.

Zu Beginn der Therapie gilt es, Franz eine vertrauensvolle Beziehung anzubieten, in der intime Gespräche möglich sind. Franz hat zunächst noch keine Sprache, um sexuelle Themen und Wünsche auszudrücken. Er spürt seine Unbeholfenheit. Immer wieder treten Peinlichkeit und Scham auf, wenn er sein vermeintliches Versagen anspricht. Es wird auch deutlich, dass er seinen Körper kaum kennt. Von therapeutischer Seite her wird die Schwierigkeit eines angemessenen Umgangs mit sexuell intimen Themen anerkannt und sein Bemühen um eine Veränderung validiert. Sexualpädagogische Informationen werden eingeflochten und gleichzeitig die sexuellen Fähigkeiten und Möglichkeiten von Franz erhoben und ihm so zur Verfügung gestellt, was er dankbar annimmt. Er berichtet immer offener und fließender von seinen Erfahrungen und seinen Ängsten. Es wird deutlich, dass er stolz ist, eine Freundin zu haben. Als ich dort vertiefend nachfrage, wirkt er scheu und berührt, als er merkt, dass er sie wirklich sehr gerne hat.

Seine Erwartungsangst durch seine Unsicherheit wieder als Versager dastehen zu müssen, wird ausführlich besprochen. Anhand des Teufelskreis-Modells wird ihm der Zusammenhang von der Erwartungsangst und den dazugehörigen psychosomatischen Folgen (wie Verkrampfung und Erektionsverlust) aufgezeigt. Seine ED wird für ihn kognitiv nachvollziehbar. Seine Freundin erscheint in seinen Erzählungen die sexuell Erfahrenere zu sein: Sie reagiert verständnisvoll auf ihn und übernimmt immer wieder die Führung. Dies kann er glücklicherweise annehmen.

Das Ausmaß und die Funktionalität seines Pornokonsums wird erhoben: Es werden durch den Pornokonsum eine schnelle Lusterfahrung und das Umgehen von Langeweile deutlich. Pornos sind zudem zu jeder Zeit und an jedem Ort kostenfrei verfügbar ist. Seine stereotypen Vorstellungen über männliche und weibliche Sexualität werden ihm deutlich, als er überlegt, welche künstlichen Bedingungen bei der Produktion der Filme vorliegen. Als Botschaft der Filme hat er übernommen: »Der Mann kann immer und ohne Unterlass« und »Frauen mögen das, was in Pornos gezeigt wird«. Alternativ zu diesen Pornobotschaften wird Franz angeregt, mehr mit seiner Freundin zu kommunizieren und eigene Bedürfnisse zu äußern.

Die aus der Sexual- und Körperpsychotherapie entlehnten Übungen zur Achtsamkeit werden auf seine Emotionen und Impulse gelenkt (Sztenc,

2018). Damit wird der Fokus verschoben, von seiner Erektion und der ängstlichen Wahrnehmung seines Penis weg und stattdessen hin auf seinen Atem und den Atemraum. Franz wird angeleitet, seinen Körper zu erforschen. In abendlichen Übungen nutzt er Öl und berührt sich sinnlich am ganzen Körper. Seinen Penis stimuliert er nun mit leichten Bewegungen und Berührungen, während er sich zuvor mit sehr festen und schnellen Bewegungen beim Masturbieren befriedigt. Die festen, aggressiven Reize durch seine Hand lösen eine deutlich kräftigere Stimulation aus als die weiche Vagina seiner Freundin, die er mit seinem Penis durch die vorherige Überreizung gar nicht wahrnehmen kann. Das Spüren von zarteren Berührungen und Impulsen solle Franz deshalb explizit üben.

Da er sich schnell ermutigt fühlt, experimentieren er und seine Freundin. Franz macht dabei viele positive Erfahrungen und ist stolz. Außerdem werden mit ihm auch alternative Formen der Sexualität, wie Slow Sex thematisiert, bei dem es nicht auf die Erreichung des Orgasmus, sondern auf die sinnlich-erotische Begegnung und das spielerische Miteinander ankommt. Wenn die Erregung steigt, steigt auch die Wahrscheinlichkeit für einen Orgasmus. Dabei ist die Erektion ein Teil des Geschehens: »Die Erektion kommt und geht und kommt und …«. Die Aufmerksamkeit pendelt zwischen beiden Sexualpartner:innen, mal ist sie beim Gegenüber, dann wieder bei sich. Die Darstellung dieses Prozesses erweiterte die Vorstellung von Franz und führte zu noch mehr Gelassenheit.

Zu drei Sitzungen wird die Partnerin eingeladen. Franz ist stolz auf seine Beziehung. Sie besprechen einige Irritationen und durch anschließende Paarübungen begegnen sich beide unerwartet neu, was sie positiv emotional berührt. Seine Freundin äußert in der ersten Sitzung ihre Liebe und ihr Begehren ihm gegenüber, er antwortet ihr in der gleichen Weise. Er gesteht sich zu, sich von ihr führen lassen zu können, da sie erfahrener als er in Sachen Sexualität ist. Deutlich wird ihre Belastung auf der Arbeit und ihre Erschöpfung, die sie wenig Lust haben lässt, sich auf Sex einzulassen. Er lernt, ihre situative Gereiztheit nicht sofort auf sich zu beziehen und im Nachhinein das Gespräch mit ihr zu suchen.

Das Paar wird motiviert und angeleitet, zu Hause Paarübungen zu machen, die dem Hamburger Modell entlehnt sind (Hauch, 2019). Dabei sitzen sie in einem vorbereiteten Raum nackt nebeneinander und berühren sich wechselseitig je 15 Minuten. Sie beobachten achtsam das Berühren und das Berührtwerden. Dabei erleben sie den Unterschied des bloßen Anfassens gegenüber der achtsamen Berührung. Beide Weisen des Kontakts können erotische Qualitäten haben. Bei der ersten Erfahrungsübung werden die erogenen Zonen bewusst ausgelassen. Drei Wochen später werden sie angeleitet, auch die erogenen Zonen in das Erfahrungsexperiment mit einzubeziehen. Beide Male werden sie aufgefordert, keinen Sex zu haben, um eine automatische Verbindung zwischen Sinnlichkeit und sexueller Handlungen zu unterbinden. Nicht unerwartet wird dieses Gebot des Coitus-Verbots unterlaufen. Beide erleben eine als erfüllend beschriebene sexuelle Begegnung.

Nach 14 Einzel- und drei Paarsitzungen kommt die Sexualtherapie zu einem guten Ende.

Abschließende Bemerkungen

Die oben beschriebenen Fallbeispiele machen deutlich, wie Sexualität in ein komplexes Bedingungsfeld mit förderlichen und hinderlichen Faktoren eingebettet ist. In der existenzanalytischen Sexualtherapie wird diesen unterschiedlichen Bedingungen Rechnung getragen, indem, von einem mehrdimensionalen Menschenbild ausgehend, jeder Mensch mit seiner Sexualität in seinen Möglichkeiten zu sinnlich-erotischem Erleben und zu intim-personaler Begegnung gefördert werden kann. Gibt es bei den Grundstrebungen nach Sicherheit, nahen und leiblichen Beziehungen, emotionaler Berührbarkeit, nach Selbstwerterhaltung und nach stimmigem Identitätserleben Behinderungen bzw. Verletzungen, können diese in die Therapie thematisch miteinbezogen werden. Die Therapieinhalte oszillieren zwischen personalen Fähigkeiten, Psychodynamik, biografischer Auseinandersetzung und dem sexuellen Anliegen der Patient:innen. Ziel der existenzanalytischen Sexualtherapie ist eine Verbesserung und Erweiterung sexueller Spielräume, die zu mehr Befriedigung und Erfüllung führen können und in denen der Mensch als Person in Würde sichtbar werden kann.

Literatur

American Psychiatric Association (2015). *Diagnostisches und Statistisches Manual Psychischer Störungen DSM-5*. Hogrefe.

Dorra, H. (2015). Menschen verstehen. Hinweise zur phänomenologischen Hermeneutik. In H. Dorra (Hrsg.), *Menschen verstehen. Hermeneutische Besinnungen* (S. 93–96). Der Trainer-Verlag.

Frankl, V. (1994). *Ärztliche Seelsorge. Grundlagen der Logotherapie und Existenzanalyse.* Fischer TB.
Hartmann, U. (2018). *Sexualtherapie. Ein neuer Weg in Theorie und Praxis.* Springer.
Hauch, M. (2019). *Paartherapie bei sexuellen Störungen.* Thieme.
Holzhey-Kunz, A. & Längle, A. (2008). *Existenzanalyse und Daseinsanalyse.* Facultas.
Hoyer, J. & Velten, J. (2017). Sexuelle Funktionsstörungen. Wandel der Sichtweisen und Klassifikationen. *Bundesgesundheitsblatt, 60*, 979–986. https://doi.org/10.1007/s00103-017-2597-7
Längle, A. (2016). *Existenzanalyse. Existentielle Zugänge der Psychotherapie.* Facultas.
Längle, A. (2021). *Existenzanalyse und Logotherapie.* Kohlhammer.
Sztenc, M. (2018). *Klappt's? Vom Leistungssport zum Liebensspiel. Ein Übungsbuch.* Hirzel.
Vetter, H. (2007). Was ist Phänomenologie? *Existenzanalyse, 24*(2) 4–10.
WHO (2000). *Internationale Klassifikation psychischer Störungen. ICD-10, Kapitel V.* Huber.

Biografische Notiz

Ingo Zirks ist Psychologischer Psychotherapeut (Verhaltenstherapie) in eigener Praxis. Er ist Existenzanalytiker und Lebensberater bei der Gesellschaft für Logotherapie und Existenzanalyse-International (GLE-International) und arbeitet schwerpunktmäßig als Körperpsychotherapeut, Paar- und Sexualtherapeut (existenzanalytisch fundierte Sexualtherapie). Er ist Lehrtherapeut/-ausbilder und Supervisor in der GLE-D und als Dozent u.a. am Sozialwissenschaftlichen Institut Dresden tätig. Er ist Mitglied des Fort- und Weiterbildungsausschuss der Deutschen Gesellschaft für Sexualforschung.

Teil 4
Existenzanalytisch fundierte Leibarbeit und Körperpsychotherapie

12 Existenzanalyse mit dem Körper – Ereignis und Anverwandlung

Existenzielles Grounding als existenzanalytisch-körperpsychotherapeutischer Zugang[1]

Markus Angermayr

Jeder Geist braucht einen Körper. Der Mensch ist ein verkörpertes Lebewesen. Was immer wir erleben, denken oder tun ist mit dem Körper verbunden und kann leiblich gefühlt und gespürt werden. Ich verwende bevorzugt das Begriffskonstrukt des »Körperleiblichen« (vgl. Angermayr, 2019, S. 49). Es entspricht der Doppelbezüglichkeit von Körper haben und Leib sein. Der *Leib* meint den gefühlten, belebten Körper – das Subjekthafte –, während der Begriff *Körper* sich mehr auf den Ding-Aspekt – das Objekthafte – bezieht. Die Kombination beider Begriffe verdeutlicht, dass in der »leiblichen Erfahrung sich keine isolierten Zonen der Körperlichkeit, Seelenhaftigkeit und Geistigkeit ausbilden« (Wührl, 2012, S. 18). Das sprachliche Potenzial der Begriffe »Körper« oder »Leib« bleibt in der einfachen Verwendung erhalten und zeigt den jeweiligen Schwerpunkt an.

In, mit und unter körperleiblichen Bedingungen zeigt sich das Leben als ein personales Ganzes. Dabei sind das Sprechen und das Schreiben über das Phänomen Körper ein schwieriges Unterfangen. Der Körper ist unendlich überschrieben und übertextet. Er ist ein Ding merkwürdiger Art und Martin Heidegger spricht davon, dass wir erst auf den Boden springen müssen, auf dem wir stehen. Das heißt: raus aus den Konzepten, raus aus den wissenschaftlichen Theorien, den Vorstellungen, hinein in die konkrete Lebenswelt – auf die Wiese, in den Wald usw. (vgl. Heidegger, 1992, S. 26). Es braucht einen existenziellen Sprung.

Ich springe jetzt einmal … und finde mich hier, in diesem Raum, an meinem Schreibtisch, schreibend, in dieser Atmosphäre und Zeit …

1 Leicht überarbeiteter Originalartikel: Angermayr, M. (2022). Existenzanalyse mit dem Körper – Ereignis und Anverwandlung. Existenzielles Grounding als existenzanalytisch-körperpsychotherapeutischer Zugang. *Existenzanalyse, 39*(1), 4–13.

Das gelebte Leben finden Sie nicht in Büchern oder Theorien, es ereignet sich Atemzug für Atemzug. Das ist merkwürdig, oder? Und das hat mit dem Phänomen Körper zu tun. Es ist keine Überraschung, dass eine Psychotherapie vom Geistigen her beim KörperLeib landen muss.

Das Lebendige, die Natur, die du bist, der atmende Körper, der du bist, sitzt hier und liest gerade diesen Text. Das Leibliche ist der absolute Ort.

Der existenzielle Sprung lässt sich eigentlich nur erfahren im körperleiblichen Einüben, Sein und Erleben. Darüber nur zu schreiben und zu referieren, ist unmöglich. Darum werde ich in diesem Beitrag immer wieder Übungen einfügen, Möglichkeiten des Inne-Werdens »es gibt mich«. Diese Übungen öffnen Erfahrungsräume. Es gibt dabei kein »richtig« oder »falsch«. Das Wahrnehmen von entstehenden Bewertungen in mir zum gegenwärtigen Erleben wird ebenfalls ermöglicht. Diese muss ich aber nicht glauben.

> Übung 1
>
> Atmen wir einige Atemzüge ohne Eile … ohne Unterbrechung … nimm wahr … es gibt dich … Unglaublich oder … so ein Zufall … Selbstfindlinge … wir finden uns vor …

Bevor wir etwas begreifen, sind wir bereits ergriffen davon. Das Leben selbst ergreift uns.

Das ist wie ein existenzieller Urknall, ein Anfang. Alfried Längle hat das mit Grundmotivation gefasst (vgl. Längle, 2021). Die Erfahrung im Hier und Jetzt, dem Seinserleben, das immer gegenwärtig ist, ist eine körperleiblich wahrnehmbare Grund-Bewegung. Es gibt mich und meinen Wunsch da zu sein, zu leben, so sein zu dürfen und sich zu verwirklichen.

Philosophisch-kulturgeschichtliche Anmerkungen

Der Körper wird oft wie ein störrischer Esel verstanden. Er soll sein Futter haben und Ruhe geben, funktionieren und gut aussehen. Ein solches Körperverständnis hat seine Geschichte.

Schon in der Antike hat man im Körper das Gefängnis oder sogar das Grab der Seele gesehen. Die antiken Ansätze tendieren zur Logos-Ausrichtung (vgl. Elm, 2009, S. 367f.). Die unsterbliche Seele als Vernunft befindet sich im Kopf, der restliche Körper ist nur eine Art Fahrzeug oder Wohnung. Dazu kam der religiöse Einfluss: Einflüsse aus der persischen Lichtreligion (der Geist ist Licht, der Körper das Dunkle) sind ins Christentum über Augustinus eingeflossen.

Der Körper wird als schmutzig, triebhaft gesehen, er schwitzt, stinkt. Das sexuelle Begehren ist verdächtig. Es zeigt sich eine deutliche Tendenz zur Abspaltung des Körpers, eine Entfremdung wird sichtbar. Das Große sind die Ideen, die Wahrheit, die Liebe. Der Mensch soll sich in der Folge vom Körper lösen, von den Begierden, den Widersprüchlichkeiten befreien und zu den Höhen reiner Erkenntnis und sicheren Wissens vordringen. Es kommt zu eindeutigen Hierarchisierungen, die sich bis heute ziehen, wenn wir bei Viktor Frankl noch lesen, dass der Geist über das Psychophysikum herrscht. Natürlich gab es auch immer wieder Versuche, die Einheit zu sehen, aber eingefleischt hat sich die Abwehr.

Der KörperLeib als Gebrauchsgegenstand wird praktisch hingenommen – eben Leib als Esel.

Dazu kommen Jahrhunderte Erfahrungen mit dem körperlichen Sein. Zum Beispiel wurde im Barock kaum gebadet, dafür parfümiert und gepudert. Diese Zeit hat unser Verständnis von Körper beeinflusst. Körper ist mühsam, unangenehm, und der Tod ist eine Befreiung.

Verschärft wurden diese abwertenden Tendenzen durch die neuzeitliche Auffassung von Rationalität. »Die gesamte Natur wird einem geometrisch-mathematisierenden Verfahren unterworfen, das auch den menschlichen Körper umfasst.« (Elm, 2009, S. 368) Der Körper wird zur Maschine, die technisch-instrumentell beherrscht werden soll. Darum wird das Leib-Sein heute zur Aufgabe, um dieser Tendenz entgegenzusteuern.

Der Mensch als Maschine ist eine höchst erfolgreiche Ideologie, der wir unsere moderne Medizin verdanken. In der Folge führte das zur »Aufspaltung des Gesundheitswesens in eine somatische Medizin mit hochspezialisierten und kostenintensiven Spezialkliniken für kranke Körper ohne Seelen und eine psychologische Medizin mit Psychotherapeuten und Neurosenkliniken für die leidenden Seelen ohne Körper« (Uexküll, 1996, S. 16). In der ersten Hälfte des 20. Jahrhunderts entstanden zwei Disziplinen, die diese dualistische Situation zu überwinden suchten: vonseiten der Medizin die Psychosomatik, vonseiten der Psychotherapie die Körperpsychotherapie. Beide leben von den starken Impulsen der Phänomenologie.

Trotz dieser Gegenbewegungen herrscht in der Moderne ein Körperbewusstsein vor, das den Körper als Kultgegenstand wahrnimmt, der geformt, trainiert und fit gehalten werden soll.

Bei diesem kulturgeschichtlichen Hintergrund wird es nicht leicht Patient:innen und auch Therapeut:innen aufzulockern und für das Körper-Leibliche zu öffnen.

Dazu kommt noch das »Kränkungspotenzial«, wenn wir realisieren, dass da ein Körper ist, der durchaus Eigenleben hat und sich dem totalen instrumentellen Zugriff entzieht. Es kränkt unser Ego, wenn wir wie Friedrich Nietzsche den Leib als große Vernunft (Angermayr, 2010) oder an Sigmund Freuds Satz: »Das Ich ist nicht Herr im eigenen Haus« denken.

Auch die Selbstabwertungen machen es uns nicht leicht, wenn wir auf unseren medizinischen Hightech-Apparaten nichts sehen von unserem Schmerz, ihn aber deutlich fühlen, und uns gesagt wird oder wir es selbst denken, dass es nur Einbildung sei, weil im Blutbild, beim Röntgen oder MRT nichts angezeigt wird. Wir brauchen ein anderes Menschenbild.

Könnte es sein, dass mein Körperleib manchmal mehr weiß über mich als ich selbst? Dass mein Leib Dinge wahrnimmt, die ich noch gar nicht bewusst erfasst habe. *Nachdenken* hieße dann, auf das körperleibliche Geschehen zu fokussieren, die Phänomene wahrzunehmen und daraus neue Schritte entstehen zu lassen.

Welches Verständnis von KörperLeib brauchen wir, damit wir eine Verbindung zu dieser Quelle finden? Könnte es sein, dass unser KörperLeib eine Funktion hat, über mich zu wachen? »Wächter« darüber, dass ich nicht mit mir in ein falsches Leben gehe?

Wir sind gut erzogen, haben gelernt, unmittelbare Bedürfnisse zurückzustellen. Kinder wollen alles sofort. Wir können Verzicht aushalten. Das erste große Lob bekommen Kinder, wenn sie die natürlichen Bedürfnisse ihres Körpers unterdrücken. Und interessanterweise entsteht in der Folge eine geheime Lust daran. Genau das ist Freud aufgefallen.

Psychotherapiegeschichtliche Aspekte: »Vom ›absent presence‹ zum sanften ›body turn‹«[2]

Psychotherapiegeschichtlich ist es interessant, dass der Körper von Beginn an dabei war, aber meist als »absent presence«, d. h. der Körper ist anwesend, aber ohne Gewahrsein, er ist dies meist in der alltäglichen Seinsweise, sich verbergend anwesend.

2 Das Zitat stammt von Gugutzer (2015).

Schon Freud bemerkte, dass das Ich vor allem ein körperliches sei. Er selbst massierte anfangs seine Patient:innen, um einen Zugang zu ihnen zu bekommen. Erst im Zuge der Erfahrungen mit den hysterischen Patient:innen und dem Phänomen sexuell-erotischer Übertragung sah er davon ab. Auf diesem Hintergrund ist die Abstinenz zu verstehen. Damit ist das konkret Körperliche auch zugunsten der symbolischen Deutung in den Hintergrund getreten. Zugleich gab es immer wieder Versuche, das Körper-Leibliche in den Prozess zu integrieren.

Der Körper wurde gewissermaßen immer wieder entdeckt – meist aus zwei Gründen:

1. Er meldet sich am Gipfel der Verdrängung selbst.
2. Am Gipfel der Entfremdung und Veräußerung wird er selbst gesucht.

So experimentierte Sándor Ferenczi in den 1920er Jahren mit aktiven Techniken und Berührung. Er wurde später wegen seines abweichenden Zugangs von Freud ausgeschlossen und sogar für geisteskrank erklärt.

Den größten Einfluss hatte aber Wilhelm Reich (1897–1957). (vgl. Geuter, 2006, S. 18). Er suchte nach neuen Behandlungstechniken für Störungen, die er triebhaften Charakter nannte. Er ging davon aus, dass seelische Probleme zugleich körperliche Prozesse seien, die mit muskulären Blockaden, Spannungs- und Atemmustern verknüpft sind und sprach von »Körperpanzerungen«. Dort setzten seine Nachforschungen an. Seine Konzepte waren auch politisch wirkmächtig, was neben seinen späteren Irrwegen zu großer Anfeindung führte.

Interessant ist, dass sowohl Reichs zweite Lebensgefährtin (eine Tänzerin) als auch die Frau des berühmten Analytikers Otto Fenichel Kurse bei Elsa Gindler belegten. Elsa Gindler war eine führende Körperlehrerin ohne psychotherapeutischen Anspruch und eine Persönlichkeit der Reformbewegung. Sie hat, wie auch Isadora Duncan, die frühe Psychotherapieentwicklung beeinflusst (vgl. Geuter, 2006, S. 18). Von Duncan wird berichtet, dass sie oft lange stillstand, bevor sie tanzte. Dabei spürte sie Tanzschritte, in die sie sich hinein hätte bewegen können. Sie tat es nicht, sie stand still, während sie innerlich der Musik lauschte und ihre körperlichen Bewegungsimpulse spürte, diese jedoch nicht in Bewegung übergehen ließ. Das, was sich stimmig anfühlen würde, war noch nicht da. Eugene Gendlin kommentiert dieses Suchen, Warten, Schauen und Zulassen als eine Art Handlung, eine Art und Weise sich auf etwas zu beziehen (Renn, 2020). Wir würden hier von Phänomenologie nach innen sprechen, purer moderner Existenzanalyse. Es waren überwiegend Frauen, die die großen »Meister« mit ihren leibpädagogischen Übungen inspirierten. Eine »verborgene Geschichte des Wirkens von Frauen, die in der Historiographie der Psychoanalyse und Psychotherapie bisher kaum gewürdigt wurde, da diese Frauen, außer Ruth Cohen, [...], wie Gindler selbst, kaum etwas über ihre Arbeit veröffentlichten« (Geuter, 2004, S. 170). Sie blieben im Hintergrund.

Mit dem Wunsch den KörperLeib ernst zu nehmen, war schon damals auch ein Impuls gegeben, die Bedeutung der subjektiven Natur gegen die Verdinglichung und rein instrumentell-funktionale Betrachtung zu verteidigen. Damit war immer auch eine politische Dimension verbunden (kulturkonservative Kritik, im Besonderen der Sexualmoral und ein Auftrag zur Emanzipation). Das »Körperthema« hat also einen enormen Impact-Faktor. Das ist vielleicht auch ein Grund, warum eine große Vorsicht bis hin zur offenen Abwehr sichtbar wird.

Die humanistischen Schulen waren in gewisser Weise offener in der Aufnahme des Körpers. Unter dem Eindruck der 1960er Jahre wurden mit Impulsen aus der Kunst, der Kreativitätsszene, der fernöstlichen Meditation und asiatischen Kampfkünsten experimentiert. Wilhelm Reich wurde wieder gelesen und sein bekanntester Schüler Alexander Lowen entwickelte seinen Ansatz weiter und experimentierte mit der psychotherapeutischen Arbeit im Stehen und Gehen (einen Stand haben, im Leben stehen ...). Von ihm stammt der Begriff »Grounding«, der auch als Wertschätzung der historischen Entwicklung ins »Existenzielle Grounding« eingeflossen ist (Angermayr, 2014).

In der Gestalttherapie entwickelte Charlotte Selver das »Sensory Awareness«. Sie war eine Schülerin Elsa Gindlers und hatte enormen Einfluss auf Erich Fromm, Carl Rogers, Fritz Perls und Moshe Feldenkrais (vgl. Geuter, 2006, S. 19). Die Therapeut:innen-Patient:innen-Beziehung wurde als Wirkungseinheit im Prozess betrachtet. Maurice Merleau-Pontys Phänomenologie wurde aufgenommen, speziell der Begriff der Zwischenleiblichkeit und die Existenzphilosophie wurde einbezogen. Innere Achtsamkeit wurde zu einem Schlagwort.

Besonders zu erwähnen ist hier noch Eugene Gendlin, der bedeutendste Schüler Carl Rogers, und seine Entwicklung des Focusing und einer sehr elaborierten Prozesstheorie. Das Focusing hat enormen Einfluss auf die körperorientierten Traumakonzepte, wie Peter Levins »Somatic Experiencing«, aber auch auf die modernen körperpsychotherapeutischen Ansätze wie sie z. B. Ulfried Geuter vertritt.

Gendlin geht davon aus – und das ist sehr nahe am existenzanalytischen Konzept –, dass auf das eingefleischte *implizite Wissen* (für das er das Kunstwort Feltsense geprägt hat) im Prozess Bezug genommen werden muss, und zwar nicht nur auf Gefühle und Impulse, sondern auf das ganze Spektrum körperleiblicher Empfindung. So erleben wir heute eine sanften »body turn« in der Psychotherapie.

Der Körper in der Existenzanalyse: Existenzielles Grounding

Frankl formulierte ein dreidimensionales Menschenbild. Er hatte das Bestreben, die Einheit zu denken, aber über die Hintertür der Dreiteilung ein Herrschaftsverhältnis wieder eingeführt (vgl. Bauer, 2009, S. 9f.). Alfried Längle hat diese Theorie phänomenologisch neu begründet, systematisch-theoretisch weiterentwickelt, mit den Grundmotivationen verknüpft und einige körperbezogene Übungen entwickelt. Es war auch hier immer der Körper dabei, aber – was irgendwie auch typisch für Körper ist – im Hintergrund. Weil es wenig praktisch-methodische Unterstützung gab, war das Thema lange Zeit wenig populär. Das hat sich inzwischen geändert.

> Übung 2
> Halten wir kurz inne: Da ist ein atmender Körper, der im Austausch mit der Welt ist und von Augenblick zu Augenblick »Stellung« nimmt … Kurz einen Atemzug wahrnehmen und sich hineingeben … sich an den Atem hingeben … Füße spüren … den Kontakt zum Boden … die Qualität dieser Berührung …

Mit der Internationalen Tagung der Gesellschaft für Logotherapie und Existenzanalyse im Jahr 2009 in Salzburg rückte das Körper-Thema in den Fokus. Es entstand die klinische Psychosomatik-Weiterbildung von Renate Bukovski. Gleichzeitig entwickelte sich das Existenzielle Grounding als leibphänomenologischer Zugang, der 2014 in Berlin das erste Mal vorgestellt wurde (Angermayr, 2014). Parallel dazu wurde mit ersten Ansätzen einer existenziellen Körperarbeit experimentiert. 2017 wurde der Autor zur Psychosomatik-Tagung in Riga eingeladen. Dabei wurden zusammen mit Alfried Längle die Ansätze des Existenziellen Groundings weiterentwickelt und eingeübt. Darüber hinaus waren es vor allem die praktischen Erfahrungen auf den selbsterfahrungs-orientierten Reisen in Europa, Nordafrika, Nepal, Tibet und Indien, die im Grounding ihre Spuren hinterlassen haben – und die Erfahrungen in Körperarbeit. Heute können wir feststellen, dass sich mit dem Grounding ein eigenständiger »körperpsychotherapeutischer« Ast in der Existenzanalyse entwickelt hat.

Ausgangspunkt dieses Zugangs ist der KörperLeib als Wesensmedium meiner Existenz, wie es sich im Begriff des »eingefleischten Selbst« (vgl. Längle, 2009 und Längle, 2021, S. 154f.) zeigt und eine ins körperleibliche gehende Responsivität (Angermayr, 2019, S. 49f.). Der KörperLeib weiß es besser als die rationalen Überlegungen. Das Körperleibliche ist personal durchdrungen. Darum braucht es die Einübung ins Leib-Sein, in die Natur, die ich bin (vgl. Böhme, 2003).

Existenzielles Grounding

Der Zugang zum Existenziellen Grounding entstand aus dem Dialog mit Körperarbeit, Focusing und Körperpsychotherapie. Aus dieser Perspektive ist Psychotherapie allgemein als eine Begleitung lebendiger Prozesse bei den Patient:innen zu verstehen. Es geht nicht zuallererst um psychische Störungen und ihre Dynamiken, sondern um die Kunst einen Kurs einzuschlagen, wenn wir die Patient:innen auf ihrem therapeutischen Weg begleiten (vgl. Geuter, 2019, S. VIII).

Lebendige Prozesse leben aus der Begegnung mit dem anderen – sowohl in der Gestalt der Therapeut:innen als auch in sich selbst. Diese irritierenden Überraschungen – dass das, was ich erlebe, anders ist, als ich denke – machen den therapeutischen Prozess zu einer spannenden und lebendigen Reise. Das konsequente Hinzunehmen und Einbeziehen des KörperLeibs ist wie ein Kompass oder existenzielles GPS für den Weg.

Die Grundprämisse des körperorientierten Arbeitens im existenziellen Grounding fußt auf einer ganz einfachen und natürlichen – selbstverständlichen – Grunderfahrung. Diese Erfahrung ist dialogisch dynamisiert und darf auf keinen Fall statisch gedacht werden. Es ist eine Syntheseleistung von Augenblick zu Augenblick.

Existenzielles Verständnis des Körpers: Strukturelle Aspekte

Ich zeige diese Grunderfahrung, die den vier Grundmotivationen (GM) entspricht, und ihre Dynamik.

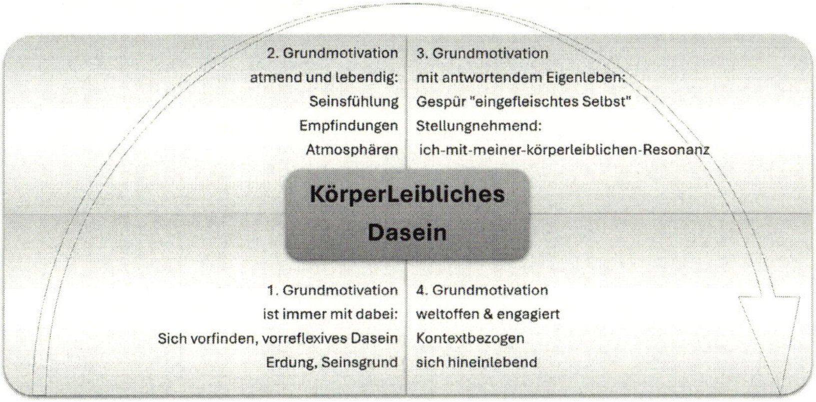
2. Grundmotivation
atmend und lebendig:
Seinsfühlung
Empfindungen
Atmosphären
3. Grundmotivation
mit antwortendem Eigenleben:
Gespür "eingefleischtes Selbst"
Stellungnehmend:
ich-mit-meiner-körperleiblichen-Resonanz
KörperLeibliches
Dasein
1. Grundmotivation
ist immer mit dabei:
Sich vorfinden, vorreflexives Dasein
Erdung, Seinsgrund
4. Grundmotivation
weltoffen & engagiert
Kontextbezogen
sich hineinlebend

Abbildung 1: Existenzielles Verständnis des KörperLeiblichen Daseins – Phänomenologische Matrix

1. Alles beginnt mit dem Dasein in der Welt: Da ist ein Körper. Der Körper ist immer dabei (wenn auch üblicherweise im Hintergrund).
2. Der Körper ist nicht nur Körperding, sondern ein Ding merkwürdiger Art. Er ist ein gefühlter, lebendiger Körper. Als solcher ist er verbunden mit allem, was lebt. Dazu sagen kontinentalphilosophisch gebildete Menschen üblicherweise »Leib«. Es ist ein Körper, der atmet, Gefühle, Gedanken, Empfindungen und Gewicht hat, aber gleichursprünglich mehr ist als all das. Darum nenne ich es »KörperLeib«, um die unauflösliche Verschränkung und Gleichzeitigkeit zu betonen (vgl. Angermayr, 2019).
3. Da ist ein KörperLeib, dieser KörperLeib ist lebendig (zweite GM) und ich bin es und habe ein Verhältnis dazu (dritte GM). Dieser Doppelaspekt ist untrennbar mit unserem Sein verbunden. Er ist das Medium meines In-der-Welt-Seins: »Ich bin es«, Moment für Moment »eingefleischtes Selbst«.
4. Als KörperLeib sind wir weltoffen. Wir stehen in kontinuierlichem Austausch mit der Welt und haben ein dialogisch-responsives Welt- und Selbstverhältnis. Es besteht einerseits in der Selbstaffektion des Lebens, in dem ich immer schon stehe (als KörperLeib bin ich schon eine Antwort) und andererseits im intentionalen Antworten in Situationen (als KörperLeib gebe ich meine freie – ganz eigene – Antwort; *lat. exsistere* = hervortreten).

5. Alles in Punkt 1–4 genannte ereignet sich gleichzeitig und gleichursprünglich.
6. Als KörperLeib bin ich eingefleischt – fraktal – informiert. Ein lebendiger »Schatz« an impliziter Seinserfahrung, die als »somatische Marker« zum Teil sprachlich expliziert werden können. Daraus entstehen neue, kreative und stimmige Schritte der Veränderung in Richtung mehr Lebendigkeit, Selbst-Seins und verbundenes Mit-Sein.

Alle Momente ereignen sich vorreflexiv, gleichzeitig und gleichursprünglich. Personalität als körperleibliches Dasein ist der Ausgangs- und Bezugspunktpunkt des Existenziellen Groundings. Der Pfeil deutet bereits die Prozessrichtung an.

Wie komplex dieses Ereignis ist, zeigt ein Vergleich:

> »Das Bewusstsein bewältigt, so schätzt man, ungefähr 50 Basiseinheiten von Information (Bits) pro Sekunde. Das Unbewusste dagegen wird sogar mit Millionen von Bits fertig. In jeder Sekunde verarbeiten unsere Sinne mehrere Millionen Bits, nur ein Bruchteil davon jedoch dringt ins Bewusstsein« (Kast, 2009).

Freud hatte vollkommen Recht, wenn er meinte, dass unser Bewusstsein wie eine Nussschale auf dem Meer des Unbewussten sei. Damit ist der »body turn« begründet, denn – folgt man Gendlin – so ist der Körperleib das Unbewusste.

Existenzielles Verständnis des Körpers: Prozessuale Aspekte

Wir finden die existenziellen Grundstrukturen im Körper in jeder Zelle. Sie sind im Lebensprozess, der sich selbst weiterträgt, verwebt. Mit diesem impliziten Wissen wollen wir uns verbinden, mit der eigenen Mitte in Beziehung sein – und aus dieser Mitte heraus sprechen, nicht über etwas, sondern aus etwas heraus. Das ist die existenzielle Lesart des englischen Schlagworts »Body-Mind-Connection«.

Prozessual zeigt sich, der KörperLeib ist ein informierter Körperleib, weil von Anfang mit dem Leben vertrauter und eingefleischt fraktal strukturierter (vgl. Längle, 2009) – im Sinne von Leibgedächtnis – bis in die

Grundbewegungen hinein. Im körperleiblichen Eindruck und Ausdruck zeigt sich die Fülle lebendigen Seins als implizites Wissen, welches als »somatische Marker« gefühlt und gespürt wird und sprachlich expliziert werden kann. In Verbindung mit und unter direkter Bezugnahme auf diesen »Schatz« an eingefleischter – fraktaler – Seinserfahrung (Feltsense) entstehen neue, kreative und stimmige Schritte des »Selbst-Seins-in-der-Welt«, personale Anverwandlungen.

Existenzielles Grounding geht von dieser dynamischen Basis aus und bezieht sich auf sie. Wir führen immer wieder auf diesen Boden zurück, den Nullpunkt der Situation – das ist der existenzielle »Anfängergeist«. Bei diesem Prozess entstehen neue und kreative, stimmige Schritte.

Anmerkungen zur Indikation des Existenziellen Groundings

Indikation

- Bei spontanen Verkörperungen als einfacher Standardfall (Angermayr, 2014, S. 42)
- Der Zugang kann unspezifisch-phänomenologisch immer prozessual mitlaufen, ohne explizit zu werden
- Bei schwer lös- und bearbeitbaren Phänomenen (Todessehnsucht, chron. Schmerz …) als erweiterter Standardfall (Angermayr, 2014, S. 42)
- Selbstfindung, Entwicklung von Responsivität und Schwingungsfähigkeit
- Zugang zur Lebendigkeit; das »innere Sprechen« aufsuchen
- Einüben des phänomenologischen Sehens, Fühlens und Spürens
- Hyperreflexion
- Immer, wenn neue Schritte entstehen sollen

Kontraindikation

- Bei hypochondrischer Struktur braucht es ein adaptives prozessuales Vorgehen
- Bei Psychosen und schweren strukturellen Wahrnehmungsstörungen braucht es ein adaptives prozessuales Vorgehen
- Bei zu wenig Selbstdistanzierungsfähigkeit, d. h. wenn kein Freiraum zwischen der Person und dem Erleben möglich ist. Außer es wurde im Vorfeld mittels Grounding ein Freiraum erarbeitet

Es sei angemerkt, dass die Indikation/Kontraindikation vor allem von den Prozessfähigkeiten und der körperorientierten Selbsterfahrung der Therapeutenperson abhängig ist.

Vom Ereignis zur Anverwandlung

Ereignis nenne ich den Moment des *Sich-Vor-Findens* in der Welt: Das Gewahr werden, da ist ein Körper, ein Körper, der atmet usw. Es ereignet sich und kommt uns zu. Wir finden uns selbst wie ein Findling (Stein) im Wald. Der Begriff Anverwandlung (vgl. Rosa, 2016) ist dabei ganz bewusst gewählt, da er sich klar von jeglichem alten Verständnis von »Herrschaft über ein, irgendwie auch immer, gegebenes Psychophysikum« abhebt und die unauflösliche Durchdrungenheit (Längle, 2009) bestehen lässt, die auch durch die Anverwandlung niemals ganz aufgehoben wird. Wir bleiben die Natur, die wir sind.

Vom Ereignis zur Anverwandlung: Sprache und Prozess

Der existenzielle Urknall »es gibt mich« ereignet sich in jedem Moment in uns. Ohne Gewahrsein lebe ich im Modus des »man«, der Uneigentlichkeit. In gewisser Weise lebe ich »absent presence«. Im Moment der Präsenz, des Gewahrwerdens von »ich bin«, ergreife ich mich und verwandle mich in mein eigenes Leben hinein. Oft sind das auch besondere Augenblicke von stiller Präsenz, in denen sich Resonanzen, das zarte Auftauchen des Wesentlichen, des Eigenen, zeigen und eine ganz eigene Antwort in mir entsteht. Ein *Ja* zum Leben, zum So-Sein, zur Welt.

Grundmotivationen ereignen sich und verweisen auf existenzielle Themen und mögliche Anverwandlung. Existenzanalytische körperorientierte Arbeit erhebt diese impliziten Grund-Bewegungen in der Situation und begleitet diese bei ihrer Entfaltung. Für diese Begleitung braucht es einen suchend-tastenden Sprachgebrauch, der viel poetisch-phänomenologischen Freiraum lässt. Es braucht dabei poetische Präzision und das Absehen von gusseisernen »Theorie«-Begriffen zugunsten eines lebendigen Fließens innerer noch vager Empfindungen (vgl. Angermayr, 2021).

Die Anverwandlung beginnt mit einem Lassen – sein lassen und wahrnehmen, zuwenden, aber frei lassend begleiten. Den KörperLeib Stellung nehmen lassen (oft in Mikroschritten wahrnehmbar, z. B. Atemänderung, Zittern, Haltungsänderung, Gesten, Töne ...), braucht Zeit und hat seinen eigenen Rhythmus. Jeder Druck stoppt den intimen und störbaren Prozess. Das heißt, dass ich auch den Wunsch oder die Absicht zu helfen einklammere, um möglichst frei und offen zu sein. Dadurch kommt es langsam zur Anverwandlung des eigenen lebendigen Natur-Seins. Nach Heidegger springen wir auf den Boden, auf dem wir stehen, so wie wir es am Beginn des Beitrags gemacht haben.

Das erfordert adaptierte Fähigkeiten zur Begleitung dieser körperleiblichen »lebendigen« und oft auch mit »autonomen Körperreaktionen« verbundenen Anverwandlungsprozesse.

Existenzieller Zauber:
Mikroprozesse in der Personalen Existenzanalyse

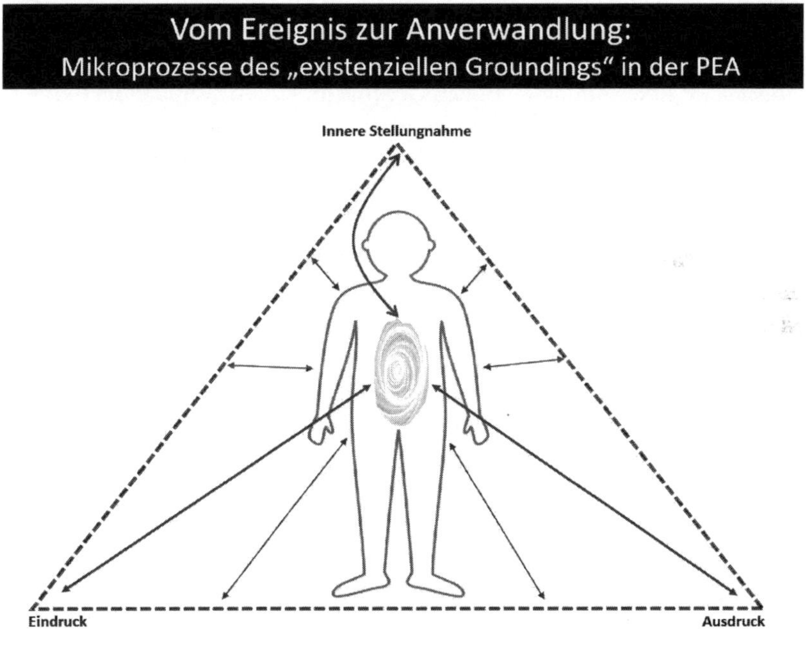

Abbildung 2: Die Bezugnahme zum impliziten Wissen anhand körperleiblicher Mikroprozesse

Mit dem Fokus auf die körperleiblichen wahrgenommenen Mikroprozesse wird die Personale Existenzanalyse (PEA) erweitert zur Personalen Existenzanalyse mit dem Körper (PEAK)

Die wesentlichen sich wiederholenden Mikroprozessschritte sind:

1. Der Prozess hat Vorrang, der Verstand hat eine rezeptive, beobachtende Funktion und belgeitet das Ereignis.
2. Jeder Prozessschritt wird von der Einladung begleitet, die körperleibliche Resonanz hier und jetzt zu spüren und die somatischen Marker zu registrieren.
3. Wir geben dem impliziten (eingefalteten) Wissen Raum zur Entfaltung.
4. Wir nehmen den »body-shift« – die körperleibliche Stellungnahme – wahr, ein »inneres Ja« (Evidenzgefühl).

Es stimmt, wenn es innerlich »klick« macht (Wittgenstein, 1938/2000, S. 33).

Das absichtslose Verweilen erlaubt dabei, dass sich die impliziten Phänomene entfalten und so eine Anverwandlung ermöglicht wird, indem sich eingefaltete Empfindungen, Bilder, Gefühle und Gedanken aus der Körpermitte lösen können und bewusstwerden. Dazu braucht es nicht unbedingt eine Verbalisierung, die den Prozess aber in den meisten Fällen erleichtert.

»Der Körper ist der Strand am Ozean des Seins«[3]

Marica Bodrožić fasst es zusammen: »Das Zittern und Leiden des Körpers ist einem Wahrheitsverfahren verpflichtet […] ohne dass auch nur ein Satz gesprochen werde, könne der Körper sich mitteilen« (Bodrožić, 2019, S. 33, 57).

Der körperorientierte Zugang setzt dort an, wo andere »Therapien noch nicht weit genug in den non- und präverbalen Erlebensbereich vorgedrungen sind« (Becker, 2006, S. 761).

Durch die konzeptuellen Überlegungen und praktischen Erfahrungen des körperorientierten Arbeitens lassen sich Zustände eines Lebewesens beschreiben, die kaum mehr verbalisierungsfähig sind. Im impliziten Körpererleben ist die ganze Komplexität des Daseins enthalten. Darum darf man keine lineare Logik in der Explikation erwarten. Was man aber er-

3 Sufi-Weisheit

warten kann, ist, dass das Leben sich einen passenden Ausdruck sucht, Augenblick für Augenblick. Dieses Ereignis – das Fließen des Lebens in mir – lädt mich ein zur Anverwandlung.

Es versteht sich von selbst, dass ein solches körper-psychotherapeutisches Vorgehen ausreichend Selbsterfahrung und methodisch-prozessuales Wissen erfordert. Dieses Wissen kann nicht nur kognitiv gelernt, sondern muss eingeübt und verkörpert werden. Es braucht also so etwas wie »education by taste« (Angermayr, 2021). Dann aber erschließt sich auch im eigenen Leben eine Tiefenschicht, eine »Logik des Herzens« (education sentimental, vgl. Angermayr, 2011), die einen poetisch-phänomenologischen Freiraum eröffnet, den man nicht mehr missen möchte – weder in der therapeutischen Arbeit noch im Leben.

Übung 3

Damit komme ich zum Schluss und darf Sie noch einmal einladen, einfach wahrzunehmen:

- Die Atmung: weiteratmen, im Fluss bleiben.
- Verweilen Sie: Der Körper hat seinen eigenen Rhythmus; den Zauber wirken lassen.
- Und üben Sie Vertrauen in den Prozess.

Komm zum Körper, nimm wahr, lass den Zauber wirken … Manchmal klappt der Zauber, manchmal nicht … aber wie auch immer: Atmen Sie einfach weiter …

Literatur

Angermayr, M. (2009) Dasein-Atmen-Achtsamkeit. Existenzanalyse und vorreflexives leibliches Erleben. *Existenzanalyse, 26*(2), 99–104.

Angermayr, M. (2010). Im Dialog mit der »großen Vernunft des Leibes«. Zur Einbindung des gefühlten Körpers in den existenzanalytischen Prozess. *Existenzanalyse, 27*(2), 100–105.

Angermayr, M. (2011). Was kann ich (psychotherapeutisch) tun, damit ich wach bin, wenn »die Sonne aufgeht«. Existenzanalyse als Erwachen zum Wesentlichen. *Existenzanalyse, 28*(2), 31–35.

Angermayr, M. (2014). Existenzielles Grounding. Das Seinserleben als Ressource der Person. Existenzanalyse 31(2), S. 41–45.

Angermayr, M. (2019). Bevor du sprichst, spricht dein Körper zu dir. Bausteine zur Grundlegung des »Existenziellen Groundings«. *Existenzanalyse, 36*(2), 48–54.

Angermayr, M. (2021). Der Versuch, Unfassbares in Worte zu fassen. Existenzanalyse als poetische Praxis. *Existenzanalyse, 38*(1), 90–97.

Angermayr, M. & Strassl, L. (2013). Leiborientierter Zugang zur inneren Stimmigkeit. *Existenzanalyse, 30*(2), 55–62.

Bauer, E. (2009). Ich und mein Leib. *Existenzanalyse, 26*(2), 4–12.

Becker, H. (2006). Körperpsychotherapie, ein Königsweg zum psychosomatisch Kranken. In G. Marlock & H. Weiss (Hrsg.), *Handbuch der Körperpsychotherapie* (S. 759–767). Schattauer.

Bodrožić, M. (2019). *Poetische Vernunft im Zeitalter gusseisener Begriffe*. Matthes & Seitz.

Böhme, G. (2003). *Leibsein als Aufgabe. Leibphilosophie in pragmatischer Hinsicht*. Graue Reihe.

Elm, R. (2009). Leib/Leiblichkeit. In E. Bohlken & C. Thies (Hrsg.), *Handbuch Anthropologie* (S. 367–371). J. B. Metzler.

Gendlin, E. (2016). *Ein Prozessmodell*. Karl Alber Verlag.

Geuter, U. (2004). Die Anfänge der Körperpsychotherapie in Berlin. In T. Müller (Hrsg.), *Psychotherapie und Körperarbeit in Berlin. Geschichte und Praktiken der Etablierung* (S. 167–181). Husum.

Geuter, U. (2006). Geschichte der Körperpsychotherapie. In G. Marlock & H. Weiss, *Handbuch der Körperpsychotherapie*. Schattauer.

Geuter, U. (2019). *Praxis Körperpsychotherapie*. Springer.

Gugutzer, R. (2015). *Soziologie des Körpers*. transcript.

Heidegger, M. (1992). *Was heißt Denken?* Reclam.

Kast, B. (2009). Ich fühle, also bin ich. *Zeit Wissen, 2*/2006. https://www.zeit.de/zeit-wissen/2006/02/Gefuehle_Titel/komplettansicht#print

Längle, A. (2009). Das eingefleischte Selbst. Existenz und Pschosomatik. *Existenzanalyse, 26*(2), 13–33.

Längle, A. (2021). *Existenzanalyse und Logotherapie*. Kohlhammer.

Levin, P. (2010). *Sprache ohne Worte*. Kösel.

Müller-Schwefe, R. (2015). Der primäre Rückzug. Depression, Dissoziation und Resignation nach schweren Traumata. *Trauma. Zeitschrift für Psychotraumatologie und ihre Anwendungen, 13*(2), 78–93.

Renn, K. (2016). *Magische Momente der Veränderung. Was Focusing bewirken kann*. Kösel.

Rosa, H. (2016). *Resonanz. Eine Soziologie der Weltbeziehung*. Suhrkamp.

Uexküll, T. (1996). *Psychosomatische Medizin* (5. Aufl.). Urban & Schwarzenberg.

Wittgenstein, L. (1938/2000). *Vorlesungen und Gespräche über Ästhetik, Psychoanalyse und religiösen Glauben*. Fischer.

Wührl, P. (2012) Ankommen in der Gegenwart oder ist die Osteopathie noch zu retten. *Deutsche Zeitschrift für Osteopathie, 1*, 15–18.

Biografische Notiz

Markus Angermayr, Mag. phil. fac. theol., ist Philosoph, Psychotherapeut (Existenzanalyse) und Focusing Therapeut (DFI-Würzburg). Er ist international als Lehrausbildner und Lehrsupervisor der GLE sowie als Lehrausbildner für Focusing tätig. Seine Forschungsschwerpunkte in der Praxis sind Körperpsychotherapie und Existenzanalyse, Leibphänomenologie, Prozesstheorie. Er publiziert zu Selbstwerdung, Phänomenologie, Prozesstheorie und Poetik, Körperpsychotherapie, Existenziellem Grounding.

13 Leiborientierter Zugang zur inneren Stimmigkeit

Ein Dialog mit existenzanalytischen und osteopathischen Prinzipien und deren psychotherapeutische Implikationen[1]

Markus Angermayr & Liliane Strassl

Dieser Text vereint die unterschiedlichen Betrachtungen der inneren Stimmigkeit aus der Sicht der Osteopathie und der existenzanalytischen Psychotherapie. Ziel ist nicht, dass Psychotherapeut:innen zu »Körperarbeiter:innen« und auch nicht, dass Osteopath:innen zu Psychotherapeut:innen werden, aber dass sich beide Professionen vertieft auf eine personale Einbindung der Phänomene einlassen können und dafür die körperleiblichen Spürantennen schärfen sowie die verbale Dialogfähigkeit solche Phänomene aufzugreifen verstärkt.

Einführung

Seit der Tagung der Gesellschaft für Logotherapie und Existenzanalyse im Jahr 2009 zum Thema »Leibhaftig – Körper & Psyche« wird verstärkt an verschiedenen Stellen innerhalb der Existenzanalyse die Bedeutung des Körperleiblichen Erlebens angesprochen und in den Prozess der Personalen Existenzanalyse eingeholt (Angermayr, 2009, 2010; Längle, 2007, 2009; Jaeger-Gerlach, 2001, 2009; Bauer, 2009; Bukovski, 2009; Happ, 2009; Nindl, 2009; Zirks, 2009 u. a.). Während 2009 zentral die Bedeutung von körperoriertem Arbeiten als Unterstützung von Präsenz, Erfahrungsraum von Seinsgrund und Grundwert, ohne weitere Absicht betont wurde (Angermayr, 2009) – dies bleibt auch zentraler phänomenologischer Ansatzpunkt – so ist es 2013 beim Workshop zum Gewebedialog durchaus erwünscht, das Gespürte aufzunehmen und daraus stimmige Schritte und einen stimmigen Ausdruck entstehen zu lassen.

---

1 Leicht überarbeiteter Originalartikel: Angermayr, M. & Strassl, L. (2013). Leiborientierter Zugang zur inneren Stimmigkeit. Ein Dialog mit existenzanalytischen und osteopathischen Prinzipien und deren psychotherapeutische Implikationen. *Existenzanalyse, 30*(2), 55–62.

Die eigene Erfahrung mit körperleiblichen Prozessen und die Überlegungen aus der Leibphänomenologie wurden dabei zur Motivation und zum Existenzanalytischen Experiment eines körper-leiblichen Dialogs. Angeregt durch die Begegnung mit der Osteopathie, die vom Gewebedialog spricht, entstand die konkrete Idee des Workshops mit dem Ziel dies Existenzanalytiker:innen zur Verfügung zu stellen. Dabei sollten körperleibliche Erfahrungsräume des »eingefleischten Selbst« eröffnet werden. Nicht zu vergessen sind dabei die Einflüsse von Breema Bodywork, Eugene Gendlins Focusing, die traumaorientierten Körperansätze von Peter Levine und Rudolf Müller-Schwefe sowie die körperbezogenen Arbeiten von Sylvester Walch, sowie meine langjährigen Erfahrungen mit Trekking-Selbsterfahrungsreisen.

Die körperleiblichen Grundannahmen von Existenzanalyse und Osteopathie

Diese Zusammenarbeit von Psychotherapie und körpertherapeutischen Ansätzen ist auch in pragmatischer Hinsicht interessant. So kommen auf der einen Seite Menschen direkt aus der Körperarbeit. Für sie ist es natürlich und kaum hinterfragt, dass sie »hands on« am Körper der Klient:innen arbeiten. Das entspricht ihrem Selbstverständnis und darin sind sie Expert:innen. Der:die Klient:in legt sich auf die Liege und erwartet, dass der:die Therapeut:in sie fachgerecht behandelt. Weniger Erfahrung haben sie auf der Beziehungsebene, der Gestaltung und Beachtung von Übertragungsphänomenen und dem personalen Dialog. Von ganz anderer Seite kommt der:die existenzielle Psychotherapeut:in. Er:sie trainiert im personalen Dialog, im Ansprechen von Eindrücken, Gefühlen, Stimmungen, Empfinden, usw. und arbeitet die personalen Stellungnahmen und Ausdrucksmöglichkeiten im Dialog mit dem:der Klient:in heraus. Er:sie tut das in der Regel »hands off«. An dieser Stelle wird deutlich, dass beide Professionen voneinander lernen und ihre Sicht auf die Phänomene und den Umgang mit ihnen erweitern können.

Existenzanalytische Grundannahmen

Gerade im Blick auf eine existenzanalytisch vertretbare Ethik erscheint die Anbindung des Handelns an das als stimmig Gespürte wesentlich (vgl. Längle, 2013). Der körperleibliche Dialog ist eine Weiterführung und Erweiterung des bisherigen Ansatzes. Es nimmt die eingefleischten dialogischen Strukturen ernst (Längle, 2009; Fuchs, 2000, S. 77) und vertraut dem »leiblichen Responsorium« (Waldenfels, 2000, S. 372).

Mein Vorschlag wäre, anders als Viktor Frankl, der das dimensionalontologische Modell vertrat, mehr auf die Einheit der Dimensionen zu fokussieren (Längle, 2009). Dabei ist es philosophisch stimmiger, auf den Leibbegriff zurückzugreifen, wenngleich dieser Begriff nicht so »sexy« wirkt wie der Begriff »Körper«. Darum ist es völlig konsequent, sich als eine Psychotherapie vom »Geistigen« her (Frankl) mit dem leiblichen Erleben zu beschäftigen.

Um die Sache nicht weiter zu verkomplizieren, verwenden wir einerseits das Begriffskonstrukt des »Körperleiblichen«, was dieser Doppelbezüglichkeit des Leib-Seins und Körper-Habens Rechnung tragen sollte, und andererseits den Begriff des »eingefleischten Selbst« (Längle, 2009). Dabei befinden wir uns zur Beruhigung des eigenen Gewissens, das nach einigermaßen deutlich abgegrenzten Begriffen verlangt, in prominenter Gesellschaft, denn selbst Edmund Husserl, Martin Heidegger und auch Helmuth Plessner wechseln in der Begrifflichkeit unter anderem zwischen Leibkörper und Körperleib (Alloa et al., 2012, S. 12).

Die zentralen existenzanalytischen Annahmen bezogen sich auf die fraktale Dialogik bis ins »Fleisch« hinein, der eingefleischten existenziellen Struktur (vgl. Längle, 2009). Die Annahme ist, den inneren Dialog über die tastenden Hände zu führen (hands on), die Verbalisierung – das Heben des phänomenalen Gehalts – zu verlangsamen und so den auftauchenden gespürten und gefühlten Phänomenen Raum zu geben, sich zu explizieren und daraus stimmige Angebote für ein Ausdruckshandeln zu gewinnen, welches über den körperleiblichen Dialog wahrgenommen wurde. Im Grunde ist es die ins körperleibliche verlagerte Personale Existenzanalyse. Dieser Dialog verlangt eine radikal phänomenologische Haltung, ein Sich-ereignen-Lassen und in der eigenen Mitte verweilen können. Aus der Stille heraus beginnt es zu sprechen, was den osteopathischen Prinzipien nahekommt. Die für die Existenzanalyse zentrale personale Stellungnahme wurde als ein inneres Spüren eines »Ja« aufgenommen, einer gespürten inneren Stimmigkeit. Wir berühren erst nach Aufklärung der Patientenperson und dem klaren Spüren der eigenen inneren Stimmigkeit.

Ausgehend von dem zentralen existenzanalytischen Anliegen eines phänomenologischen Vorgehens werden an dieser Stelle kurz die leibphänomenologischen Annahmen skizziert.

Leibphänomenologische Annahmen: für eine »bescheidene« Psychosomatik

Es ist gerade der phänomenologische Befund, der uns auf das Phänomen des Leibs/Körpers als Nullpunkt der Erfahrung stoßen lässt. Darum ist eine Phänomenologie ohne »Körperleib« nicht möglich, auch wenn sich das Phänomen dadurch zeigt, dass es sich immer wieder entzieht. Nach Maurice Merleau-Ponty bedeutet Edmund Husserls Schlagwort »zu den Sachen selbst«, »die Forderung, auf diejenige Welterfahrung zurückzugehen, die jeder sprachlichen Artikulation und wissenschaftlicher Begriffsfixierung voraus liegt und ihre Voraussetzung bildet« (Zahavi, 2007, S. 38). Ebenso finden wir es in Eugene Gendlins Focusing, das konsequent dem vagen körperlichen »Etwas« nachspürt und Raum gibt (vgl. Gendlin & Wiltschko, 1999). Wie Alfried Längle betont auch Thomas Fuchs, dass die »Dynamik des leiblichen Befindens im Prinzip bereits dialogischer Natur ist« (Fuchs, 2000, S. 77). Ebenso spricht auch Waldenfels vom »leiblichen Responsorium«, das er als »Antwortlichkeit« bestimmt. Er sieht darin ein leiblich verankertes Grundverhältnis zur Welt (Waldenfels, 2000, S. 372).

Der Begriff *Leib* meint den gefühlten belebten Körper, während der Begriff *Körper* sich mehr auf den Ding-Aspekt bezieht, den Körper den man verändern, operieren, schmücken usw. kann. Diese Begriffe verdeutlichen, dass in der »leiblichen Erfahrung sich keine isolierten Zonen der Körperlichkeit, Seelenhaftigkeit und Geistigkeit ausbilden. Was sich verkörpert muss nicht sekundär psychologisiert und vergeistigt werden, denn es trägt diese Aspekte untrennbar in sich« (Wührl, 2012, S. 18).

Helmuth Plessner (vgl. 1970, S. 43) sieht den Menschen immer zugleich als Leib. Auf diese Art bestimmt er das Verhältnis Mensch-Körper als Paradigma für ein »Verhältnis zwischen sich und sich«. Die Differenzierung und klare Trennung zwischen physischen und psychischen Vorgängen ist eine Folge der Fähigkeit zur Abstraktion und dem Vermögen, sich im Denken vom Sinnlichen zu lösen (vgl. Plessner, 1970, S. 192). Wir müssen, so Plessner, uns zuerst mit dem Verhältnis des Menschen zu seinem Körper befassen und dies zum Ausgangspunkt unseres Verstehens machen (vgl. Plessner, 1970, S. 33).

Mit dem Versuch von einer »bescheidenen« Psychosomatik zu reden, ist damit im Grunde eine Relativierung und Abschwächung des Dimensionalontologischen Modells im Sinne von Frankl gemeint. Die Relativierung betrifft das Verständnis der klaren Unterscheidungsmöglichkeit (präziser

Trennbarkeit der Dimensionen) mit der Tendenz zur Ontologisierung der Dimensionen und der Vormachtstellung des Geistes im Sinne einer Herrschaftsbeziehung über die »Psychophysis« wie es sich im Bild des Geistes als Steuermann nahelegt (vgl. Bauer, 2009, S. 9ff.). Es ist ja nicht so, dass es da eine Psyche gäbe und ein davon getrenntes Fleisch, die da nun in der Situation aufeinandertreffen und wechselnd aufeinander einwirken, sondern es ist *ein* leibliches Geschehen. Dafür sollte der Begriff Leib oder Körperleiblich als Wesensmedium dieser drei ungetrennten, weil eingefleischten Aspekte, dienen. Die Grundstrukturen der Existenz (Längle, 2009, S. 16f.) sind verkörpert und geistig sowie psychisch nichts substanziell Neues. Darum kann Vladimir Iljine (zit. n. Petzold, 1988, S. 21) formulieren: *»Habe ich meinen Körper verloren, so habe ich mich selbst verloren. Finde ich meinen Körper, so finde ich mich selbst.«*

An dieser Stelle tun sich Fragen auf, die nach einer weiteren anthropologischen Reflexion verlangen. Was aber bedeutet das für das Verständnis der Person? Sie wird ja zentral der geistigen Dimension zugeordnet.

> »Die personale Fähigkeit zum Umgang mit sich und der Welt hat ihren Ursprung darin, dass die Person in ihrer Mitte ein Sprechen aus der unbewussten Tiefe vorfindet. Person ist *›das in mir Sprechende‹*. Spricht es zu mir und spreche ich mit ihm, so entsteht die innere Welt. Spricht es zu anderen und spreche ich daraus mit anderen, so entsteht die äußere Welt der Begegnung« (Längle, 2000, S. 22f.).

Ist diese »in mir sprechende« Person ein rein geistiger Sachverhalt? Ist Person ohne Körper/Leib überhaupt denkbar? Ist sie nicht auch Fleisch ebenso, braucht es die Vergeistigung so stark, wenn wir die Stimmigkeit doch als Vibration, das sich Ankündigen eines inneren Sprechens, zuerst als vages »Etwas« körperlich fühlen und spüren? Andererseits darf die Person nicht geistlos werden, das würde ihr nicht gerecht und würde zum Verlust derselben führen wie Sören Kierkegaard in *Die Krankheit zum Tode* eindrucksvoll klargemacht hat?

Die osteopathischen Ansatzpunkte

Genau das, was die beiden beruflichen Ansätze unterscheidet – nämlich das Miteinbeziehen des Patient:innenerleben als zentraler Inhalt des prozesshaften, psychotherapeutischen Begleitens im Gegensatz zum Ausklammern desselben in der Körpertherapie – macht es scheinbar aussichtslos, überhaupt einen Anker auf das Festland des:der jeweils anderen werfen zu können.

Aus der Sicht der Osteopath:innen scheint es, als dürfe man diesen Körper nur angreifen, wenn man das Patient:innenerleben tunlichst ignoriert, im besten Falle in andere Disziplinen verlagert, somit den Körper, den man angreift, als Objekt betrachtet, bestehend aus unterschiedlichen geweblichen Schichtungen. Die Osteopathie, die sich als ganzheitliche Erfahrungsmedizin versteht, macht hier den Bogen über die angeborenen Selbstheilungskräfte zurück zum subjektiv gegebenen Körper-Leib. Indem sich der:die osteopathisch arbeitende Therapeut:in vertrauensvoll auf die »dem Körper innewohnende Weisheit«, ein von Still geprägter Terminus (Lee, 2009, S. 82) bezieht, hat er eine:n stille:n Dialogpartner:in, der:die ihm Rede und Antwort steht, ohne den:die Klient:in direkt fragen zu müssen.

Daraus ergeben sich weitere Fragestellungen:

- Ist das ethisch »noch« vertretbar?
- Wo bleibt dabei das Prozesshafte bzw. was passiert damit?
- Schließt ein dominant körperorientierter Ansatz das Fragen nach dem Erleben der Person überhaupt aus?
- Verbindung der beiden Wege: Welche Implikationen leiten sich daraus für Psychotherapeut:innen ab?

Es wird deutlich, dass wir hier, was die praktische Umsetzung einer übergreifenden Arbeitsweise anbelangt, Neuland betreten – dies selbst dann, wenn wir in der Theorie schon viel darüber wissen und die Notwendigkeit des Zusammenfließens schon lange erforscht haben.

Neuland bedeutet, dass wir noch nicht genau wissen, was wir vorfinden werden, wie wir mit dem, was sich uns bietet, genau umzugehen haben. Und es bedeutet Risiko. Bleiben wir im Althergebrachten, Bekannten verhaftet, dann befinden wir uns zwar auf sicherem Terrain, doch stellen wir ungern fest, dass das eher wieder das Trennende hervorhebt als das integrierende und verbindende Potenzial aufgreift.

So stellt sich die Frage nach der Orientierung. Welches ist das Instrument, mit dessen Hilfe wir uns orientieren können im Neuen wie im Alten? Was dient uns als Kompass?

Die vielleicht größte Überraschung, die aus unserer Zusammenarbeit hervorgeht, ist die Entdeckung, dass wir – um bei dieser Metapher zu bleiben – zur Orientierung dasselbe Messinstrument verwenden. Im Hinblick auf die Osteopathie scheint uns jedoch, dass das Wissen um dieses Orientierungsinstrument nur sehr implizit vorhanden ist. Seine Wirkkraft wird in einem mystisch-spirituellen Kontext gesehen, gottgleich, geheimnisvoll, daher unbeschreiblich, vielleicht noch spürbar für geschulte Hände!

Bei diesem Orientierungsinstrument handelt es sich um den für Existenzanalytiker:innen im täglichen Wortgebrauch nicht mehr wegzudenkenden Begriff der inneren Stimmigkeit.

In der Osteopathie beziehen wir uns auf die »Stille«. Das Bezugnehmen auf die innere »Stille« wird in der Arbeit von Rollin Becker besonders deutlich hervorgehoben und als solches benannt.

In seinem Vortrag am GLE-Kongress 2013 in Zürich rollt Längle (2013) gewissermaßen den Faden auf, der uns zur inneren Stimmigkeit hinführt, die einen Ursprung im doppelten Sinne hat. Es findet sich ein geschichtlich kultureller Anfang einerseits, andererseits entsteht dieses Stimmigkeitsgefühl aus einem inneren Ort in der konkreten Person: »Etwas in mir beginnt zu sprechen, aus der STILLE heraus […] Ich werde mir selbst anwesend […] wie ein Inneres angehaucht werden […] Der Inhalt, der in Vibration gerät, ist ein geistiger Inhalt […] Von Innen her beginnt es zu lauten …« (vgl. Längle, 2013).

Eine Entsprechung im übertragenen Sinne finden wir im folgenden Zitat von Rollin Becker:

> »Der Behandler versucht, Funktion im lebendigen Gewebe zu spüren und den Stillpunkt zu finden, von dem aus ein Stressmuster seine Symptome manifestiert. Dazu muss er (der Behandler) aus dem Herzen seiner eigenen Stille heraus in das Herz der Stille des Patienten hinein fühlen« (Becker, 2007, S. I–173).

Der Bezugspunkt des:der Therapeut:in ist die Ressource. Er:sie schaut bewusst auf das innen liegende Potenzial seines:ihres Gegenübers, gerade da, wo er:sie das auftauchende Problematische berührt, in Händen hält. Aus dem Zitat heraus wird etwas Zweites deutlich: Die innere Stimmigkeit stellt sich in den Klient:innen aber auch in den Therapeut:innen ein. Daran wollen wir uns orientieren.

Es stellt sich in weiterer Folge die Frage, wie wir Voraussetzungen schaffen können, um auf körperlicher Ebene zur inneren Stimmigkeit hinzugelangen, wie der Boden zu bereiten ist, damit Prozesse aus dieser Bezugnahme begleitet werden können; bei einer körperorientierten Therapie genauso wie in der Psychotherapie. Die Übung, die später in diesem Text ausgeführt wird, ist der praktische Versuch einer Antwort.

Gewebedialog

Der 1828 in Virginia geborene Andrew Taylor Still, Sohn eines Methodistenpredigers und Landarztes, gilt als Gründervater der Osteopathie, da er mit der damaligen Schulmedizin überall an Grenzen stieß. Besonders dramatisch war für ihn, wie er zusehen musste, als drei seiner Kinder an Meningitis verstarben. Er entwickelte einen neuen, verfeinerten manualtherapeutischen Ansatz, den er auch bei Infektionskrankheiten erfolgreich anwandte. Er betrachtete den Menschen als Apotheke Gottes, die alles in sich birgt, um sich selbst zu heilen. Seine große Ehrfurcht vor der Natur und den von Gottes Hand gegebenen Selbstheilungskräften ließen ihn auch auf das Göttliche im Menschen schauen, auf das Potenzial (vgl. Hartmann, 2009).

Krankheit kann jeder finden. Die Aufgabe der Ärzt:innen/Therapeut:innen ist es, Gesundheit zu finden. Für seine Behandlungsmethode wählte Still den Namen Osteopathie (aus dem Altgriechischen osteon = Knochen und pathos = Leiden), weil er über die Struktur und die Knochen auf das Leiden seiner Patient:innen lindernden Einfluss nehmen konnte.

William Garner Sutherland, ein Schüler Taylor Stills, weitete den Behandlungsansatz auch auf das Cranio-Sacrale-System aus. Diese Therapieform ist ein Bestandteil der Osteopathie. Im 20. Jahrhundert dehnte sich die Osteopathie nach Europa aus.

Im Zentrum der Lehre Stills steht das Tasten, Fühlen, Sprechen mit dem Gewebe als Informationsquelle für den:die Therapeut:in schlechthin. »Dabei zeichnet sich die Kunst der Osteopathie durch einen kontinuierlichen Dialog zwischen der Hand des Osteopathen und dem zu behandelnden Patienten und seinem Gewebe aus« (Liem, 2008, S. 21). Diese hörende Hand hört jedoch nicht für sich selbst noch entschlüsselt sie Getastetes wie eine Dechiffriermaschine in gesund und pathologisch. Vielmehr lässt der:die Osteopath:in zu dem Ereignis des tastenden Hörens mit der Hand eine Resonanz in seinem:ihrem Inneren entstehen. Dieser innere Resonanzraum ist im besten Fall offen, ruhig, ein Ort der Stille in uns. Aus diesem Ort entstehen die Antworten, mit denen wir mitgehen, sie in uns mit unserem Erfahrungswissen innerlich weiter besprechen. Insofern passiert ein dialogisches Pendeln in der behandelnden Person selbst.

> »Es geht nicht darum, auf eine bestimmte Art und Weise bei den Geweben zu verweilen oder sich auf sie zu fixieren und zu konzentrieren. Der Osteopath nimmt in einer Haltung der Achtsamkeit wahr, ohne Gewebedynamiken zu verändern. Wir sind gewohnt, auf eine manipulative Art und Weise auf die Natur, auf andere sowie uns selbst einzuwirken« (Liem, 2008, S. 22f.).

In vielen Köpfen existiert unabhängig von Erfahrung und Wissensstand eine fast kindliche Hoffnung, es gäbe doch vielleicht irgendwo bei irgendwem die alles korrigierende Technik zu erlernen, mit der man erfolgreich die unterschiedlichsten Beschwerdebilder korrigieren könnte. Ganz ähnlich Liem:

> »Wir suchen ständig nach dem ultimativen Trick, einer einfachen Vorgehensweise, einer magischen Technik, die alle Probleme des Patienten (und unsere eigenen) löst. Aber Heilung und Wachstum funktionieren nicht auf diese Art und Weise. Die Einfachheit liegt in unserer Grundhaltung: Wir lösen uns von Erwartungen und Vorstellungen, wie sich die Gesundheit im Patienten präsentieren sollte, treten stattdessen aus einem Zustand des Nichtwissens mit dem Patienten und seinem Gewebe in Kontakt und lassen offen, wo im Organismus welche Änderung geschieht« (Liem, 2008, S. 22f.).

Ein kleines Fallbeispiel aus einem Workshop

Eine Teilnehmerin berichtet im Anschluss an die vorgestellte Übung ihre Erfahrung, die sie als Behandelnde gemacht hat. Sie ist beruflich als Psychotherapeutin tätig.

In der Übung wurde über mehrere Schritte ein hinhörendes Tasten mit der linken Hand angeleitet. Der Therapeut sollte dann weiter über innerliches Anfragen eine Antwort in seinem Körper entstehen lassen, ob, wie und wo ein Handkontakt mit der zweiten Hand unterstützend sein könnte. Als Antwort stellten sich in dieser Psychotherapeutin zwei Orte ein: rechte Schulter der Klientin und Großzehengrundgelenk. Diese innere Antwort empfand sie als stimmig. Sie nahm mit jeder dieser Zonen Kontakt auf, um sie dann letztlich gleichzeitig zu halten.

Die Patientin berichtete ihr im Anschluss, dass sie in den vergangenen Wochen zuerst Probleme mit ihrer rechten Schulter gehabt hätte und seit Kurzem Schmerzen im Großzehengrundgelenk habe. Durch dieses gehalten werden, das in dieser absichtslosen Weise entstanden war, erlebte sie sich berührt (innerlich und äußerlich) und fühlte sich sehr getröstet und gehalten und eine zuversichtliche Grundstimmung entstand.

Erstaunlich ist, dass die Therapeutin kein Anamnesegespräch geführt hatte, auch kein Wissen über verbindende anatomische Gewebszüge hat, sondern zu den entsprechenden Antworten durch die Resonanz in ihrem eigenen Körper hindurch und dem dialogischen Pendeln zu ihrer Hand hin dahin gefunden hatte.

Neurobiologische Argumente für die Einbindung des körperleiblichen Erlebens

Gerade die neuere Kognitionswissenschaft spricht in deutlichem Bezug zur Phänomenologie von »the embodied mind« (vgl. Gallagher, 2012, S. 321). Ebenso leidenschaftlich betont Gerald Hüther:

> »Das Denken allein – oder der Verstand, wenn man will, auch der Geist des Menschen – ist kein geeignetes Instrument, um sich damit in der Welt zurechtzufinden, im Gegenteil. Je komplexer die mit Hilfe dieser Ratio gestaltete Lebenswelt wird, je stärker sich das Spektrum der Handlungsmöglichkeiten des Menschen erweitert, desto mehr versagt das rationale Denken, wenn es darum geht, komplexe Zusammenhänge zu erfassen und sinnvolle Entscheidungen zu treffen, die das eigene Überleben sichern und Weiterentwicklung ermöglichen. [...] Wir müssen versuchen, die verlorengegangene Einheit von Denken, Fühlen und Handeln, von Rationalität und Emotionalität, von Geist, Seele und Körper wiederzufinden. Sonst laufen wir Gefahr, uns selbst zu verlieren« (Hüther, 2006, S. 77).

Inzwischen betonen die Neurobiologen, dass die Aufgabe des Gehirns vor allem der Herstellung und Aufrechterhaltung von Beziehungen dient. Das dahinterliegende Modell stammt von Antonio R. Damasio (2002). Damasio nimmt drei Stufen der Realisierung des Selbst an. Das Protoselbst ist dabei ein Ergebnis der völlig unbewusst ablaufenden selbstorganisierenden Prozesse. Diese organisieren die immer größer werdende Differenzierung des embryo-maternalen Dialogs, dabei bleiben die funktionellen Aufgaben dieselben: die Begrenzung des Individuums nach außen, Austausch mit der Umwelt und Schutzraum für das innere Milieu, das durch das System im Gleichgewicht gehalten wird. Das Protoselbst ist eine nicht-bewusste Form des neuronalen Selbst und Grundlage der Entwicklung des Kernselbst. Das Kernselbst ist bewusstseinsfähig, aber nicht an Sprache gebunden, ist vorsprachlich und Basis der »Kontinuität des Bewusstseins«. Darauf baut die dritte Stufe, das autobiografische Selbst auf. Das Kernselbst wird als Körpergefühl repräsentiert. Damasio fasst das Protoselbst und das gefühlte Kernselbst als »Körper-Selbst« zusammen. Alle weiteren Selbstmodellierungen beruhen auf unserem Körperselbst. Dieses ist auch das Referenzsystem für die Bewertung von eigenen Erfahrungen auf Basis von Körpersignalen (somatische Marker).

Interessant ist dabei auch die Feststellung, dass es das Bedürfnis nach Zugehörigkeit zentral für das Verständnis des Prozesses ist, das Menschen dazu bringt, »ihr Gefühl von ihrem Verstand und ihrem Körper von ihrem Gehirn abzutrennen« (Hüther, 2006, S. 88). Wie subtil dieser Prozess der Entkörperung, also der Entfremdung vom eigenen Körper verläuft, zeigt die starke Verbindung mit dem impliziten Gedächtnis auf (vgl. Hüther, 2006, S. 89).

Gemeinsames osteopathisch-existenzielles Anliegen

Im Folgenden haben wir eine konkrete Übung zur Unterstützung des Dialogs mit dem Körperleib/Gewebe entwickelt. Im Besonderen sollte das Lauschen und Hinhören (Listening) auf die körperleiblichen Phänomene geübt werden.

Diese Übung ist ganz bewusst ressourcenorientiert ausgerichtet und zur Unterstützung und Öffnung der Wahrnehmung (Körperspürsinn) für die Therapeut:innen gedacht und nicht für die Umsetzung eins zu eins mit Patient:innen.

Für die Übung beim Workshop war uns wichtig, folgende Aspekte miteinander zu verbinden:

- Öffnung für körperleibliches Erleben
- Wahrnehmen der eigenen Stille als Ressource (Tiefe der Person). Arbeit aus dem Kontakt mit der momentanen Erfahrung von Seinsgrund und Grundwert
- Ressourcenorientiertes Schauen nach dem Schönen, Gesunden, der Stille im Gegenüber

- Öffnen des (eingefleischten) Körperwissens durch Gewebedialog an einer vorgegebenen Stelle (die Sache selbst sprechen lassen): innerliches Anfragen, hinspüren zum eigenen Resonanzraum, personale Antworten auf die Situation von dort entstehen lassen
- Beziehung aufnehmen mit der Ressource im Gegenüber während die entstandene erste Antwort auf das, was es brauchen könnte, hingehalten wird (existenzieller Dialog)
- Vertiefung der dialogischen Bezugsaufnahme zum eigenen Körperleib sowie zu zwischenleiblichen Phänomenen
- Üben der phänomenologischen Haltung und der Epoché (Einklammern des vorgängigen empirischen Wissens)
- Verweilen mit den Phänomenen, finden passender Symbolisierung (Worte, Bilder, Bewegung, Gefühle; Heben des phänomenalen Gehalts)
- Kennenlernen und Stärkung des Vertrauens der Therapeut:innen in die eigenen körperleiblichen Prozesse und Dynamiken; dadurch auch ein klareres Sehen und Ansprechen solcher Phänomene

Nachfolgend werden mögliche Kontraindikationen kurz angeführt, obwohl bei der Anwendung mit ausgebildeten Therapeut:innen nicht davon auszugehen ist, dass sie auftreten: Vor allem akute Psychosen, diese würden die Dynamik noch verstärken und würden auf jeden Fall ein adaptiertes Vorgehen brauchen. Auch schwere Neurosen oder Persönlichkeitsstörungen können die Anwendung des hier vorgestellten Gewebedialogs verunmöglichen. Auch bei schweren unbearbeiteten Traumatisierungen ist Vorsicht geboten und ein Trauma-adaptiertes Vorgehen zu wählen. Allerdings kann gerade das Arbeiten über den Körperleiblichen Dialog auch zu einer Ressource für die Patient:innen werden und zu einer sicheren Verbindung zur Gegenwart (vgl. Rothschild, 2002).

Praktische Übung »Leiborientierter Zugang zur inneren Stimmigkeit/Gewebedialog«

Vorbereitung der Übung und atmosphärischer Zustandswechsel

Körperbezogene Meditation als Unterstützung des Zugangs zur inneren Stille, phänomenologischer Offenheit und Akzeptanz. Dies unterstützt den Zustandswechsel vom Alltagsbewusstsein zu einer spezifisch phänomenologischen Haltung.

Dabei eignen sich Vorübungen aus verschiedenen Traditionen wie Tai Chi, Breema, Yoga. Nachdem die Vorübungen im Stehen gemacht wurden, haben wir noch zu einer körperbezogenen Meditation eingeladen:

> Du kommst ins Sitzen …
> Kniend oder mit überkreuzten Beinen …
> Wenn du magst, kannst du die Augen sanft schließen …
> Registriere nun deinen Atemfluss … ohne ihn zu korrigieren …
> Registriere dein Gewicht auf dem Boden … deine Haltung und deinen Ausdruck als ein Ausdruck des Lebens hier und jetzt …
> Dann gibst du deinem Körper eine leichte Schaukelbewegung von links nach rechts oder vor und zurück … und nimmst den Rhythmus deines Körpers wahr …
> Registriere den Moment des Schaukelns, wenn du durch deine Mitte gehst …
> Und langsam pendelst du dich in deiner Mitte ein … mühelos …
> Und nun registriere die Wirkung des Ein- und Ausatmens auf den Körper …
> Und beobachte, wie es in dir still wird und ruhig …
> Schaue, ob du in dir einen ruhigen Ort, eine Stille finden kannst. Lass' dir Zeit dabei.
> Atme ein paar Atemzüge mit ihr …
> wenn es jetzt weitergeht, dann nimm die Atmosphäre aus der Meditation dabei mit.

Diese Stille sollen die Patient:innen ausklingen lassen und die Atmosphäre in die folgende Übung mitnehmen.

Zentraler Teil der Übung

Einführung: Wir bilden Paare. Jedes Paar wählt einen A und einen B. B ist Begleiter, A ist die Klientenperson.

Aufgabe an B: Feststellung des Faktischen (Orientierung und Einfinden)

- ➢ Stelle dich als B seitlich zu deinem A.
- ➢ Als B betrachte ich mit freundlichen Augen mein Gegenüber. Ich

stelle mir die Frage: Was ist schön, was ist gesund und lebendig an dieser Person?

- Ich lasse in meinem Inneren eine Antwort dazu entstehen. Das kann eine Weile dauern, vielleicht magst du als B ein paar Schritte um deinen A herum gehen, ihn wohlwollend betrachtend, immer mit der Frage, was ist gut, schön, lebendig gesund.

1. Kontaktaufnahme mit dem Körperleib der anderen Person

B setzt sich an die linke Seite von A, schaut kopfwärts und richtet sich bequem ein. Wenn immer es ungemütlich wird für A, teilt er das dem B mit, um sich eine neue Position zu suchen oder eine kleine Pause einzulegen.

Handstellung: Die linke Hand wird in den epigastrischen Winkel (auf dem Oberbauch, unterhalb des Brustbeines) gelegt.

- *B begrüßt innerlich die Stelle mit seiner Hand, freundlich schauend. Die Hand ruht ganz locker mit ihrem Eigengewicht auf dem Gewebe.* Verweilen und hinhören/-spüren, Gewebe lauschen.
- Einstreuen: *Die Hand ist weich, warm und flächig. Zwischen der Hand und dem Gewebe entsteht ein kleines Vakuum. Somit bin ich ohne Druck auszuüben ganz verbunden mit dem Gewebe des:der Patient:in und seiner:ihrer Person.*
- Die Hand bleibt dabei passiv und aufnahmebereit, um kleinste Veränderungen spüren zu können (Vorstellungshilfe: Hand auf den Schädel eines Neugeborenen auflegen). Dieser Mensch, den ich da berühren darf, ist im Jetzt auch all das, was er schon einmal war und dadurch, dass ich ihm dafür in mir einen inneren Resonanzraum zur Verfügung stelle, kann es im Jetzt präsent werden.
- *Hände sind wie Satellitenschüsseln: Sie nehmen selbst Signale, Impulse, Strömungen auf, die ganz fein sind und weit entfernt ihren Ausgang haben.*

2. Verweilendes Erspüren der Tiefenbewegung/des Gewebes des Körperleibs der anderen Person: Expliziter Körperleiblicher Dialog

Hinweise für A: Nachdem die Hand angekommen ist, pendelt B mit seiner:ihrer Aufmerksamkeit zu seinem:ihrem Resonanzraum und atmet für ein bis zwei Atemzüge mit ihm:ihr.

- Nun stellst du dir als B vor, du würdest die Person, die du berührst, direkt von deinem Resonanzraum aus berühren, als ob das Empfangsorgan nicht die Hand, sondern dein Resonanzraum wäre.

Mögliche Fragestellungen, die von B innerlich ans Gewebe direkt gestellt werden könnten:
- Möchtest du so sein?
- Möchtest du mehr Raum zwischen den Segmenten?
- Möchtest du mehr Flüssigkeit in diesem Bereich?

Wie ist es?
- Mag es sich zeigen oder zurückziehen?
- Ist es eher weich oder hart?
- Ist es gestresst oder entspannt?

Was würde ihm guttun?
- Etwas mehr Raum?
- Etwas mehr Entspannung?
- Etwas mehr Lebendigkeit?

Was würde es brauchen, damit es so sein könnte?
- Einen abwartenden, haltenden, annehmenden Kontakt?
- Einen schützenden Kontakt?
- Eine Hand an dieser Stelle, während die zweite Hand wo anders ist?
- Beide Hände an einem anderen Ort?

Wenn sich in dir etwas zeigt, das du anbieten möchtest, dann schlage es laut vor. Antworte nun mit deinen Händen auf das, was sich da gezeigt hat.

Hinweise an B:
- Es kann sein, dass du deine zweite Hand nun dazu nimmst, sie z. B. auf die Gegenseite unter den Rücken legen magst oder an einen anderen Ort mit deiner tastenden Hand wanderst. Es kann sein, dass du ganz leicht den Spannungen folgst, die du unter deiner Hand spürst, als ob du sagen wolltest, du möchtest dorthin, mir etwas zeigen.
- Wenn du keinen Zug verspürst, so halte deinen sanften Kontakt, bleibe mit deinem körperleiblichen Resonanzraum in Verbindung und schaue, ob da etwas entsteht.
- Pendle nun mit deiner Aufmerksamkeit wieder zu deinem Raum der Stille, atme für ein paar Atemzüge mit ihr. Achte auf deine innere Stimmigkeit, atme mit ihr.

- Nun versuchst du von deinem Raum der Stille einen Kontakt herzustellen mit dem Ort der Stille in deinem Gegenüber, dem Ort, der sich vielleicht im Stehen schon flüchtig als das Schöne, Gesunde, Stille, Ruhende gezeigt hat.
- Versuche, mit dieser Stille in Verbindung zu bleiben, während du mit einem Teil deiner Aufmerksamkeit wieder in deine Hände gehst und einfach dableibst, bis sich etwas entspannt, etwas verändert oder du den Impuls hast, raus zu gehen.

Zwischendurch kannst du deinem Gegenüber Fragen stellen:
- Wie geht es dir dabei?
- Ist es angenehm oder unangenehm, stimmig?
- Taucht da etwas in dir auf?
- Magst du da etwas hin atmen, dabei ein bisschen verweilen?

3. Abschlussphase: Stellungnahme und existenzieller Akt
Prüfe für dich, ob sich etwas im Gewebe verändert hat, ob in dir etwas entstanden ist, was du jetzt oder später anbieten möchtest.
- Schaue innerlich, ob sich etwas verändert hat, was sich verändert hat.
- Wo warst/bist du mit deiner Aufmerksamkeit?
- Kannst du dich diesem Prozess anvertrauen, dich ihm überlassen?
- Ist es angenehm, unangenehm, stimmig, unstimmig, was du erlebst?
- Findest du in dir eine innere Antwort auf das Erlebte?

Kündige an, dass du nun langsam zu einem Abschluss kommen wirst und fordere deinen A auf, tief einzuatmen, während du mit deinen Händen raus gehst.

4. Ausklang
Mit sich sein und sich Zeit lassen. Langsames zurückkehren in das Alltagsbewusstsein, ohne die Atmosphäre des Erlebten zu verlieren. Austausch.

Nachbesprechung

In der Rückmeldungsrunde haben viele Teilnehmende die Erfahrung mitgeteilt, dass sie bereits durch die einstimmenden Achtsamkeitsübungen zu einer inneren Ruhe gelangt sind, die das Arbeiten in einer unangestrengten Weise und absichtslosen Haltung unterstützt haben. Darin zeigt sich, dass schon das strukturiert angeleitete Einnehmen und Aufnehmen einer phänomenologischen Haltung eine – wenn auch noch unspezifische – Halt, Ruhe gebende und Akzeptanz fördernde Wirkung hat.

Eine Teilnehmerin hat von einer Grippeinfektion berichtet, unter deren Erschöpfungszustand sie seit einigen Wochen litt und die ihren Arbeitsalltag belastet hat. Durch die Übung hat sich bei ihr ein seit Langem nicht mehr dagewesenes Wohlbefinden eingestellt, das sie sowohl als Begleiterin als auch in der Patientinnenrolle so erfahren durfte. Bei einem weiteren Paar ist darüber gesprochen worden, dass das Erleben des Begleiters von dem des Patienten deutlich divergierte, was zu einer Verunsicherung geführt hat. Dabei war uns wichtig zu betonen, dass das so sein darf, das Erleben des Patienten deswegen nicht infrage zu stellen ist. Schließlich ist unsere tastende Wahrnehmung nicht unfehlbar. Allerdings darf auch die eigene Wahrnehmung dazugestellt werden. Gerade die sich zeigenden Differenzen können den Dialog erweitern und vertiefen.

Mehrere Teilnehmende haben erzählt, dass sie es als sehr wertvoll erlebt haben, auf »das Schöne, Gesunde« zu schauen und welches Potenzial darin sichtbar geworden ist.

Es war für uns sehr bereichernd zu sehen, wie sich alle Teilnehmenden in einer achtsamen Haltung aufeinander einlassen konnten, auf ein Gegenüber, auf die eigene Erfahrung auf das Berühren und berührt werden und sich dabei neu in Empfang nehmen konnten.

Abschließend ist zu sagen, dass die Übung nicht als solche für die Umsetzung in der Praxisstunde gedacht ist, wenn auch einzelne Elemente durchaus zur Anwendung gelangen dürfen.

Zusammenfassung und Ausblick

Die systematische Ausarbeitung von körperleiblich orientiertem Vorgehen innerhalb der Existenzanalyse ist offen. Wolfgang Blankenburg betont die Chancen für die Patient:innen, wenn sie in einer leiborientierten Psychotherapie einen unmittelbaren Einstieg erleben können. Dabei ist vom »Gesundgebliebenen«, den Ressourcen und dem unmittelbaren Seinserleben, so könnte man ergänzen, auszugehen. Auch die Anwendung körperbezogener Übungen und Zugänge in Gruppen fördern zugleich die Offenheit und Bezogenheit auf die Gemeinschaft.

Allerdings sollten auch die Gefahren einer körperleiblichen Therapie gesehen werden. Es ist dies die Überschätzung einer Methode, was zu einer zu starken Vereinfachung der Therapie führen kann. Auch die unreflektierte Anwendung ist zu vermeiden.

Die Distanz zu den Patient:innen muss gewahrt bleiben und es muss das passende Vorgehen ausgewählt werden. So profitiert der ängstlich-gehemmte Patient mehr von Körpertherapieverfahren, die ihn zu spielerischen Grenzüberschreitungen und kleinen Wagnissen ermuntern. So ist es etwa für süchtige oder manche persönlichkeitsgestörte Patient:innen notwendig, in der körperorientierten Therapie Halt und Grenzen zu erfahren (vgl. Blankenburg & Haltenhof, 1995). Adaptionen braucht es ebenso bei traumatisierten Patient:innen, wobei gerade hier der körperorientierte Zugang für die Unterstützung von Stabilität und der Verankerung im Hier und Jetzt genutzt werden kann. Ebenso können die durch die Traumatisierung ins Stocken geratenen (eingefrorenen) inneren und äußeren Bewegungsprozesse wieder verflüssigt und zu Ende geführt werden.

Das Auswählen des passenden Vorgehens gehört zur psychotherapeutischen Kunst, unabhängig davon ob eher verbal oder körperorientiert gearbeitet wird. Diese therapeutische Kunst sollte durch eine Phänomenologie, die das körperleibliche Erleben bewusst in den Prozess miteinbezieht, vertieft werden. Dazu benötigt es allerdings ausreichend Selbsterfahrung.

Literatur

Alloa, E., Bedorf, T., Grüny, C. & Klass, T. N. (2012). *Leiblichkeit*. UTB.

Angermayr, M. (2009). Dasein-Atmen-Achtsamkeit. Existenzanalyse und vorreflexives leibliches Erleben. *Existenzanalyse, 26*(2), 99–104.

Angermayr, M. (2010). Im Dialog mit der großen Vernunft des Leibes. Zur Einbindung des gefühlten Körpers in den existenzanalytischen Prozess. *Existenzanalyse, 27*(2), 100–105.

Bauer, E. (2009). Ich und mein Leib. Versuch einer Neuinterpretation der Leib-Seele-Einheit. *Existenzanalyse, 26*(2), 4–12.

Becker, R. (2007). *Leben in Bewegung & Stille des Lebens*. Jolandos.

Blankenburg, W. & Haltenhof, H. (1995). Selbst und Leib. Ein phänomenologischer Zugang. *Integrative Bewegungstherapie, 2*, 72–77.

Brenner, A. & Zirfas, J. (2002). *Lexikon der Lebenskunst*. Reclam.

Bukovski, R. (2009). Frau zu werden … Psychotherapie einer Patientin mit schwerer Endometriose. *Existenzanalyse, 26*(2), 53–59.

Damasio, A. R. (2002). *Ich fühle, also bin ich. Die Entschlüsselung des Bewusstseins*. Ullstein List Verlag.

Frankl, V. E. (1992). *Der unbewusste Gott*. DTV.

Fuchs, T. (2000). *Leib – Raum – Person. Entwurf einer phänomenologischen Anthropologie*. Klett-Cotta.

Gallagher, S. (2012). Kognitionswissenschaften. Leiblichkeit und Embodiment. In E. Alloa, T. Bedorf, C. Grüny & T. N. Klass (Hrsg.), *Leiblichkeit* (S. 320–333). UTB.

Gendlin, E. & Wiltschko, J. (1999). *Focusing in der Praxis*. Klett-Cotta.

Happ, S. (2009). Leibliche Begegnung als Zugang in der Beratung. *Existenzanalyse, 26*(2), 125–128.

Hartmann, C. (2009). Osteopathie Teil II. *Physiotherapie-med, 1*, 13–16.

Hüther, G. (2006). Wie Embodiment neurobiologisch erklärt werden kann. In M. Storch, B. Cantieni, G. Hüther & W. Tschacher, *Embodiment. Die Wechselwirkung von Körper und Psyche verstehen und nutzen* (S. 73–98). Huber.

Jäger-Gerlach, S. (2001) Die Sprache des Körpers. *Existenzanalyse, 19*(2), 50–53.

Jaeger-Gerlach, S. (2009). Traumkörper – Körpertraum. *Existenzanalyse, 26*(2), 94–98.

Längle, A. (2000). *Praxis der Personalen Existenzanalyse*. Facultas.

Längle, A. (2007). Existenzanalyse der Freiheit. In E. Bauer (Hrsg.), *Freiheit in philosophischer, neurowissenschaftlicher und psychotherapeutischer Perspektive* (S. 148–183). Fink.

Längle, A. (2009). Das eingefleischte Selbst. Existenz und Psychosomatik. *Existenzanalyse, 26*(2), 13–34.

Längle, A. (2013) Das Richtige spüren? Authentizität und Gewissen. *Existenzanalyse, 30*(2), 46–58.

Lee, P. R. (2009). *Interface. Die Mechanismen der Spiritualität in der Osteopathie*. Jolandos.

Liem, T. (2008). Entwicklungsdynamische und ganzheitliche Prinzipien und ihre Bedeutung für die Osteopathie. In T. Liem, P. Sommerfeld & P. Levin (Hrsg.), *Theorien osteopathischen Denkens und Handeln* (S. 7–28). MVS Verlag.

Möckl, E. & Mitha, N. (2006). *Handbuch der pädiatrischen Osteopathie*. Urban Fischer.

Nindl, A. (2009). Aus ganzem Herzen leben. *Existenzanalyse, 26*(2), 35–37.

Petzold, H. G. (1988). *Integrative Bewegungs- und Leibtherapie. Ein ganzheitlicher Weg leibbezogener Psychotherapie*. Jungfermann.

Plessner, H. (1970). *Philosophische Anthropologie*. Fischer.

Rothschild, B. (2002). *Der Körper erinnert sich*. Synthesis.

Waldenfels, B. (2000). *Das leibliche Selbst*. Suhrkamp.

Wührl, P. (2012). Ankommen in der Gegenwart oder ist die Osteopathie noch zu retten. *Deutsche Zeitschrift für Osteopathie, 10*(1), 15–18.

Zahavi, D. (2007). *Phänomenologie für Einsteiger*. Wilhelm Fink.

Zirks, I. (2009). Focusing in der Beratung und Psychotherapie. *Existenzanalyse, 26*(2), 119–124.

Biografische Notizen

Markus Angermayr, Mag. phil. fac. theol., ist Philosoph, Psychotherapeut (Existenzanalyse) und Focusing Therapeut (DFI-Würzburg). Er ist international als Lehrausbildner und Lehrsupervisor der GLE sowie als Lehrausbildner für Focusing tätig. Seine Forschungsschwerpunkte in der Praxis sind Körperpsychotherapie und Existenzanalyse, Leibphänomenologie, Prozesstheorie. Er publiziert zu Selbstwerdung, Phänomenologie, Prozesstheorie und Poetik, Körperpsychotherapie, Existenziellem Grounding.

Liliane Strassl ist Osteopathin (DOK) und psychologische Beraterin (LSB) mit Schwerpunkt Imagotherapie und Focusing. Heilpraktikerin für Psychotherapie. Körperorientierte Prozessbegleitung für Erwachsene, Mütter mit Kindern und Paare.

14 Existenzielles Grounding[1]

Das Seinserleben als Ressource der Person

Markus Angermayr

Wir stoßen durch unsere Phänomenologische Grundhaltung kontinuierlich auf das körperleibliche Seinserleben, das jeder sprachlichen Artikulation vorausgeht. Das In-der-Welt-Sein ist körperleiblich. Das Begriffskonstrukt KörperLeib verwende ich deshalb, um die unauflösliche Verschränkung des gegenständlichen Körper-Habens und spürbarem Leib-Seins im Sinne des von innen gefühlten Körpers zu betonen. Das Körper-Leibliche ist daher nicht nur eine Dimension unseres Seins, sondern die Bedingung für die Möglichkeit unseres Verhältnisses zu uns selbst. Die Bezugnahme zum Seinserleben ist ein Urmotiv der Existenzanalyse (Längle, 1984), die damit auch als Grounding der Höhenpsychologie von Viktor Frankl gelesen werden kann.

Dieser phänomenologischen Linie folgt der Beitrag und versteht sich als ein weiterer Aspekt eines existenzanalytisch-körperorientierten Arbeitens.

Was meint existenzielles Grounding?

Es ist »[e]ine seltsame Sache oder gar eine unheimliche Sache, daß wir erst auf den Boden springen müssen, auf dem wir eigentlich stehen«, meint Martin Heidegger in seiner Schrift über das Denken (Heidegger, 1992, S. 26). Dieses Motiv des existenziellen Sprungs ist typisch für existenzielle Denkende und in der existenziellen Therapie.

Wieso braucht es den Sprung? Der zeitgenössische amerikanische Phi-

1 Leicht überarbeitetes Original: Angermayr, M. (2014). Existenzielles Grounding. Das Seinserleben als Ressource der Person. *Existenzanalyse, 31*(2), 41–45 und in: Längle, S. & Gawel, B. (Hrsg.). (2016). *Themen der Existenz – Existenz in Themen. Ein Lesebuch zur Existenzanalyse*. Facultas.

losoph Thomas Nagel spricht von einer »view from nowhere«, die wir im Denken einnehmen können. Darin liegt die entlastende und kreative Wirkung des Denkens aber auch die Gefahr des Selbstverlustes durch den Verlust der Gegenwart und der körperleiblichen Grunderfahrung des Ich-Hier-Jetzt (vgl. Fuchs, 2000, S. 265). Während der Mensch unter anderem durch Reflexion einen »utopischen Standort«, wie Helmuth Plessner es nennt, einnehmen kann, weil er theoretisch/denkend überall sein kann, bleibt er existenziell gesehen körperlich-leiblich verortet, in der gegenwärtigen Situation.

> »Mein Körper ist das genaue Gegenteil einer Utopie, er ist niemals unter einem andern Himmel, er ist der absolute Ort, das kleine Stück Raum, mit dem ich buchstäblich eins bin. Mein Körper ist eine gnadenlose Topie« (Foucault, 2005, S. 11, 25).

Auf diesen Boden zu springen ist nicht immer einladend und doch sind dort die Ressourcen des Seinserlebens zu finden. Durch *Sein-Lassen* beginne ich Werte zu sehen, diese können im körperleiblichen Resonanzraum zu schwingen beginnen und damit Entwicklung und Wachstum ermöglichen. Zugespitzt heißt dies: »Wir halten alles aus *(Seinsressource)*, es sei denn, wir sterben daran« (Albert Ellis). Diese Tatsache bestätigt die Traumaforschung. Es werden niemals alle Strukturen zerstört, andernfalls ist es nicht zu überleben.

Das Erleben des Seins *Ich-Hier-Jetzt* – des Gegenwartsmoments und »moment of meeting« (Stern, 2005) – stellt mich auf den Boden der Existenz. Die fehlende annehmend-erlebensmäßige Bezugnahme oder *Seinsvergessenheit* scheint mir die Erfahrung von vielen Klient:innen zu sein, die zu uns kommen und berichten, dass sie schon – oft jahrelang – über ihre Situation nachgedacht hätten und dadurch Lösungen und Veränderung suchten, ohne Erfolg. Warum hilft ihr spezifisches Nach-Denken den Klient:innen nicht? Offensichtlich sind die Klient:innen nicht mit dem *Bedenkenswerten* verbunden. Es fehlt, existenzanalytisch gesprochen, die Seinsfühlung. Am direktesten ist dies im unspektakulären basalen körperleiblichen Erleben gegeben.

Existenzielles Grounding versucht die Verbindung zum KörperLeib herzustellen, das schlichte Da-Sein ins Erleben zu bringen und zu stärken, denn das körperleibliche Fühlen und Spüren des Da-Seins ist als Ausgangspunkt das Gegenteil eines Denkens von nirgendwo. Es ist ein Annehmen dessen, was ist, anstatt dem Leben Widerstand entgegenzusetzen. So verstanden ist existenzielles Grounding die Antwort auf die Frage, wie ich auf den Boden springen kann, auf dem ich bereits stehe. Es ist also nicht das Denken, das an sich das Problem wäre, sondern ein Denken, das nicht mit dem körperleiblichen Fühlen und Spüren verbunden ist und dort seinen Ausgangspunkt nimmt. Diese Sichtweise stützen auch andere konzeptionelle Quellen (z.B. Hüther, 2006).

Der Begriff des Groundings kommt historisch aus der Bioenergetik und steht dort an zentraler Stelle. Er bedeutet so viel wie *Erdung*. Sowohl in Kontakt sein mit dem Boden, als auch in der Welt seinen Stand und Grund haben (vgl. Stumm & Pritz, 2000, S. 249). Zudem soll es den Kontakt einer Person zu ihrem Körper verbessern. Dieses Konzept führte dazu, dass Alexander Lowen das Setting in den 1950er Jahren erweiterte und viel im Stehen gearbeitet hat.

Existenzielles Grounding kann man als einen Aspekt der körperorientierten Anwendung der Existenzanalyse verstehen und grob in zwei Formen einteilen:

1. Der einfache Standardfall existenziellen Groundings
2. Der erweiterte Standardfall existenziellen Groundings

Für beide Fälle von existenziellen Groundings gilt grundlegend: »Das Betrachten so lange aushalten, das Meinen so lange aufschieben, bis sich die Schwerkraft eines Lebensgefühls ergibt« (Handke, 1979, S. 282), bis von innen ein Antwortgefühl/Impuls/Bild/Satz entsteht und dies dann in weiterer Folge in den personalen Verarbeitungsprozess eingebracht werden kann. Dieses Vorgehen hat eine große Parallele zu Eugene Gendlins Focusing, das an dieser Stelle dem existenzanalytischen Prozess sehr nah ist und sich gut ergänzt. Der »von innen gefühlte Körper« (Gendlin & Wiltschko, 1999) ist eine ausgezeichnete Möglichkeit für das Seinserleben.

Der Standardfall existenziellen Groundings

Als Normalfall gilt das »absichtslose/unter Einklammerung der Beurteilung« Wahrnehmen von und das Verweilen bei halt- und strukturgebenden Phänomenen im Hier und Jetzt. Wenn es eine Absicht gibt, dann die, den Raum für das Seinserleben, das »Schmecken« des *»ich bin«* zu ermöglichen, in das Mysterium des Selbstverständlichen einzutauchen. Im

Grunde handelt es sich um eine Dereflexion: vom kreisend, fruchtlosen – weil nicht am Seinserleben angebundenen – Denken zur immer vorhandenen Ressource des Da-Seins.

Beispiel einer Grounding Übung[2]

Ich lade Sie ein, verändern Sie ihre Position ein klein wenig in Richtung noch bequemer. Registrieren sie den Atemfluss ohne ihn zu verändern ...

... ich bin da ...

Ich lege die linke Hand auf den Bauch, etwas unterhalb des Nabels, die rechte Hand in die Herzgegend ... Da ist ein Körper, der atmet ... der Gewicht hat ... der Rhythmus hat ... der eine Haltung und einen Ausdruck hat, einen passenden Ausdruck des Lebens jetzt in diesem Moment. ... Ich bin ... da ist ein Körper, der atmet, in dem das Leben pulsiert ... ein Körper, der in jedem Moment das Seine tut und mich damit leben lässt ...

erlebe ich darin mein Sein, mein Atmen, ohne Beurteilung, einfach so frei, wie es gerade ist ... mein DA-SEIN ... vielleicht entsteht in Ihnen auch ein Antwortgefühl ... etwas kleines, eine kleine Veränderung ... die Sie auch registrieren ...

Und dann schicken Sie einen frischen Atem in Ihren Brust-Bauchraum, streifen mit ihren Händen den Körper entlang zur Seite und kehren mit der Aufmerksamkeit wieder zurück.

Registrieren Sie kurz die Wirkung auf ihren Körper.

So unspektakulär es klingt, steht dahinter ein basales Sich-in-Empfang-Nehmen sowie eine Selbstdistanzierung von schnellen Urteilen und ein sich Einlassen auf primäre körperleibliche Phänomene. Dies stärkt die Wahrnehmungsfähigkeit, die Präsenz, das eigene Dasein. Das öffnet den Raum für die Seinsfühlung und das Seinserleben (erste Grundmotivation) und schafft eine bessere Verbindung mit dem Leben (zweite Grundmotivation). Es wird nicht nur *»ich bin«* gedacht, sondern gespürt und gefühlt. Damit entsteht eine Klarheit über die Wirklichkeit, in der ich stehe.

Eine Klientin (Burnout, ausgeprägtes Grübeln und Gedankenkreisen) meinte einmal, es wäre wie ein Aufwachen für sie, »es gibt mich ja noch, da ist ja wer drin« und deutete auf ihren Körper in Herzgegend. Und dieses

2 Die drei Punkte stehen für Verweilphasen.

»Dasein ist dem Menschen ursprünglich nicht gleichgültig« (Längle, 2008, S. 92).

Der Standardfall kann in einfachen Übungen bestehen, wie auch eingestreut zur Vertiefung des Seinserlebens und Erforschung des Phänomens und dessen Gehalts sowie als sichere Verbindung zur Gegenwart und als Dissoziationsstopp geübt werden. Der Normalfall entspricht einem existenzanalytisch-körperorientierten Arbeiten, unterstützt durch die Selbstberührung der Klient:innen, ohne direkte Berührung durch die Therapeut:innen. Das Grounding fokussiert auf das Wahrnehmen des Atemflusses, des Rhythmus, der Haltung als Ausdruck des Lebens jetzt, des (Körper-)Gewichts am Boden. Darin ist schon ein vorreflexives körperleibliches Verhältnis zu sich selbst gegeben und zwischenleiblich abgestimmt. Jede Bewegung, jede Form wird mit ganzer Beteiligung und ohne Beurteilung spielerisch ausgeführt. Danach folgen einige Atemzüge, um die Wirkung nachzuspüren: ein absichtsloses Bei-sich-Sein, sich zu Hause fühlen, ein Achten auf das, was es in mir »sagt« und ein Wahrnehmen des Antwortgefühls, der Resonanz. Dadurch entsteht eine sehr akzeptierende Atmosphäre, die einem Wechsel vom Alltagsbewusstsein in einen ressourcenvolleren Seinszustand entspricht, in dem das *»ich bin«* erlebt wird. Dies stärkt das Dasein-Können, es entsteht (Grund-)Vertrauen ins Sein. Das personale Ich bekommt die Aufgabe, einfach zu registrieren und wird dadurch in den Prozess eingebunden. In Beziehung mit ihrem Dasein sprechen die Klient:innen dann qualitativ anders über und mit sich. Der:die Therapeut:in könnte dann damit beginnen, zu fragen, ob sich nun aus dem Inneren, dem Bauch-/Brustraum etwas mitteilen möchte, etwas nach Aufmerksamkeit verlangt (vgl. Gendlin & Wiltschko, 1999). In diesem geöffneten Erfahrungsraum können sich im Leibgedächtnis gespeicherte Inhalte zeigen und Aufmerksamkeit bekommen.

Der erweiterte Standardfall existenziellen Groundings

Auch hier geht es einerseits um die körperleibliche Wahrnehmung und Präsenz, aber andererseits um das achtsame Wahrnehmen körperlicher Signale während des Prozesses der Personalen Existenzanalyse. Dabei können verschiedene Ebenen des Ansprechens unterstützen: z. B. feststellen (markieren »da war was«), verstärken, verlangsamen, experimentieren mit Impulsen, bis hin zur Möglichkeit eines körperleiblichen Handlungsdialogs über Berührung und der Begleitung autonomer Körperreaktionen. Dieses spezielle Grounding ist dadurch wesentlich komplexer und bedarf ausreichender Selbsterfahrung und einer fundierten phänomenologischen Grundhaltung.

Zwei exemplarische Beispiele

Spontan auftretende Verkörperungen

Eine Patientin hatte während ihrer Schilderung des emotional missbräuchlichen Erlebens in ihrer Familie, welches sie als normal empfand, ganz eigenartige Körperbewegungen: Sie zog ihre Füße an, machte sich klein und hielt eine Hand vors Gesicht und die andere über den Kopf. Es fiel ihr gar nicht auf. Ich lud sie ein, diese Bewegungen in Zeitlupe noch einmal zu wiederholen. Sie könnte einfach wahrnehmen, wie es sich gerade in ihrem Körper anfühlt und ihre Haltung und Atmung einfach registrieren – anstatt weiterzusprechen. Dabei wurde es ihr bewusst, dass das, was sie zu Hause erlebte, nicht »normal« war.

Das Nach-Denken hat seinen Platz nach dem Spüren und Fühlen des Körpers von innen. Dieses freie Fühlen und Spüren muss sogar vor zu schnellen Überlegungen und Interpretationen – auch der Therapeut:innen – geschützt werden. Dabei zeigen sich oft struktur- und prozessgebundene Hemmungen, z.B. ein nicht frei hinfühlen/-spüren können, innere kritische Stimmen usw., die dann bearbeitet werden können.

Schwer bearbeitbare, hartnäckige Phänomene

Tarek (Name frei gewählt) hatte eine jahrelange »Schmerzgeschichte mit chronischer Suizidalität« und mehrere Selbsttötungsversuche hinter sich. In die Praxis kam er über eine fast nicht verschleierte Hilflosigkeit der Sozialarbeiterin in der Klinik, da man einfach nicht mehr wisse, was noch helfen könnte. Deswegen sei man auf die Idee einer zusätzlichen ambulanten Psychotherapie gekommen.

Zwei Phänomene stellten sich als besonders hartnäckig heraus und waren für seine chronische Suizidalität zentral: Einerseits sein Beziehungswunsch (dass jemand da ist und sich für ihn interessiert) und seine enorme Todessehnsucht (wieder bei seiner Mutter sein, die selbst schwer depressiv gewesen war). Über 30 bis 40 Stunden war ich damit beschäftigt, überhaupt eine gute Beziehung aufzubauen und ihn in seinem So-Sein auszuhalten, weil er unglaublich viel jammerte und über Menschen und die ganze Welt klagte. Das war als Therapeut mühevoll auszuhalten. Einmal kam ich zu einer Stunde zu spät (was tatsächlich so gut wie niemals vorkommt, ohne den Patienten zu verständigen) und ich fand ihn weinend vor der Praxistür. Er meinte, es war wie ein Schock für ihn und er dachte, mir wäre etwas zugestoßen und er hätte mich jetzt verloren, schließlich sei ich ja der Einzige, der noch mit ihm rede. Auch die Todessehnsucht mit der ständig präsenten Möglichkeit des Selbstmords war viele Stunden unser Thema. Wir versuchten, den Grund und das dahinterliegende Bedürfnis dieser Sehnsucht zu bergen, alles mit minimalem kurzzeitig entlastendem Erfolg. Durch die Gespräche erlebte er ungefähr zehn Prozent Erleichterung, die aber beim Verlassen der Praxis wieder auf null ging.

Die Sicherheit in der Beziehung wuchs durch beständiges kontinuierliches Da-Sein, Aushalten, Zuwenden, Interesse und Begegnung. Aber die starke Todessehnsucht kam einfach nicht zur Ruhe. Ich begann mit ihm darüber zu reden, dass dieses Phänomen immer wieder bei ihm anklopfe und nach Aufmerksamkeit verlange. Ich fragte ihn, ob er dies auch so wahrnehme. »Ja«, seine Zustimmung war klar. Es wirke, als ob wir noch nicht gut genug zugehört und der Todessehnsucht noch nicht genug Raum gegeben hätten, damit wir verstehen könnten, was es braucht. Das sah er ähnlich. Wir hatten festgestellt, dass diese Todessehnsucht eine Sehnsucht nach Ruhe ist, ein von der Welt genug haben, ein sich zurückziehen wollen, sterben wollen. Er hatte die Vorstellung, dann bei seiner Mutter, seinem verstorbenen Bruder und einem verunglückten Bekannten zu sein. Er meinte dann auch, er fühle sich »wie im Krieg tödlich verletzt«. Etwas in ihm kämpfe auch um das Leben, obwohl er eigentlich sterben wolle. In dieser Ambivalenz steckte er mit Leib und Seele seit Jahren fest.

Mein Vorschlag war, dass wir der Todessehnsucht in Form eines Experiments in der nächsten Sitzung Raum geben könnten, wenn er mag, und sie so ernst nehmen, wie es möglich ist. Er könne dem Phänomen erlauben, da zu sein, um zu sehen, was es braucht, um ruhig zu werden. Er könne sich auf die Matte legen und einfach zulassen, was kommt, sich vom Phänomen führen lassen, wohin auch immer, solange bis es gut ist. Wir räumten zwei Einheiten dafür am Ende des Tages ein.

Meine Aufgabe wäre, *da* zu sein, Sicherheit zu geben, bei Bedarf auch durch Berührung zu unterstützen, darauf zu achten, dass er nicht wirklich sterbe. Ich übernahm substituierend den Anteil des Leben-Wollens, sodass er sich wirklich in die Todessehnsucht hineingeben konnte. Interessanterweise war seine Zustimmung klar und entschieden, ohne aggressiv abwertenden Unterton, den er sonst immer wieder beimengte. Ein kurzes Abklären stellte ich an den Beginn der nächsten Stunde. Er richtete sich die Matte und legte sich in Seitenlage hin. Noch einmal bestätigte ich, dass ich da bin, neben ihm sitze und frage, ob es auch so passt und er könne mich ruhig korrigieren. Auch, dass ich darauf achten würde, dass er nicht tatsächlich stirbt, wiederholte ich. Wenn er den Wunsch habe, mich zu spüren oder mir mitzuteilen, was er gerade erlebe, könne er es ruhig sagen und ich würde z. B. meine Hand auf seinen Rücken oder seine Schulter legen. Das alles konnte er bejahen, was mich wieder erstaunte aufgrund des deutlichen Settingwechsels und des heiklen »Sterben-Wollens«.

Dann wurde es still ... *»der Atem darf kleiner werden und in den Bauch gehen ... erlauben Sie, der Todessehnsucht Raum zu geben ... und überlassen Sie sich ihr, wenn Sie mögen ... Ich bin da und passe auf ...«*. Tarek lag da, sprach nicht mehr. Ich saß neben der Matte auf einem Kissen, achtete auf seinen und meinen Atem, ohne körperliche Berührung. Sein Atem wurde langsamer, ruhig, es wurde sehr still, sicher zehn bis 15 Minuten. Schließlich begann sein Körper zu zittern, er fing an zu weinen, schluchzte, es schüttelte ihn. Ich saß daneben und brummte irgendwas wie *»mhm, ja, ...«*. Er schluchzte weiter, bis er wieder stiller wurde, ganz still. Ich wartete an seiner Seite. Nach etwa zehn Minuten begann er wieder leise zu wimmern und zu zittern. Ich gab wieder sanft und bestimmt zu erkennen, dass ich da bin und er auch etwas sagen könne, wenn er mag (für mich wäre es hochinteressant gewesen mitzubekommen, mit welchen Inhalten er beschäftigt war). Er blieb still, beruhigte sich wieder. Etwas später wiederholte sich das Zittern noch einmal, bevor er lange still lag. Schließlich begann er sich zu rühren und zu strecken, nahm einen tiefen Atemzug und tauchte wieder auf, wie aus einer anderen Welt. Dann sagte er trocken: »So, jetzt reicht's« und setzte sich auf, atmete durch. Ich bremste ein wenig: »Lassen Sie sich Zeit. Und wenn es passt für Sie, können wir am Boden bleiben oder in den Sessel wechseln und noch kurz nachbesprechen.«

Tareks Reaktion war, dass es ihm gut gehe und er sich erleichtert fühle.

Ich fragte: »Mögen Sie etwas sagen, wie es Ihnen ergangen ist, was Sie jetzt bewegt?«

Er fühle sich erfrischt, meinte er: »Es passt gut so, er habe jetzt noch viel zu tun.« Ein Satz, den ich vorher noch nie von ihm gehört habe.

An dieser Stelle wurde mein therapeutisches Ego stark strapaziert. Leider ließ sich sein innerer Prozess nicht explizieren. Allerdings war der Unterschied in den folgenden Stunden bis zum Therapieabschluss evident. Das Thema der Todessehnsucht, und damit der starken, ständig präsenten, unterschwelligen Suizidalität, war zur Ruhe gekommen. Er wirkte beweglicher, weicher und entspannter, entschiedener und lebendiger. Die Gespräche brachen nicht mehr auf diese Ebene ein, der Boden war fester geworden, sein *Sein-Können* und *Leben mögen* erstarkte und andere seiner vielen Themen konnten bearbeitet werden.

Deutlich wurde auch, dass es so seine »Art« war, mit sich umzugehen. Das Therapieende gestaltete sich fast analog zur Beendigung des Groundings, knapp und sehr reduziert.

Zusammenfassung

Nachdem ein rein verbales phänomenologisches Vorgehen über lange Zeit nicht zur Verarbeitung der Todessehnsucht führte bzw. immer an einer bestimmten Stelle abbrach, wurde über verschiedene körperleibliche Tiefungsebenen dem Phänomen Raum gegeben. Das Grounding bestand im Eintauchen in das Phänomen starker Todessehnsucht. Dies erlaubte dem Phänomen, sich körperleiblich zu explizieren. Der Klient ließ dabei entschieden das Phänomen zu, um es besser zu verstehen und dadurch zur Ruhe kommen zu lassen – als Folge der Seinsgrunderfahrung – und ich begleitete ihn dabei. Dazu gehören die autonomen Reaktionen des Abzitterns, die Wellen des Weinens, des Schluchzens und der Ruhephasen. Dazu passt auch, dass sich diese Körperdialoge kaum in Worte fassen lassen (vgl. Angermayr & Strassl, 2013).

Der Schwerpunkt der Haltung des Therapeuten ist dabei sein Dasein, seine Präsenz und Offenheit für den (zwischenleiblichen) Dialog. Es scheint, als hätte die Todessehnsucht nur noch dieses körperleibliche Ausdrücken gebraucht, um zur Ruhe zu kommen. Durch das Grounding kam es zu einem existenziellen Abgleich zwischen dem, was er gedacht hat, und seinem Erleben. Das Gedachte und das körperleiblich Erfahrene passt nicht zwangsweise zusammen.

Tareks Erleben hat durch das zugelassene Körpererleben eine Korrektur erfahren. Die Einstellungsänderung zum Leben (neue Beziehung zum Leben) kam aus dem Spüren und Fühlen. Erkennbar ist ein klarer Body-Shift, verstanden als körperleibliche Stellungnahme. Körperpsychotherapeutisch betrachtet können wir die Veränderung gut verstehen. Das Symptom, in diesem Fall die Todessehnsucht, speist sich aus der Traumatisierung und der damit im Leibgedächtnis abgespeicherten Energie, die immer wieder getriggert wurde und nicht integriert werden konnte – auch nach vielen Stunden klassisch-verbalem Arbeiten. Erst das Sich-Öffnen für die körperleibliche Ebene ermöglichte, die Fixierung zu verflüssigen und die gespeicherte Energie zu lösen, abzuzittern und auszudrücken.

Das Denken erfuhr eine Korrektur durch das zugelassene, »geschützte« Seinserleben. Die Korrektur der Einstellung (Beziehung) zum Leben kam nicht aus dem Denken, sondern aus dem Spüren und Fühlen des Seins. Dies ermöglichte Tarek, das Denkmuster loszulassen. Tarek war es zu diesem Zeitpunkt nicht möglich, die sichtbar gewordene Veränderung zu artikulieren. Für stark am verbalen Vorgehen fokussierte oder mit körperleiblichen Prozessen unerfahrene Therapeut:innen ist dies frustrierend und schwer nachvollziehbar. Auf der Handlungsebene und durch den veränderten körper-leiblichen Ausdruck zeigte sich das Zur-Ruhe-Kommen der Todessehnsucht und chronischen Suizidalität eindrücklich.

Dazu passen konzeptuelle Überlegungen, die Zustände eines »primären Rückzugs« (Müller-Schwefe, 2015, S. 78) eines Lebewesens beschreiben, die kaum mehr verbalisierungsfähig sind und körperleiblich dialogisch verstanden werden müssen. In dieselbe Richtung gehen die Ansätze von Peter Levine (2010) im Anschluss an die Konzepte Gendlins (2016) und des Feltsense.

Kritische Anmerkungen

Zur Differenzierung zwischen dem verarbeitenden Grounding Prozess und einem Agieren sei angemerkt, dass es nicht um einfaches Ausagieren von Körperimpulsen geht, sondern um eine Einbettung in eine psychotherapeutisch-phänomenologische Beziehung, die grundlegend ist und erst den sicheren Raum für den Prozess eröffnet. Auch bei meinem Beispiel waren viele Stunden davor und danach nötig, um zu einer Zustimmung zum Leben zu finden. Es geschehen durch Groundingprozesse keine Wunder. Ein einfaches Ausagieren würde sich in der unveränderten Wiederholung ohne prozess- und strukturverändernde Wirkung deutlich zeigen.

Offen bleibt auch, inwieweit eine bewusst-explizite und damit verbal formulierte Stellungnahme erforderlich ist und ob diese immer notwendig ist, oder ob sich die personale Stellungnahme auch körper-leiblich verstehen lässt (vgl. Angermayr & Strassl, 2013). Gerade im Falle von Tarek stellt sich diese Frage. An dieser Stelle wären weitere Untersuchungen am Verhältnis des Person Paradigmas zum Körper/Organismus Paradigma interessant.

Fazit

Grounding ermöglicht das vertiefte Einbeziehen des Körpers in den therapeutischen Prozess. Es stärkt Verbindung und das dialogische Pendeln zwischen Denken und Körper. Diese Verbindung und die freie, natürliche Beziehung zu unserem Fühlen und Spüren geht durch Trauma oder Neurose verloren.

Ziel ist nicht, dass Psychotherapeut:innen zu »Körperarbeiter:innen« werden. Allerdings können Berater:innen und Therapeut:innen die Fühl- und Spürantennen durch körperorientierte Selbsterfahrung schärfen und sich dadurch vertrauensvoll auf körperleibliche Dynamiken einlassen und den Prozess vertiefen (vgl. Angermayr & Strassl, 2013, S. 62).

Existenzielles Grounding ist mit dem in die Natur gehen, mit absichtslosem Wandern vergleichbar. Man wandert in die Stille einfachen Seins – die Geschwindigkeit, der Lärm, das »Plappern« der Welt werden zurückgelassen. Die wiedergefundene Stille öffnet den Raum für das Sich-Zeigen der Person, die Vibration der personalen Tiefe.

Literatur

Angermayr, M. (2009). Dasein – Atmen – Achtsamkeit. Existenzanalyse und vorreflexives leibliches Erleben. *Existenzanalyse, 26*(2), 99–104.

Angermayr, M. & Strassl, L. (2013). Leiborientierter Zugang zur inneren Stimmigkeit. Ein Dialog mit existenzanalytischen und osteopathischen Prinzipien und deren psychotherapeutische Implikationen. *Existenzanalyse, 30*(2), 55–62.

Foucault, M. (2005). *Die Heterotopien. Der utopische Körper*. Suhrkamp.

Fuchs, T. (2000). *Leib – Raum – Person. Entwurf einer phänomenologischen Anthropologie*. Klett-Cotta.

Gendlin, E. (2016). *Ein Prozessmodell*. Alber.

Gendlin, E. & Wiltschko, J. (1999). *Focusing in der Praxis*. Klett-Cotta.

Handke, P. (1979). *Das Gewicht der Welt. Ein Journal*. Suhrkamp.

Heidegger, M. (1992). *Was heißt Denken*. Reclam.

Hüther, G. (2006). Wie Embodiment neurobiologisch erklärt werden kann. In M. Storch, B. Cantiene, G. Hüther & W. Tschacher, *Embodiment. Die Wechselwirkung von Körper und Psyche verstehen und nutzen* (S. 73–98). Huber.

Längle, A. (1984). Das Seinserlebnis als Schlüssel zur Sinnerfahrung. In A. Längle (2011), *Erfüllte Existenz. Entwicklung, Anwendung und Konzepte der Existenzanalyse* (S. 15–27). Facultas.

Längle, A. (2008). Existenzanalyse. In A. Längle & A. Holzhey-Kunz, *Existenzanalyse und Daseinsanalyse* (S. 23–179). Facultas.

Längle, A. (2009). Das eingefleischte Selbst. Existenz und Psychosomatik. *Existenzanalyse, 26*(2), 13–34.

Levine, P. (2010). *Sprache ohne Worte*. Kösel.

Müller-Schwefe, R. (2015) Der primäre Rückzug: Depression, Dissoziation und Resignation nach schweren Traumata. *Trauma. Zeitschrift für Psychotraumatologie und ihre Anwendungen, 2*, 76–92-

Patocka, J. (1991). Die Bewegung der menschlichen Existenz. In E. Alloa, T. Bedorf, C. Grüny & T. N. Klass (Hrsg.), *Leiblichkeit* (S. 81–99). UTB.

Stern, D. (2005). *Der Gegenwartsmoment. Veränderungsprozesse in Psychoanalyse, Psychotherapie und Alltag*. Brandes & Aspel.

Stumm, G. & Pritz, A. (2000). *Wörterbuch der Psychotherapie*. Springer.

Biografische Notiz

Markus Angermayr, Mag. phil. fac. theol., ist Philosoph, Psychotherapeut (Existenzanalyse) und Focusing Therapeut (DFI-Würzburg). Er ist international als Lehrausbildner und Lehrsupervisor der GLE sowie als Lehrausbildner für Focusing tätig. Seine Forschungsschwerpunkte in der Praxis sind Körperpsychotherapie und Existenzanalyse, Leibphänomenologie, Prozesstheorie. Er publiziert zu Selbstwerdung, Phänomenologie, Prozesstheorie und Poetik, Körperpsychotherapie, Existenziellem Grounding.

15 Existential Touch – Berührung als körperleiblicher Dialog

Anregungen aus dem »Existenziellen Grounding«[1]

Markus Angermayr

Ein Anfang

Wieder in Präsenz. Welch ein Aufatmen bei vielen. Die Tagung »Leib oder Leben« 2022 in Bad Gleichenberg fand nach dreijähriger Pause aufgrund der Covid-Pandemie zum ersten Mal wieder in der klassischen Form statt. Lebewesen aus Fleisch und Blut trafen sich, experimentierten gemeinsam, suchten nach Wegen der Selbst- und Welterfahrung auf ganzheitliche Weise. Man musste in diesen Zeiten schon Mut haben, sich auf dieses sehr körperliche Thema einzulassen. Dabei ist völlig klar, dass Berührungen zu den essenziellen Erfahrungen des Menschseins gehören. Üblicherweise sprechen wir in der Psychotherapie metaphorisch von Berührung. Wir berühren mit Worten, die starke innere Resonanz auslösen können und damit tief berühren.

Der Beitrag fokussiert auf konkrete körperleibliche Berührung, um ein Verständnis von Berührungsresonanz im weiten Sinne zu fundieren. Die Überlegungen entstanden aus den praktischen Erfahrungen in den Weiterbildungslehrgängen des *Existenziellen Groundings* als körperpsychotherapeutischer Ast der modernen Existenzanalyse.

Zum Kontext von Berührung

Dass Berührungen heilsame Wirkung haben, ist historisch überliefert. Wir kennen sogar Beispiele aus der Bibel: z. B. Jesus, der den Aussätzigen durch Berührung heilt, oder der zweifelnde Apostel Thomas, der, um die Realität

1 Leicht überarbeitetes Original: Angermayr, M. (2023) Existential Touch – Berührung als körperleiblicher Dialog. *Existenzanalyse, 40*(1), 43–50.

des Geschehens zu erfassen, eingeladen wird, die Wunden Jesu zu berühren.

Auch in der Psychotherapie war der Körper von Anfang an ein Thema. Sigmund Freud massierte anfangs seine Patient:innen. Erst mit dem Auftauchen der Schwierigkeiten im Übertragungsgeschehen bei hysterischen Patientenpersonen hat er sich davon abgewandt. Später postulierte er, dass in der analytischen Behandlung nichts anderes als ein Austausch von Worten zwischen dem Arzt und dem:der Analysand:in vorgeht (vgl. Geißler, 2017, S. 14). Das führte dazu, dass einige Psychotherapieschulen Berührung marginalisierten, tabuisierten, in einigen Fällen sogar kriminalisierten (vgl. Zur & Nordmarken, 2020). Körperliche Berührung wurde als unzulässige Sexualisierung und als Missbrauch der Patient:innen für eigene Bedürfnisse eingestuft. Und doch war der Körper immer dabei als *absent presence*, heute können wir von einem sanften *body turn* in der Psychotherapie sprechen (Angermayr, 2022, S. 7). Allerdings ist die Frage nach der konkreten taktilen Berührung in der Psychotherapie bis heute ein »umstrittenes« Thema.

Auch gesellschaftlich ist es ein heißes Thema. Gerade infolge von *MeToo* oder *Black Lives Matter* ist das verständlich. Darf ich den:die andere:n berühren? Wo darf ich ihn:sie berühren? Ist es anstößig? Wird es missverstanden als sexuelle Anmache? Niemand hat das Recht einen Menschen gegen seinen Willen anzufassen. Das hat etwas mit Würde, die unantastbar ist, und körperlicher Integrität zu tun (vgl. Flaßpöhler, 2021, S. 188).

Wir merken, wie relevant das Thema ist, und dass es eines gewissen Rahmens bedarf, einer bestimmten qualitativen Atmosphäre und vor allem einer inneren Zustimmung. Denn sowohl das Heilsame als auch das u. U. Traumatisierte findet sich im Leiblichen gespeichert und zeigt sich am Körper. Dieses implizite Körperwissen kann sich durch Berührung öffnen.

> Ein Beispiel aus der Kindheit von Viktor: In seiner Familie gab es kaum Berührung. Die ersten intensiven Berührungserfahrungen, an die sich Viktor erinnerte, waren eher Schläge, ein Bestraftwerden. Dann aber, erinnerte sich Viktor, gab es ein kleines Polster. Viktor hatte keinen Schnuller, aber er hatte ein Polster. »Er braucht immer sein Polster«, wurde lächelnd und ein bisschen abwertend gesagt.

Wenn wir uns die Situation vergegenwärtigen, dann denkt man eigenartigerweise an die Versuche mit Baby-Makaken (Rhesusaffen) in Harry Harlows Experiment. In seinen recht grausamen Experimenten hat er Äffchen ohne ihre Mutter in einen Käfig gesetzt, in dem sie die Wahl zwischen zwei Attrappen hatten: einer aus Draht nachgebildeten, Milch spendenden *Ersatzmutter* und einer gleich großen, mit Stoff bespannten, *Ersatzmutter*, die aber keine Milch spendete. Die Äffchen hielten sich bei der Milchspenderin stets nur zur Nahrungsaufnahme auf, kuschelten sich aber ansonsten auf die stoffbespannte Attrappe. Dies überraschte damals die ganze Zunft der Entwicklungspsycholog:innen.

Harry Harlow forschte in den 1950er Jahren. Es war damals üblich, die Kinder auf keinen Fall zu verzärteln. Kuscheln und Trösten waren verdächtig, die Kinder sollten fürs Leben fit werden. Heute würde man sagen, sie sollten resilient werden – durch Vermeidung von Umarmungen und intensiven Körperkontakt oder Zärtlichkeiten.

> Zurück zu Viktor: Noch heute hat Viktor eine klare Empfindung und erlebt diese »Polster«-Berührungsqualität manchmal. Und hin und wieder ertappt Viktor sich, wie er die Art der Berührung wiederholt und wie er wie durch einen Zauber mit dieser Zeit und dem Jungen in sich verbunden ist. Die zweite Wahrnehmung zu Berührungserfahrungen von Viktor sind Erinnerungen ans Raufen und Balgen mit seinen Schwestern. Das war lustig und lebendig.

Der bekannte Körperpsychotherapeut Thomas Harms betont, dass der Aufbau einer Beziehung zwischen Eltern und ihren neugeborenen Kindern ohne Körperberührung nicht denkbar ist. Dabei legen die Ergebnisse der modernen Säuglings- und Bindungsforschung aber nah, dass nicht die Häufigkeit, sondern die Qualität der Berührung entscheidet, ob sie ihren Zauber entfaltet und die Bindung nachhaltig gestärkt wird (vgl. Harms, 2016, S. 857). Berührung ist damit so etwas wie eine erste Sprache, lange vor dem Sehen, dem Sprechen, vor bewusster Reflexion (vgl. Atwood, 2000).

Das Thema Berühren ist eingebettet in ein Verständnis von Psychotherapie, die den Menschen als verkörpertes Lebewesen versteht. Körperliche Berührung ist daher immer ein leibliches Geschehen, darum verwende ich das Begriffskonstrukt *»körperleiblich«* (Angermayr, 2019, S. 49). Leiblich heißt, wir sind mit unserer ganzen Lebendigkeit darin, unser ganzes Sein – jede Zelle – ist daran beteiligt. Körperliche Berührung ist eine Möglichkeit im breiten Spektrum von körperorientierter Psychotherapie.

Soziale Ambivalenzen

Betrachten wir kurz die Zeit, die wir in der Covid-19-Pandemie durchlebt haben: Berührung in Zeiten von Covid. Die Philosophin Svenja Flaßpöhler wies auf die soziale Ambivalenz hin. Sie meint, dass nicht wenige Menschen mit den Maßnahmen gut konnten und diese als Erleichterung empfanden, denn es gäbe eine – so Elias Canetti – anthropologisch begründete Berührungsangst (vgl. Flaßpöhler, 2021, S. 26). Im Wort des Angreifens ist diese Doppeldeutigkeit schon enthalten. Wir hungern nach Berührung und fürchten uns zugleich vor ihr. Man fragt sich beinahe, wie wir das eigentlich vor Corona geschafft haben.

In den Zeiten von Corona wurde jegliche Berührung und körperliche Nähe hochproblematisch und das Grundthema *Berührung und Nähe als Gefahr und Zumutung* gesetzlich verankert. Berührungs- und Näheverzicht wurde mathematisiert und gesetzlich geregelt: zwei Meter Abstand, Babyelefant, möglichst keine sozialen Kontakte, Lockdown und Quarantäne. In Zuspitzung: Menschen sterben lassen ohne Kontakt zu ihren Liebsten. Der Gewinn von »Hygienical correctness«-Regelungen (vgl. G. Böhme, 2021, S. 19) dieser Art sind klar. Sie dienen der Entlastung von Unsicherheit sowie inneren Ambivalenzen und der Herstellung von Sicherheit. Dabei vergaß man allerdings die fehlende Sicherheit auf einer darunter liegenden Ebene, die im Körperleiblichen abgespeichert ist, nämlich die Bindungssicherheit, die auf angemessenen Nähe-Erfahrungen und Berührung beruht.

Diese Bindungssicherheit drückt sich durch viele kleine, unscheinbare Nähe-Erlebnisse und Mikroberührungen aus. Wir wissen heute, wenn keine Bindungssicherheit gegeben ist, dann ist das Explorationsbedürfnis gehemmt. Das ist das Bedürfnis nach Wachstum, Lebendigkeit, Entwicklung, Heilung. Eine Hemmung dieser Bedürfnisse macht Angst. Wir bekommen keine hundertprozentige Sicherheit.

Inzwischen merken wir auch einige Folgen dieser Zeit des Abstandsgebots: vom Anstieg der depressiven Erkrankungen, den großen Problemen für die Jugendlichen und Kinder, der schlechteren Versorgung von Menschen mit psychischen Erkrankungen bis hin zu den Unsicherheiten in den Begrüßungsritualen.[2]

2 https://www.lzg-rlp.de/de/pressemitteilungen-detail/corona-massnahmen-folgen-fuer-die-psychische-gesundheit.html

Flaßpöhler bemerkt unabhängig von der Covid-Pandemie eine grundsätzliche Tendenz in Richtung möglichst hoher Sicherheit und Ausschaltung der Unsicherheit, z. B. die Regelungen durch »love-contracts«, also die Ausschaltung von Ambivalenzen durch Verträge: Wie oft schlafen wir zusammen, wie darf ich dich berühren, wie nicht?

Ist das etwas, was wir wirklich wollen können? Hier in unserem psychosozialen lebensweltlichen Feld besteht die Kunst doch viel mehr darin, Ambivalenzen auszuhalten, ins Bewusstsein zu heben und einen Freiraum, einen Erlebensraum offen zu halten. Wäre es nicht sinnvoller, auf der zwischenmenschlichen Ebene, im Kontakt, einander Gefühle der Sicherheit zu vermitteln, in kleinen Gesten oder körperlichen Berührungen?

Neurobiologische *hard facts*: Streiflichter

Schon ab der sechsten Woche reagiert ein menschlicher Embryo auf Berührung, lange bevor sich all die anderen Sinne überhaupt erst entwickeln. Zwillinge im Mutterleib scheinen sich durchaus gezielt zu berühren und sich auf diese Weise gegenseitig zu unterstützen, so die Neurobiologin Rebecca Böhme (2019). Man nimmt an, dass dies für die Fähigkeit, zwischen sich und anderen zu unterscheiden, elementar ist und sich – neben all den anderen frühen Beziehungserfahrungen – auf die spätere Autonomieentwicklung auswirkt. Außerdem bereitet es den Boden für Mitgefühl und Empathie (vgl. R. Böhme, 2019, S. 27).

Berührung – feinfühlige – ist für das Kind überlebensnotwendig und bleibt es für den Menschen ein Leben lang. Abgesehen vom Berührtwerden durch andere, berühren wir uns oft selbst. Zwischen 400- bis 800-mal am Tag berühren wir unser Gesicht und in der Regel nehmen wir von dieser Bewegung, die ca. 1,3 Sekunden dauert, keine Notiz. Um möglichst keine Aufmerksamkeitsressourcen aus der aktuellen Situation abzuziehen, laufen diese Prozesse unbewusst ab. Selbstberührungen sind also eine sehr häufige Alltagshandlung; von allen Menschen, weltweit (vgl. Grunwald, 2020, S. 2). Diese Selbstberührungen dienen der inneren Regulation des Organismus und sie werden in den Therapien sichtbar.

Rebecca Böhme (2019) fasst in ihrem Buch *Human Touch* die Wirkungen von Berührung zusammen: Auch sie bezieht sich auf Harlow und beschreibt, dass die Äffchen, die ausschließlich mit der Drahtmutter aufgezogen wurden, im Vergleich mit den anderen einen erhöhten Stresslevel zeigten, Verdauungsstörungen entwickelten und ein verringertes Explorationsverhalten (also Weltoffenheit) erkennbar war. Harlow ging noch einen Schritt weiter und zog Rhesusaffen in völliger Isolation auf, diese waren im Erwachsenenalter schwer verhaltensgestört.

Heute ist bekannt, wie wichtig dieser erste Kontakt für die gesunde Entwicklung ist. Auch über die Qualität der Berührung lässt sich einiges sagen. In unserer Haut befinden sich viele verschiedene Rezeptoren, die auf Wahrnehmungen spezialisiert sind, auf Druck, auf Vibration, Temperatur und Schmerz, und immer noch werden neue entdeckt. Dabei wird zwischen A-Fasern (klassischer Tastsinn, Oberflächenstrukturen, Ecken, Kanten, Vibrationen) und C-Fasern differenziert, welche auch unterschiedlich verarbeitet werden. Die C-Fasern reagieren besonders stark auf Streicheln, sie vermitteln innere Wahrnehmungen und die Körperzustände. Dabei hat man entdeckt und wissenschaftlich berechnet, dass die optimale Berührung bei etwa 32 Grad Celsius stattfindet. Das ist in der Regel die Temperatur an den Fingerspitzen und eine Geschwindigkeit des Streichelns von einem bis zehn Zentimetern pro Sekunde.

Interessanterweise streicheln Eltern in der Regel genau in dieser Range, und es trifft auf alle Liebkosungen zu, die wir unseren Liebsten zukommen lassen (vgl. R. Böhme, 2019, S. 22). Dabei spüren wir uns selbst als Leib, als Natur, die wir sind. So taucht langsam das Bewusstsein auf, ein eigenständiger Mensch zu sein.

Ich fasse die Wirkung von qualitativer Berührung und Selbstberührung zusammen: Berührung dient unter anderem der Regulation von Emotionen.

1. Sie stärkt Sicherheit und Wohlbefinden, Dopamin (Neurotransmitter für Belohnungseffekte) und Oxytocin-Ausschüttung, Immunsystem, Selbstvertrauen, Vertrauen ins Sein.
2. Sie reduziert Angst, Anspannung, Cortisol (Stresshormon), Herzfrequenz und Schmerzempfinden.

Kurz noch ein Blick auf die Kehrseite

Wer einsam ist und ohne Partner:in lebt, hat Studien zufolge eine kürzere Lebenserwartung und ein höheres Krankheitsrisiko. Das scheint auch mit dem Mangel an Körperkontakt zusammenzuhängen, unter dem diese Menschen oft leiden, denn lange Umarmungen und intensiven Körperkontakt gibt es in der westlichen Kultur hauptsächlich in romantischen Beziehungen. Wer keine:n menschliche:n Kuschelpartner:in hat, muss aber nicht verzweifeln. Auch das Streicheln von Hunden und anderen Tieren führt zur Endorphin-Ausschüttung und baut Stress ab. Wir spüren uns selbst als Natur, die wir sind.

Anmerkungen zur Phänomenologie als Wahrnehmungskunst und zur Phänomenologie der Berührung

Was für eine spezielle und grundlegende körperleibliche Erfahrung Berührung darstellt, können wir uns anhand eines Satzes von Heidegger (1992, S. 26) klarmachen: Er meint, dass wir erst auf den Boden springen müssten, auf dem wir stehen. Was bedeutet das? Versuchen wir es einmal nachzuvollziehen: Springen wir auf den Boden und berühren ihn. Was lässt sich wahrnehmen? Halt, Widerstand, Festigkeit und ein bewegter, rhythmisch atmender Körper, hier und jetzt, ein *Ich bin da*. Es ist ein Sprung in die konkrete Lebenswelt. Mit diesem Sprung bringen wir die Struktur des Daseins, wie sie in den vier Grundmotivationen beschrieben sind, in die Präsenz.

Eine sehr schöne Interpretation dessen, was Heidegger damit meint, entspringt einem Zitat von Bob Marley: »Manche Leute fühlen und spüren den Regen, andere werden einfach nur nass.«[3] Kann ich da sein, fühlen und spüren, dass »ich bin«? Die Wahrnehmung dieses einzigartigen Moments des Daseins.

Für das Phänomen Berührung heißt das, dass wir in dem Moment, in dem wir jemanden berühren (mit innerer Achtsamkeit und Offenheit), mit unserer existenziellen Wirklichkeit in Kontakt sind. Das nenne ich *existential touch*. Wir sind aus den Vorstellungen und Konzepten ausgestiegen und mit Leben, mit einem lebendigen Körper in Verbindung, in *Seinsfühlung* sagen wir in der Existenzanalyse. Phänomenologie ist die Methode, die von Husserl über Heidegger, Merleau-Ponty bis heute von Bernhard Waldenfels, Thomas Fuchs, Gernot Böhme und Hermann Schmitz entwickelt wurde und wird, um *zu den Sachen selbst* durchzudringen. »Zu den Sachen selbst« bedeutet, »die Forderung, auf diejenige Welterfahrung

3 https://www.pinterest.de/pin/16255248633864409/

zurückzugehen, die jeder sprachlichen Artikulation und wissenschaftlicher Begriffsfixierung voraus liegt und ihre Voraussetzung bildet« (Zahavi, 2007, S. 38). Wir gehen also mittels Phänomenologie an den Ort, wo die Konzepte entstehen.

Berührung als Resonanzverstärker

Mit der Interpretation beginnt wieder der Alltag im Alltagsbewusstsein. Für diese Form des Zugangs zum Thema Berührung braucht es eine poetische Einstellung zur Welt. Der Soziologe Rosa (2016) formuliert, was Rainer Maria Rilke oder Joseph von Eichendorff poetisch ausdrücken. Die Welt und die Dinge dürfen sich wieder mitteilen. Wenn wir berühren, so tun wir das in einer Haltung, als ob wir einem Gedicht lauschen oder ein Musikstück hören, nur dass wir hier der Erzählung des Körpers, des Gewebes zuhören. Die Berührung öffnet uns einen Zugang zu einer Geschichte. Berührung ist ein dialogisches Geschehen, eingebettet in eine Sphäre der *Zwischenleiblichkeit*. Gene Gendlin nennt das *Interaction first*: »Was jeder in einer Interaktion ist, ist bereits durch den anderen affiziert« (Gendlin, 2016, S. 96).

Eine poetisch-phänomenologische Haltung braucht eine Offenheit, eine Bereitschaft, die eigenen Bewertungen zuerst einzuklammern. Es braucht Mut, sich auf das, was sich zeigt und auf die Langsamkeit einzulassen, Mut zu verweilen und sich *berühren* zu lassen. Vor allem braucht es Begleitpersonen oder Therapeut;innen, die selber mit ihrem Körper gut verbunden sind. Die Berührung selbst ist lauschend auf die sich zeigenden personalen Resonanzen.

Durch phänomenologische Körperarbeit kommt es zu einer Schärfung des Empfangsapparates Mensch. Wir filtern mit den Spür-Antennen unserer Leiblichkeit, aus dem Zwischen der Beziehung, dem Rauschen der eigenen unbewussten Tiefe, wie auch aus den überpersönlichen Atmosphären diejenigen Gefühle, die sich als wesentlich zeigen (vgl. Fuchs, 2000, S. 81).

Berührung im metaphorischen Sinne kann nur verstanden werden, weil wir konkret (körperlichleiblich) berührt worden sind. Berührung führt mich somit direkt zum »eingefleischten Selbst« (Längle, 2009, S. 13). Ich komme in Kontakt mit meinem impliziten Körperwissen. In diesem *Leibgedächtnis* finden sich sehr früh – präverbal – entstandene Schemata und affektmotorische Muster für das *Sein mit anderen*. Ich komme in Berührung mit meiner Körpergeschichte, in der mein gesamtes bisheriges Leben sedimentiert ist. Darin zeigt sich häufig ein Körperwissen, das uns reflexiv bisher nicht zugänglich war.

Ein Beispiel: Dagmar

Dagmar fühlt sich als Opfer (Mobbing und biografisch benachteiligt) und einsam. Niemand kümmere sich um sie, dabei wirkt sie aber immer auch aggressiv, das nimmt sie allerdings nicht wahr. In einer Sitzung spürt sie diesem »Arm-Sein« nach. Sie fühlt sich klein, krümmt sich zusammen, leidet. Ich frage sie nach dem, was sie jetzt brauchen oder sich wünschen würde. Sie meint, sie brauche eine Umarmung. Ich biete ihr an, ob sie ausprobieren möchte, wenn ich ihr als Unterstützung die Hand auf den Rücken lege. Ja, das mag sie ausprobieren. Ich lege meine Hand sanft und bestimmt auf ihren Rücken. In dem Moment sagt sie »nein, weg da«. Ich spüre eine unbändige Wut. Mit einem Mal wird ihr deutlich, wie viel Wut und Aggression in ihr steckt. Daran haben wir dann weitergearbeitet. Im reflexiven Denken war ihr das gar nicht so deutlich, aber über die Berührung kam sie mit dieser Realität in Kontakt.

Im Grunde haben wir es in der Praxis oft mit Klient:innen zu tun, die zu wichtigen Bereichen im inneren Erleben den Kontakt verloren haben und das allein über das Denken nicht lösen können. Es ist ein spannendes Phänomen, das wir in der Regel in den Momenten mit der Wirklichkeit in Kontakt kommen, wo unsere Vorstellungen scheitern, wo es also anders ist, als wir gedacht haben.

Das folgende Beispiel unterstreicht die anthropologische Bedeutung von Berührung.

Ein Beispiel: Herbert

Herbert leidet an Schizophrenie und ich habe ihn ca. vier Jahre, bis zu seinem Umzug in eine andere Stadt, begleitet. Am Ende unserer gemeinsamen Gespräche frage ich gerne nach den erlebten Highlights des Prozesses (die bedeutsamen, berührenden Momente, die Veränderung ermöglicht haben), des gemeinsamen Weges. Ich bin in der Annahme, dass dies der Führerschein sein würde, also dass es ihm gelungen war, einen Traum zu verwirklichen und den Führerschein zu erwerben und noch ein paar andere Begebenheiten, die wir durchgearbeitet haben und bei denen ich ihn begleitet habe. Während der ganzen Zeit haben wir nicht mit direkter Berührung gearbeitet, der Schwerpunkt lag in der Stabilisierung, Erdung und der praktischen Lebenskunst. Zu meiner großen Überraschung meinte er, dass für ihn das bewegendste Erlebnis eine Begegnung am Bahnhof war (also außerhalb des therapeutischen Settings). Wir sind uns vor ca. einem Jahr am Bahnhof kurz begegnet und ich hätte ihm die Hand gegeben und ihn kurz begrüßt.

Das stimmt tatsächlich und ich hatte es gar nicht mehr im Bewusstsein. Wir sind direkt am Bahnsteig aneinander vorbeigegangen, ich hatte ihn kurz mit Handschlag begrüßt und bin dann weitergegangen. Spannend dabei ist für mich auch, dass ich das sonst nicht mache, wenn ich Klient:innen in der Stadt begegne. Er meinte, es habe ihn berührt, dass ich ihn gegrüßt und ihm die Hand gegeben habe, denn üblicherweise – seit er sich erinnern kann – gingen ihm die Menschen aus dem Weg, was aufgrund seines manchmal bizarren Verhaltens durchaus nachvollziehbar ist.

Eine einfache, alltägliche körperleibliche Berührungssequenz als Highlight der Therapie!

Berührung als körperleiblicher Dialog

Die Wichtigkeit des »Sich-berühren-Lassens« im metaphorischen Sinne wird in der Existenzanalyse durchgehend betont (vgl. Längle, 2016 und Pointner, 2018), wobei vor allem auf die Bedeutung der Emotionen fokussiert wird. So fand im Jahr 2010 ein internationaler Kongress zum Thema »Berührt vom Leben – Emotion in Therapie und Beratung« statt. Die Unterscheidung zwischen Berührung im weiten Sinne, »Berührung aus der Ferne« (etwas berührt mich, geht mir nahe, ohne sich körperlich nahe zu sein), und engerem Sinne, »Berührung aus der Nähe« von konkret körperlicher Berührung (z. B. Hand auf dem Rücken, gehalten werden), ist hilfreich, aber im strengen trennenden Sinne genau so wenig durchzuhalten, wie die strenge Unterscheidung oder gar Trennung von geistiger, psychischer und somatischer Dimension (vgl. Bauer, 2009, S. 11). Dem Doppelaspekt von Leib und Körper entkommen wir nicht. Darum die Verwendung des Begriffs *körperleiblich*.

Gerade im Ereignis der konkreten taktilen Berührung zeigt sich, dass sie ein dialogisches Phänomen ist und dem Basismodell der Existenzanalyse entspricht:

Du begegnest mir in der konkreten körperleiblichen Berührung, spürst die Aufgeregtheit, die Unsicherheit, den inneren Rhythmus, dein mit dir verbunden oder unverbunden sein. Darin zeigt sich eine unauflösliche *Bezogenheit* (vgl. Küchenhoff & Wiegerling, 2008, S. 102). Du erfährst etwas über mich, was mir vielleicht nicht bewusst ist, Anspannung, festhalten, offensein, stocken, fließen. Das, was sich von mir zeigt, ist von mir nicht kontrollierbar, es ist mir auch entzogen.

In dieser *Entzogenheit* kann sich etwas Fremdes, Überraschendes zeigen. Dabei sind wir verletzlich und es öffnet den Raum des Begehrens.

Darin wird mir die *Exponiertheit* bewusst. Es ist etwas Unverfügbares darin und es ermöglicht eine neue Erfahrung. Diese Exponiertheit erfordert ein vorsichtiges und behutsames Vorgehen, um der Würde und der Verletzbarkeit der Person gerecht zu werden.

Ethische Hinweise zum Berührungsdialog

Therapeutische Berührung unterscheidet sich von der Alltagsberührung wie das therapeutische Gespräch vom Alltagsgespräch. Beide werden durch ihr Anderssein wirksam. Berührung ist Dialog, daher gibt es keinen Werkzeugkasten von Berührungstechniken. Der Raum für Berührung entsteht kreativ-spielerisch und kann als Experiment im Prozess angeboten werden. Nur einzelne Elemente können eingeübt werden.

Hier einige Überlegungen, welche mir in der Arbeit mit Klient:innen zentral erscheinen:

- Berührung ist immer ein Angebot, das sprachlich eingeführt wird und in den Prozess eingebettet werden muss: vom Verbalen zum Berühren und wieder zur (verbal unterstützten) Verarbeitung. Zuerst Information und Struktur geben und die innere Zustimmung einholen sowohl bei der Klientenperson, als auch bei mir als Begleitperson.
- Damit Berührung ihre gute Wirkung entfalten kann, braucht es die Präsenz und Resonanzfähigkeit der Therapeutenperson und eine akzeptierende, sichere Atmosphäre. Die Therapeutenperson muss selbst gut verkörpert sein. Jede Berührung hat *lauschenden* Charakter (vgl. Angermayr & Strassl, 2013).
- Exploration und Integration der Erfahrung anhand einer klaren phänomenologischen Analyse mittels einer körperorientiert geführten *Personalen Existenzanalyse*. Denn in der Arbeit mit Berührungen

explizieren sich oft verkörperte Erinnerungen. Jede Irritation bei Berührung ist eine Chance zur phänomenologischen Explikation.

- Ich bin als ganze Person an der Berührung beteiligt, darum sind Selbsterfahrung, Supervision und Weiterbildung unabdingbar. Seitens der Therapeutenperson erfordert es die Bereitschaft, das gegenwärtige Erleben der Patientenperson wahrzunehmen und »sich auf ungewisses Terrain zu begeben und sich auch überraschen zu lassen« (vgl. Geißler, 2017, S. 19). Es verweist uns auf die sokratische Grundhaltung des Nicht-Wissens.
- Auf Stimmigkeit, die Qualität der therapeutischen Beziehung, auf Schutz vor unangemessener Intimität achten! Autonomie und Freiheit bleiben bei der Klientenperson.

Folgende Dynamiken können zu massiven Komplikationen des Prozesses führen:

- »Gutes tun wollen«, ohne Bezugnahme zum anderen, einfach »weil ich es kann«.
- Ausdruck von Destruktivität und Manipulation (eigene sadistische Anteile).
- Erotik aufgrund der Atmosphäre und eigener Bedürftigkeit bedeutet unangemessene Intimität.

An dieser Stelle sei angemerkt, dass die Arbeit mit konkreter Berührung durch die Therapeutenperson diätetisch sparsamst anzuwenden ist. Sie ist eine der stärksten Interventionsformen. Selbst in explizit körperpsychotherapeutischen Prozessen wird nicht ständig berührt. Es gibt auch ein zu viel an Berührung, darum wird nicht mit jeder Patientenperson mit konkreter Berührung gearbeitet.

Aspekte der Prozessbegleitung

In den meisten Beratungen und Therapien wird man ohne explizite Berührung auskommen. Körperorientierte Selbstwahrnehmung der zwischenleiblichen Abstimmung und das Markieren von oder Einladen zur Selbstberührung wird regelmäßiger Bestandteil des Prozesses sein. Das explizite *Hands-on*-Vorgehen der Therapeutenperson erweitert die körperleibliche Dialogfähigkeit. Die Anwendung erfolgt ausschließlich aufgrund prozessorientierter Ziele.

Formen und Qualitäten von Berührung

Die folgenden Berührungsformen in der Prozessbegleitung orientieren sich an meiner Focusing-Ausbildung bei Johannes Wiltschko und Klaus Renn am DFI Würzburg. Berührung beginnt mit der Wahrnehmung des Möglichkeits-Raumes und einer Achtsamkeitslenkung nach Innen. Damit verbunden ist eine Verlangsamung gegenüber dem Alltagserleben. So können die Prozessbegleitpersonen ein differenziertes Berührungsangebot gestalten.

- Spüren eines Berührungsimpulses, ohne ihn auszudrücken = gewahr werden des Berührungsraums, der Möglichkeit zur Berührung ohne Ausführung.
- Berührung mit dem Blick. Zum Beispiel: Darf ich die Stelle einmal mit dem Blick berühren? Dabei Wahrnehmen, was das in dieser Leibesinsel bewirkt.
- Selbstberührung: als Spürhilfe, sondierend, Wahrnehmen der Leibesinsel (Variante Fremdberührung). Diese Selbstberührung kann sowohl spontan stattfinden als auch dazu eingeladen werden. Zum Beispiel: sich abklopfen, abstreifen.
- 0-Punkt-Berührung: ohne Absicht, will nichts, ist einfach da (Daseinsbestätigung), entspanntes Gewicht, »Nicht-Tun«-Charakter. Zum Beispiel: einfach die Hand halten.
- Haltende Berührung: ohne festzuhalten, unterstützt die haltende Muskelarbeit, dadurch kann oft tiefer geatmet werden und es können sich (Abwehr-)Spannungen lösen. Zum Beispiel: die Hand im Rücken spüren, spielen mit dem Spüren des Halts.
- Unterstützende, mitbewegende Berührung: z. B. der Wachstumsbewegung, Rückenstärkung. Zum Beispiel: mit der Hand im Rücken mitgehen, begleiten.
- Widerstand geben: z. B. die Gegenbewegung zur Wachstumsrichtung (dadurch verstärkt sich in der Regel die Befreiungsrichtung und die Wahrnehmung der lebensfördernden Kräfte). Zum Beispiel: Die Aufrichtung durch das Gewicht der Hand spürbar werden lassen oder das Niedersinken durch Widerstand/Stütze geben begleiten.

Diese Aufzählung ist nicht abschließend. Ursula Zelzer-Lenz (2023) bringt in ihrer vergleichenden Arbeit auch Sichtweisen anderer psychotherapeutischer Zugänge und Breema Bodywork zeigt damit weitere Differenzierungsmöglichkeiten des Berührungsfeldes.

Berührung als Weg in existenzielle Themenfelder

In Woody Allens Film »Melinda und Melinda« beschreibt er das Leben von Melinda Robicheaux einmal aus der Perspektive einer Komödie und einmal aus dem Blickwinkel einer Tragödie. An einer Stelle sagt Melinda: »Das Leben ist an sich kurz und bedeutungslos. Es zählt letztlich nur, was dich berührt hat und was du berührt hast.« Damit ist angedeutet, was durch Berührung – sowohl im metaphorisch-weitem als auch im engeren körperleiblichen Sinne – ermöglicht werden kann und im Folgenden anhand der Grundmotivationen aufgeführt ist.

Berührung als Grounding im Sein

Eine Berührung sagt mir »ich bin da, es gibt mich«, in dem was mich »zutiefst anrührt«. Die Geste der Berührung verweist auf den Raum in Richtung Welt, auf etwas, was mir Halt vermitteln kann. Sie ist eine sichere körperleibliche Verbindung von Dasein und Welt.

Berührung als Ausdruck von Lebendigkeit und Verbindung mit der Lebendigkeit in mir

Sie ist ein leibliches Resonanzphänomen und bringt mich in Beziehung. Es ist etwas in uns, das leben will und das von der Welt in je eigener Weise affiziert ist. Das Lebendige wird durch Berührung geweckt und genährt.

Berührung als Selbstentdeckung und Selbstfindung

In der Berührung sind sowohl ich als auch der:die andere und die Beziehung enthalten. Sie ist ein ausgezeichneter Beitrag zur Selbsterfahrung. Auch das Spiel mit der Grenze und der Lust, sich auszuprobieren, findet sich darin. Ja, sogar in der Selbstberührung ist dieser Aspekt enthalten. Ich bin es, der berührt und bin gleichzeitig der:die Berührte.

Berührung als Spüren des Bedeutsamen für mein Leben

Sie ist eine Spur zum Wesentlichen. Indem sie mich auf verkörperte Weise anspricht und mir nahe geht, zeigt sie, was in dieser Situation für mich von Bedeutung ist. Die Philosophin Natalie Knapp bringt es auf den Punkt: »Sinnvoll ist, was uns wirklich berührt« (Knapp, 2013, S. 224).

Literatur

Allen, W. (2004). *Melinda und Melinda. Eine dramatische Komödie* [Film]. USA.

Angermayr, M. (2019). Bevor du sprichst, spricht dein Körper zu dir. Bausteine zur Grundlegung des »Existenziellen Groundings«. *Existenzanalyse, 36*(2), 48–54.

Angermayr, M. (2022). Existenzanalyse mit dem Körper. Ereignis und Anverwandlung. Existenzielles Grounding als existenzanalytisch-körperpsychotherapeutischer Zugang. *Existenzanalyse, 39*(1), 4–13.

Angermayr, M. & Strassl, L. (2013). Leiborientierter Zugang zur inneren Stimmigkeit. Ein Dialog mit existenzanalytischen und osteopathischen Prinzipien und deren psychotherapeutische Implikationen. *Existenzanalyse, 30*(2), 55–62.

Atwood, M. (2000). *Der blinde Mörder*. Berlin Verlag.

Bauer, E. (2009). Ich und mein Leib. *Existenzanalyse, 26*(2), 4–12.

Böhme, G. (2021). Die vierte hygienische Revolution. *Philosophie Magazin*, (3), 16–19.

Böhme, R. (2019). *Human Touch. Warum körperliche Nähe so wichtig ist*. C.H.Beck.

Flaßpöhler, S. (2021). *Sensibel. Über moderne Empfindlichkeit und die Grenzen des Zumutbaren*. Klett-Cotta.

Fuchs, T. (2000). *Leib – Raum – Person. Entwurf einer phänomenologischen Anthropologie*. Klett-Cotta.

Geißler, P. (2017). *Psychodynamische Körperpsychotherapie*. Vandenhoeck & Ruprecht.

Gendlin, E. (2016). *Ein Prozessmodell*. Karl Alber.

Grunwald, M. (2020). *Wir berühren uns selbst, um eine Stresssituation psychisch auszubalancieren*. GWE-AN Magazin Universität Leipzig.

Harms, T. (2016). Bindungsförderung braucht einen Körper. *Hebammenforum, 8*, 857–860.

Heidegger, M. (1992). *Was heißt Denken?* Reclam.

Knapp, N. (2013). *Kompass neues Denken. Wie wir uns in einer unübersichtlichen Welt orientieren können*. Rowohlt.

Küchenhoff, J. & Wiegerling, K. (2008). *Leib und Körper*. Vandenhoeck & Ruprecht.

Längle, A. (2009). Das eingefleischte Selbst. Existenz und Psychosomatik. *Existenzanalyse, 26*(2), 13–33.

Längle, A. (2016). Sich berühren lassen. Vom Zusammenspiel von Werten und Gefühlen in der existenziellen Psychotherapie. *Persönlichkeitsstörungen, 20*(2), 115–126.

Pointner, S. (2018). *Die Wiederentdeckung der Berührbarkeit*. Orac.

Rosa, H. (2016). *Resonanz. Eine Soziologie der Weltbeziehung*. Suhrkamp

Zahavi, D. (2007). *Phänomenologie für Einsteiger*. Wilhelm Fink.

Zelzer-Lenz, U. (2023). *Die Möglichkeiten der Berührung in der Psychotherapie. Verglei-*

chende Literaturanalyse und illustrierende Fallvignetten. Masterarbeit, Universitätslehrgang »Existenzanalyse & Logotherapie«. Universität Salzburg.

Zur, O. & Nordmarken, N. (2020). To touch or not to touch. Exploring the Myth of Prohibition On Touch In Psychotherapy And Counseling. https://www.researchgate.net/publication/266675107_To_Touch_Or_Not_To_Touch_Exploring_the_Myth_of_Prohibition_On_Touch_In_Psychotherapy_And_Counseling

Biografische Notiz

Markus Angermayr, Mag. phil. fac. theol., ist Philosoph, Psychotherapeut (Existenzanalyse) und Focusing Therapeut (DFI-Würzburg). Er ist international als Lehrausbildner und Lehrsupervisor der GLE sowie als Lehrausbildner für Focusing tätig. Seine Forschungsschwerpunkte in der Praxis sind Körperpsychotherapie und Existenzanalyse, Leibphänomenologie, Prozesstheorie. Er publiziert zu Selbstwerdung, Phänomenologie, Prozesstheorie und Poetik, Körperpsychotherapie, Existenziellem Grounding.

16 Bevor du sprichst, spricht dein Körper zu dir

Bausteine zur Grundlegung des »Existenziellen Grounding« in der Existenzanalyse[1]

Markus Angermayr

Der Körper spricht, bevor du sprichst

Sie kennen das alle: Sie öffnen den Postkasten und finden einen dicken Brief vom Finanzamt vor. Sie spüren sofort eine Wirkung. Wenn Sie den Brief vom Finanzamt öffnen und lesen, dass Ihnen 2.000 Euro gutgeschrieben werden, spüren Sie sofort eine andere Wirkung.

Oder Sie fahren auf der Autobahn, sind guter Stimmung, es ist schönes Wetter und Sie befinden sich in einem inneren Flow-Gefühl, vielleicht sind Sie gerade unterwegs in den Urlaub. Sie sind zwar knapp dran, aber das ist kein Problem. Plötzlich sehen Sie die Polizei. Spüren Sie die Wirkung?

Existenzielle Ansätze greifen oft das scheinbar Selbstverständliche auf und thematisieren es. Was aber gibt es Selbstverständlicheres als unseren Körper, unser leibliches Sein? Damit ist der ganz gewöhnliche Körper gemeint, »Fleisch«, wie Maurice Merleau-Ponty es nennt. Da ist ein Körper, der atmet, Gewicht hat, Gefühle, Gedanken, Empfindungen und einen Namen, der Ausdruck einer einzigartigen Person ist. Der Körper ist schon etwas Seltsames. Das hat auch Friedrich Nietzsche verspürt, wenn er von sich als Dynamit und andererseits von der Weisheit des Leibes sprach. Nach Nietzsche bin ich ganz und gar Leib und nichts sonst; und die Seele ist nur ein Wort für etwas am Leibe (vgl. Nietzsche, 1994, S. 119).

Wenn Sie sich darüber hinaus noch vor Augen führen, dass verbaler Text nur zehn Prozent davon ausmacht, was zwischen Menschen passiert, dass 70 bis 90 Prozent nonverbal geschehen und davon wiederum 70 bis

---

1 Leicht überarbeitetes Original: Angermayr, M. (2019) Bevor du sprichst, spricht dein Körper zu dir. Bausteine zur Grundlegung des »Existenziellen Groundings«. *Existenzanalyse, 36*(2), 48–54.

90 Prozent völlig unbewusst, kann man nur staunen über das Phänomen KörperLeib.

Faszinierenderweise zeigt sich die KörperLeiblichkeit als Hintergrund unseres Weltbezugs durch eine wesentliche Selbstverborgenheit, was nach Fuchs zu einer Leibvergessenheit führen kann (vgl. Fuchs, 2000, S. 27). So entschwindet das Phänomen im Diskurs auch immer wieder und ist schwer zu fassen. Damit erinnern Körperleibliche Prozesse nicht zufällig an das Phänomen des Personalen. Das Personale ist eine prozesshafte Vollzugswirklichkeit und schon per Definition als »das Freie im Menschen« im Sich-zu-sich-selbst-verhalten-Können ein flüchtiges Phänomen (vgl. Längle, 2016, S. 44f.).

Auf diese fundamentale Tatsache beziehen sich heutige Phänomenologen, wie etwa Thomas Fuchs, Bernhard Waldenfels oder Hermann Schmitz, und entwickeln neue Begriffe: Die Rede ist dann von eigenleiblicher Schwingung, leiblichem Selbst, verkörperten Emotion und Resonanzphänomen. Allen gemeinsam ist, dass sie sich nicht mehr auf die antike Dreiteilung Körper-Psyche-Geist beziehen.

Ein praktisches Beispiel dafür: Ein:e neue:r Klient:in kommt in die Praxis, vielleicht haben Sie schon die Stimme am Telefon gehört, nun steht er oder sie vor Ihnen. Sie merken die feinen körperlichen Reaktionen in diesem Moment, die von innen gefühlten körperleiblichen Mikrobewegungen.

Eugene T. Gendlin nennt das »living interaction first«:

> »Wenn du und ich zusammenkommen, so geschieht etwas mit uns – jeder von uns ist sofort anders als er üblicherweise ist [...] Wie du bist, wenn du mich beeinflusst, ist schon durch mich beeinflusst, in der Weise, wie ich mich mit dir ereigne [...] Was jeder in einer Interaktion mit dem anderen ist, das ist schon durch den anderen beeinflusst« (Gendlin, zit. n. Renn, 2016, S. 5).

Merleau-Ponty spricht etwas nobler von »zwischenleiblicher Abstimmung« (vgl. Merleau-Ponty, zit. n. Fuchs, 2000, S. 20). Das verstehen wir unter einer primären präverbalen körperleiblichen Stellungnahme in einer Situation. Im Körpererleben ist schon etwas da. Und von diesem »Etwas« kann später manches symbolisiert werden, z. B. durch Sätze oder Bilder.

Diese und ähnliche Erfahrungen stehen im Hintergrund dieses Beitrags. Er soll Mut machen, sich auf die körperleiblichen Phänomene achtsam einzulassen und Therapeuten und Therapeutinnen ermutigen, die Dimension des körperleiblichen Erlebens mit einfließen zu lassen.

Das wissenschaftliche Begriffsfeld im Hintergrund des Themas im Überblick

1. Eingefleischtes Selbst und KörperLeib

In der Existenzanalyse sprechen wir von eingefleischten existenziellen Strukturen (vgl. Längle, 2009). Das heißt, wir finden die grundmotivationalen Strukturen und personalen Resonanzen inmitten und unter körperleiblichen Bedingungen, eben eingefleischt, vor. Wenn wir heute von einer fraktalen Durchdrungenheit der anthropologischen Grunddimensionen ausgehen, dann müssen wir konsequenterweise auf eine trennscharfe Unterscheidung der Dimensionen verzichten. Wir haben es dann mit prozesshaftem Geschehen und Vagheiten zu tun.

Ich verwende den von Längle eingeführten Begriff des »eingefleischten Selbst« (vgl. Längle, 2009) und das Begriffskonstrukt des »KörperLeiblichen«. Warum?

1. Es entspricht der Doppelbezüglichkeit von Körper haben und Leib sein. Der *Leib* meint den gefühlten belebten Körper – das Subjekthafte –, während der Begriff *Körper* sich mehr auf den Ding-Aspekt – das Objekthafte – bezieht, den Körper, den man verändern, operieren, schmücken usw. kann.
2. Der Leibbegriff ist zwar in der deutschen Philosophie – kontinentalphilosophisch – stimmig, aber nur schwer anschlussfähig an andere – speziell englischsprachige – Konzepte. Zum Beispiel sagt Eugen Gendlin: »Ich nenne den Körper nicht Organismus und auch nicht Leib und auch nicht Energie, denn ich meine damit den ganz gewöhnlichen Körper, der da im Sessel sitzt« (Wiltschko, 2011, S. 122).
3. Der Weg zur Erfahrung des Leibseins führt heute über den Körper (vgl. Brenner & Zirfas, 2002, S. 235). Eine ausschließliche Stützung auf den Leibbegriff führt die Abwertung des Körpers in seinen objekthaften Aspekten weiter. Die Kombination beider Begriffe verdeutlicht, dass in der »leiblichen Erfahrung sich keine isolierten Zonen der Körperlichkeit, Seelenhaftigkeit und Geistigkeit ausbilden« (Wührl, 2012, S. 18).

2. Fraktale Dialogik als leibliche Responsivität

Der Körper ist der Nullpunkt unserer Verortung in der Welt. Das körperliche Erleben von *»Ich bin«* (Präsenz) und das *»Sich-in-Empfang-Nehmen«* ist der Ausgangspunkt meines nächsten Schrittes. Ganz konkret erfahre ich Orientierung am eigenen Leib, oben, unten, vorne, hinten. Der KörperLeib ist zudem mit der Situation des Daseins von Anfang an vertraut. Menschen sind von Geburt an mit einer anthropologisch-körpersprachlichen Grundausstattung versehen, über die sie nicht nachdenken, die Teil des spontanen, verlässlichen Ausdrucksreservoirs ist (vgl. Sollmann, 2016, S. 25). Dabei ist der KörperLeib Nahtstelle zwischen Innenwelt und Außenwelt und steht in unmittelbarem Austausch (Dialog), z. B. der Austausch mit der Welt im Atemfluss: *Lehnen Sie sich zurück … Atmen Sie ein … Atmen Sie aus … ohne Eile … nehmen Sie dabei wahr, wie es sich körperlich anfühlt, wie es sich von innen anfühlt …*

Das, was wir in diesem kontinuierlichen Austausch erleben, was in diesem Moment wirklich ist, kann uns kein Konzept, keine Wissenschaft sagen. Wir stehen hier außerhalb der Konzepte. Jede Situation macht etwas mit uns. Wir sind als körperleibliche Wesen immer schon darin, ja, der KörperLeib ist selbst an der Konstitution der Situation – der Phänomene – mitbeteiligt (Fuchs, 2000, S. 13). Darum ist Folgendes ganz klar: Bevor du sprichst, spricht dein Körper zu dir. In der »eigenleiblichen Schwingungsfähigkeit« der Vibration des Personalen, wie es Längle nennt, liegt die Transformationskraft. Sie ist immer durch körperleibliche Resonanz spür-, fühl- und erahnbar.

Nach Bernhard Waldenfels sind wir »leibliches Responsorium«, also »Antwortlichkeit«. Er sieht darin ein leiblich verankertes Grundverhältnis zur Welt (vgl. Waldenfels, 2000, S. 372). Wenn man das existenzielle Basistheorem als eingefleischte, fraktale Dialogik und als körperleibliches Responsorium versteht, dann ist das Feld offen für unser Thema.

3. Primäre Emotionen als somatische Marker

Was immer sich im Eindruck einer Situation ereignet, ist zuerst als körperliche Resonanz spürbar. Diese primären Resonanzen oder Emotionen im Sinne von »Bewegendem« geben wir Raum und versuchen, sie in der Folge zu verstehen.

Der Begriff der somatischen Marker stammt von Antonio Damasio (2002). Er nimmt drei Stufen der Realisierung des Selbst an. Das »Protoselbst« ist dabei ein Ergebnis der völlig unbewusst ablaufenden selbstorganisierenden Prozesse. Auf dieser Grundlage entwickelt sich das »Kernselbst« (vgl. Damasio, 2002, S. 30). Das »Kernselbst« ist bewusstseinsfähig, aber nicht an Sprache gebunden, ist vorsprachlich und wird als Körpergefühl repräsentiert. Als solches kann es in eine sprachliche Form konvertiert werden. Darauf baut die dritte Stufe auf, das »autobiografische Selbst«. Das »autobiografische Selbst« beruht auf Erinnerungen an grundlegende Ereignisse in unserer individuellen Biografie.

> »Bewusstsein ist für den Organismus ein Übergangsritus und erlaubt ihm – der bisher nur ausgestattet ist mit der Fähigkeit, seinen Stoffwechsel zu regulieren, mit angeborenen Reflexen und mit jener Form des Lernens, die man als Konditionierung bezeichnet – ein geistbeseelter Organismus zu werden, ein Organismus, dessen Reaktionen von der geistigen Sorge um das eigene Leben bestimmt sind« (Damasio, 2002, S. 39).

Die Untersuchungen von Damasio zeigen eine äußerst enge Verflechtung von mentalen und körperlichen Ereignissen. Aus diesen engen Zusammenhängen erschließt Günter Rager, dass die bewusste Erfahrung uns eine Rückübersetzung vom Gehirn als neurowissenschaftlichem Korrelat des Geistes zum geistigen Dasein selbst erlaubt. Rager folgert daraus die »Verkörperung des Geistes« und andererseits die »Vergeistigung des Körpers« (Rager, 2002, S. 49).

Damasio fasst das »Protoselbst« und das gefühlte »Kernselbst« als »Körper-Selbst« zusammen. Alle weiteren Selbstentwicklungen beruhen auf unserem »Körper-Selbst«. Das »Körper-Selbst« ist das Referenzsystem für die Bewertung von eigenen Erfahrungen auf Basis von Körpersignalen (somatische Marker). Für diese somatischen Marker/Mikrobewegungen sensibilisieren und schärfen wir unsere Wahrnehmungsfähigkeit.

Wie teilen sich uns Qualitäten einer Situation mit?

Wir erleben Situationen immer in körperleiblicher Resonanz (vgl. Fuchs, 2014, S. 14). Es ist das Lebendige in diesem Moment, in der Erlebenseinheit. Diese schließt alle Formen körperleiblicher Empfindungen mit ein, wie z. B. Wärme, Kälte, Kitzeln, Zittern, Schmerz, Spannung, Beengung, Weitung oder Schwanken. Diese Empfindungen können lokal (speziell im Brust- und Bauchraum und Gesicht) oder allgemein erlebt werden. Der Kloß im Hals, der Stein auf dem Herzen oder ein Vibrieren, das sich ausbreitet. Es kann im ganzen Körper erfahrbar sein. Solche körperleiblichen Empfindungen sind niemals nur Nebenprodukte, sondern »Medium der affektiven Intentionalität selbst« (Fuchs, 2014, S. 15).

Dazu gehören auch Stimmungen, Atmosphären, Emotionen, feine Regungen, Veränderungen der Haut und auch Muskelaktivierungen, körperliche Haltungen, Luft anhalten, Ballen der Faust, Zusammenpressen der Kiefer, allgemeine Regungen des Tonus (Erschlaffen, Erstarren) sowie Handlungstendenzen und Aktionsbereitschaften (der Drang zu fliehen, sich aufzurichten, sich verkriechen zu wollen, »anspucken wollen«, »an die Decke gehen wollen«, aber auch das Innehalten, »irgendwas war da noch?«).

Für diese primären Emotionen (Grundbewegungen) öffnen wir uns im Prozess mit der Frage: Wie ist das für mich? In all dem ist implizites, eingefleischtes körperleibliches Erfahrungs-Wissen (vgl. Gendlin, 2016, S. 83f.).

Ein einfaches Beispiel aus der Praxis[2]

Eine Patientin[3] kommt schon einige Stunden in Therapie. Eine feine Dame, Managerin, sitzt mir in der Praxis gegenüber. Sie ist gut gekleidet, elegant, dezent geschminkt. Ich mag ihre Stimme und ruhige Art. Natürlich, das Selbstunsichere, manchmal Kindlich-Ängstliche, war auch zu spüren (eingefleischt), was immer wieder einen auffallenden Kontrast zur taffen Frau vor mir ergab. Sie erzählt von ihrer Herkunftsfamilie, der Atmosphäre zu Hause, dass es einen großen schönen Garten am Waldrand gab. Vater und Mutter hätten zwar oft gestritten, aber es war normal, nicht so schlimm, der Vater hat getrunken. Wenn er nach Hause gekommen ist, haben sich alle versteckt. Die Patientin spricht noch im »Modus der Deskriptionsphase« (PEA 0), d. h., bis jetzt spricht sie noch über etwas, aber nicht aus etwas Lebendigem heraus. Ich als ihr Therapeut fühle mich etwas unangenehm und spüre leichte Übelkeit (somatische Marker). Ich frage sie, wie das für sie ist,

2 Die Verweise in Klammern beziehen sich auf das existenzanalytische Prozessmodell PEA und die theoretischen Grundannahmen (vgl. Längle, 2016, S. 126).

3 Wesentliche Fakten wurden verändert, um die Person »unkenntlich« zu machen.

wenn sie das so erzählt? Sie hüstelt wieder (somatischer Marker) – wie sie es schon öfter an solchen Stellen ihrer Geschichte getan hat. Diesmal stoppe ich sanft ihre Erzählung und lade sie ein, einmal auf ihre inneren Empfindungen in diesem Augenblick zu achten. Ein Wechsel zur Seinsfühlung (PEA 1) wird angeregt, sich mit innerer Aufmerksamkeit dem gegenwärtigen körperleiblichen Erleben zuzuwenden. Sie räuspert sich und entschuldigt sich dafür (verbaler Text). Ich bitte sie, beim Hüsteln zu bleiben und mit Aufmerksamkeit zu verfolgen, wie es in ihr drin aussieht. Das Hüsteln steigert sich zum Husten. Ich mache ihr Mut, dabei zu bleiben, dem Phänomen zu folgen: »Husten Sie es einfach raus.« Sie wundert sich, da sie gar nicht verkühlt ist, und fragt sich, woher das kommt. Nach meiner Ermutigung biete ich ihr noch an, einen Ton dazuzugeben oder darauf zu achten, ob sich da noch etwas ausdrücken will, Sätze, Bilder, Impulse. Langsam und achtsam. Und da bricht es aus ihr heraus: *»Ahhh, du Schwein, du Arsch, lass uns in Ruhe, verschwinde, hau ab, Arschloch, Sau, …«* Sie erschrickt darüber (ich sehe es an ihren geweiteten Augen, die ebenfalls einen somatischen Marker darstellen) und es ist ihr peinlich. Ich beruhige sie und mache ihr Mut, dabei zu bleiben, langsam und achtsam. Ich biete ihr an, später darüber zu reden, außer es ist ihr zu unangenehm und sie würde eine Pause wünschen (dies ist ein Freiraum-Schritt; es wird das Erleben von Sicherheit und Exploration ausbalanciert, vgl. Brisch, 2015).

Ich bin auch überrascht und etwas in mir ist ein wenig verunsichert über die Heftigkeit des »Sich-Zeigenden«. Sie bleibt dabei und der Husten verschwindet, es wird ruhig, sie beginnt zu weinen. Es berührt mich, sie so zu sehen, ganz nah bei sich und den ersten Tränen nach vielen Stunden des Erzählens. Es fällt ihr das kleine Mädchen ein, das sie einmal war, voll schrecklicher Angst, Wut, Sorge, Verzweiflung und Hilflosigkeit (Verstehen). Das alles traute sich das Mädchen, das sie war, nicht auszudrücken, der Vater hätte sie erschlagen, meint sie jetzt. Sie fühle sich jetzt erleichtert, es ist gut, dass es aus ihr herausgebrochen ist. Und sie meint sehr ernst: »Ich glaube, es war wirklich so schlimm« (authentische Restrukturierung, Stellungnahme PEA 2 und 3, Selbstaktualisierung), aber es ist ihr jetzt auch peinlich. Sie würde normalerweise nie so sprechen. Die Scham wurde zum Thema und wir sprechen darüber, auch darüber, was dieses Erleben für unsere therapeutische Beziehung (neuer Beziehungsfreiraum) bedeutet. Ebenso wird die Irritation über das Erlebte Thema.

Es ist typisch, dass man je mehr man sich mit dem Thema »KörperLeib« befasst, umso eher irritierbar ist. Diese Irritation ist eine wichtige Voraussetzung und Erfahrung für körperleibliches/nonverbales Lernen (vgl. Sollmann, 2016, S. 51). Das ist etwas, was wir in den Körperarbeitsseminaren im »Existenziellen Grounding« immer wieder erleben. Nämlich, dass unser Verstand schon eine Idee hat, wie etwas sein wird, aber das konkrete Erleben ganz anders erfolgt.

Zurück zur Fallgeschichte: Es war ihr Körper, welcher durch den sich wiederholenden Hustenreiz zu dieser Situation »etwas sagen wollte«. Dadurch gewann die Stellungnahme dieser Klientin viel an Klarheit und Deutlichkeit. Vor allem fand sie damit einen inneren Boden. Das »Sich-immer-noch-schützen-müssen-vor-der-Heftigkeit-des-Erlebten« wurde ausgehalten, die Überraschung und die Scham darüber bearbeitbar. Die Scham wich einem Mitgefühl und Verständnis für das Kind, das sie gewesen ist. Sie gewann wieder den vollen Umfang ihrer Lebendigkeit zurück. Und sie entdeckte eine bisher verdrängte Qualität des Ausdrucks.

Das zeigt: Wir brauchen nicht nur den Zugang zu den zarten, sondern auch zu den kräftigen, energievollen Qualitäten des »Wütenden, Aggressiven, Derben, Sich-Verteidigens« in der Palette unseres Erlebens und Handelns. Diese kraftvollen Qualitäten unterstützen das Auftauchen aus der Immobilität und der Erstarrung aufgrund schwierigster traumatischer Erfahrungen. Erst das Körpererleben, welches zum Narrativ dazukam, hatte die Gesamtsituation verdichtet und das Erzählte mit der Emotion bis in die körperleibliche Tiefe hin verbunden. Erst dadurch hat es ein »inneres Okay«, ein Klick, wie Ludwig Wittgenstein es nennt, gegeben. Im Focusing wird ein »Bodyshift« als ein solches Kriterium angegeben. Das heißt, jeder Schritt im Prozess der PEA wird letztendlich auch körperleiblich bestätigt.

Prozesselemente phänomenologischer Haltung

Freiraum schaffen

Mein Anliegen ist, der Klientenperson eine größtmögliche phänomenologische Offenheit sich selbst gegenüber zu ermöglichen. Voraussetzung dafür ist, dass ich als Therapeutenperson für die sich zeigenden Phänomene (in mir, als auch zwischen uns sowie im Gegenüber) möglichst offen bin und vorschnelle Bewertungen einklammere bzw. auch als Phänomen benenne.

Für die Psychotherapie ist wichtig, dass wir an den Ort kommen, an dem wir wahrnehmen, was ist. Dazu benötigen wir in Anlehnung an Focusing einen inneren Freiraum: Dieser innere Freiraum meint innere Offenheit und Gelassenheit – im Sinne von *»zulassen können, was ist«*. In der Existenzanalytischen Theorie sprechen wir von einer phänomenologischen Haltung. Eine Haltung, die ermöglicht, das Wesentliche einer Situation zu erfassen, das, was gerade jetzt und hier für einen Menschen wichtig ist und sich zeigt.

Als Therapeuten und Therapeutinnen kreieren wir immer wieder eine Atmosphäre, die es möglich macht, ein Interesse für sich zu entwickeln. Wahrzunehmen, was im eigenen Leben in diesem Moment gerade Wirklichkeit ist. Der Freiraum ist ein Raum der Sicherheit. Wo kein Freiraum ist, kann sich nichts entfalten. Hat man inneren Freiraum, so kann man »ein Problem fühlen, ohne gleich hineinzugehen, aber auch ohne zu flüchten oder zu dissoziieren« (Renn, 2016, S. 37). Das Wahrgenommene kann dann innerlich in einen stimmigen Abstand gebracht werden: *Ich bin ... und ich erlebe, da ist etwas Trauriges ... Schweres ... was auch immer* (partialisieren). *Ich bin mehr als das Problem.* (Um diesen Abstand herzustellen, gibt es eine Fülle von methodischen Möglichkeiten.)

Seinserleben: Fokus auf das Erleben der Grundbewegungen

Existenzanalytisch sprechen wir von Seinsfühlung. Es ist vergleichbar mit einem Hinhören – einem Lauschen –, welches mit dem ganzen Körper-Leib geschieht. Jede Zelle ist interessiert, was sich da ereignet, ohne schon zu verstehen oder zu beurteilen oder es in ein Konzept einzubetten. Nur wenn ich wesentlich bin, kann ich Wesentliches erkennen. Es ist Präsenz, das Berührtsein vom Ereignis des Lebens in mir in diesem Moment. Der Punkt ist nun, dass körperleibliche Phänomene (somatische Marker) sein dürfen, geborgen und auch ausgedrückt werden, weil sie die Situation verdichten und somit die wahren Ausmaße sichtbar werden lassen. Erst danach kommt die Frage nach dem phänomenologischen Gehalt: Was sagt es mir? Die Existenzanalyse ist seinsorientiert. Dieser Dialog verlangt eine Haltung des Sein-Lassens, des Sich-ereignen-Lassens und des Mit-Seins. Es ist ein »Zur-Welt-Kommen«, an dieser Stelle ist Therapie »Hebammendienst«. In diesem Prozess des Sein-Lassens öffnet sich der Zugang zur Quelle der Person und ermöglicht den Dialog und in der Folge das Auffinden des Stimmigen.

In Anlehnung an Heidegger heißt das: »Nicht immer nur das zu hören, was wir schon verstehen« (Heidegger, 1959b, S. 150). Nach ihm gibt es ein Aufhorchen, ein Achtsamwerden, auf ein noch nicht Verstandenes, das unterwegs ist zur Sprache (vgl. Alloa et al., 2012, S. 66).

Als existenzanalytische Therapeut:innen brauchen wir diese Resonanzfähigkeit, den Zugang zum inneren Körpererleben. Das Freiraumschaffen beginnt mit dem Dasein-Können und der Präsenz des Therapeuten und der Therapeutin. Das bekommen unsere Klient:innen atmosphärisch von uns Therapeut:innen mit.

Als Therapeut bin ich das Modell für die Klient:innen, sich selber zu begegnen, ihrer ursprünglichen Lebendigkeit. Es ist ein Erleben der Grundbewegungen und Grundmotivationen des Seins.

Dabei geht es um das spür- und fühlbare Körpererleben im Hier und Jetzt, ohne dass ich oder der:die Klient:in schon weiß, was es ist. Denn: »Manchmal benutzen wir unseren Geist nicht, um Tatsachen zu entdecken, sondern um sie zu verstecken. Eines der Dinge, die der Schirm mit gutem Erfolg verhüllt, ist der Körper, unser eigener Körper« (Damasio zit. n. Levin, 2010, S. 199).

Resonanzen

Und dann geschieht etwas Spannendes und meist Überraschendes: Die Welt innen und außen beginnt zu sprechen, es entstehen Resonanzen. An dieser Stelle lernen wir viel von den Dichtern und Schriftstellern. Joseph von Eichendorff (1987, S. 108) schrieb etwa davon, dass »ein Lied in allen Dingen schläft«. Rainer Maria Rilke (2006, S. 192) dichtete: »Die Dinge singen hör ich so gerne.« Wir brauchen eine »poetische Einstellung«, damit die Welt »zum Sprechen« und in ein Antwortverhältnis gebracht werden kann (vgl. Rosa, 2016, S. 74 und Steinert, 2019, S. 12).

Hier finde ich die Idee einer »notwendigen poetischen Revolution« von Ariadne von Schirach für eine neue Lebenskunst auch für eine Psychotherapie, gerade im existenziellen Sinne, unabdingbar.

Allerdings ist der KörperLeib dabei nicht nur Ressource und Informationslieferant, um die Botschaft des Körpers zu entschlüsseln, sondern unverfügbare körperleibliche Resonanzsphäre.

Das »Zur-Sprache-Bringen« des körperleiblichen Geschehens birgt die Gefahr in sich, Leibphänomene auf sprachlich Auffassbares und damit letztendlich auf verständliche Botschaften zu reduzieren. Der Körper ist aber auch ein Ort der unverfügbaren Widerfährnisse am Rande der Sprache. Am KörperLeib strandet das Denken und die irritierende Begegnung mit der Wirklichkeit beginnt. Wir sind mit der Wirklichkeit immer genau in den Momenten in Kontakt, in denen unsere Theorien an ihr scheitern (vgl. Popper, 1958).

Entscheidend, und das ist das, wofür ich sensibilisieren will, ist, dass wir immer wieder Beziehung aufnehmen mit dem präverbalen körperleiblichen Erleben, dem zuerst oft vagen »Etwas«, in dem implizites Wissen eingefaltet ist. Geht der Kontakt zur unmittelbaren körperlichen Erfahrung verloren, stockt der therapeutische Prozess (vgl. Renn, 2011, S. 88).

Für uns Therapeuten- und Beraterpersonen bleibt als Aufgabe, ein Fingerspitzengefühl zu entwickeln und dem Gefühlten und Gespürten, dem Prozess zu vertrauen und in der Folge dazu Stellung zu nehmen. Um in dieser Freiheit da sein zu können, brauchen wir »education by taste«, Wissen allein reicht nicht aus. Mein Anliegen ist es – wie bereits eingangs dargestellt –, die wesentlichen existenziellen Grundannahmen und Begriffe aus dem körperleiblichen Erleben zu schöpfen und/oder ins KörperLeibliche zu übersetzen. Das heißt, es braucht phänomenologische Selbsterfahrung, die wiederum ein zentrales Anliegen der existenzanalytischen Weiterbildung »Existenzielles Grounding« ist. In diesem Sinne hoffe ich auch auf inspirierende Irritationen der Selbstbegegnung und ein Staunen über das Leben.

Abschließend möchte ich Sie einladen, innezuhalten und Ihre Aufmerksamkeit in den Brust-/Bauchraum zu geben. Lassen Sie das Gelesene noch kurz auf sich wirken. Fragen Sie sich nach innen, was aus dem Gelesenen für Sie wichtig geworden ist. Vielleicht nicht von mir angesprochen, aber in Ihnen angestoßen oder einfach in Ihnen entstanden ist. Lassen Sie dazu Gedanken oder Worte oder ein Bild entstehen. Bleiben Sie noch einen Moment mit dem, was entsteht. Vielleicht entsteht ein »Klick«.

Literatur

Alloa, E., Bedorf, T., Grüny, C. & Klass, T. N. (2012). *Leiblichkeit*. UTB.

Angermayr, M. (2017). Existenzielles Grounding. Das Seinserleben als Ressource der Person. In S. Längle & B. Gawel (Hrsg.), *Themen der Existenz – Existenz in Themen* (S. 81–90). Facultas.

Angermayr, M. & Strassl, L. (2013). Leiborientierter Zugang zur inneren Stimmigkeit. *Existenzanalyse, 30*(2), 55–62.

Brenner, A. & Zirfas, J. (2002). *Lebenskunst Lexikon*. Reclam.
Brisch, K.H. (2015). *Bindungsstörungen. Von der Bindungstheorie zur Therapie*. Klett-Cotta.
Damasio, A.R. (2002). *Ich fühle, also bin ich. Die Entschlüsselung des Bewusstseins*. Ullstein.
Fuchs, T. (2000). *Leib – Raum – Person Entwurf einer phänomenologischen Anthropologie*. Klett-Cotta.
Fuchs, T. (2014). Verkörperte Emotionen. Wie Gefühl und Leib zusammenhängen. *Psychologische Medizin, 25*(1), 13–19.
Gendlin, E. (2016). *Ein Prozessmodell*. Karl Alber.
Heidegger, M. (1959b). Das Wesen der Sprache. In ders., *Unterwegs zur Sprache, GA Bd. 12*, 147–204.
Heidegger, M. (1992). *Was heißt Denken?* Reclam.
Längle, A. (2009). Das eingefleischte Selbst. Existenz und Psychosomatik. *Existenzanalyse, 26*(2), 13–33.
Längle, A. (2016). *Existenzanalyse. Existentielle Zugänge der Psychotherapie*. Facultas.
Levin, P.A. (2010). *Sprache ohne Worte*. Kösel.
Merleau-Ponty, M. (1986). *Das Sichtbare und das Unsichtbare*. Fink.
Nietzsche, F. (1994). *Also sprach Zarathustra. Und andere Schriften*. Könemann.
Popper, K. (1958). *Die offene Gesellschaft und ihre Feinde*. Francke.
Rager, G. (2002). Neuronale Korrelate von Bewusstsein und Selbst. In J. Quitterer, G. Rager & E. Rungaldier (Hrsg.), *Unser Selbst. Identität im Wandel der neuronalen Prozesse* (S. 15–59). Ferdinand Schöningh.
Renn, K. (2011). Focusing. Psychotherapie in innerer Achtsamkeit. In L. Reddemann (Hrsg.), *Kontexte von Achtsamkeit in der Psychotherapie* (S. 90–107). Kohlhammer.
Renn, K. (2016). *Magische Momente der Veränderung. Was Focusing bewirken kann*. Kösel.
Rilke, R.M. (2006). *Die Gedichte*. Insel Verlag.
Rosa, H. (2016). *Resonanz. Eine Soziologie der Weltbeziehung*. Suhrkamp.
Sollmann, U. (2016). *Einführung in Körpersprache und nonverbale Kommunikation*. Carl-Auer.
Steinert, K. (2019). Existenzanalyse und Resonan. Psychotherapie als Resonanzraum. *Existenzanalyse, 36*(1), 4–14.
Von Eichendorff, J. (1987). *Ausgewählte Werke. Gedichte*. Nymphenburger Verlag.
Waldenfels, B. (2000). *Das leibliche Selbst. Vorlesungen zur Phänomenologie des Leibes*. Suhrkamp.
Wiltschko, J. (2011). »Körper« – was ist das eigentlich? In J. Wiltschko, *Ich spüre also bin ich! Nicht-Wissen als Quelle von Veränderung* (S. 121–130). Edition Octopus.
Wittgenstein, L. (1938/2000). Vorlesungen über Ästhetik. In L. Wittgenstein, *Vorlesungen und Gespräche über Ästhetik, Psychoanalyse und religiösen Glauben*. Fischer.
Wührl, P. (2012). Ankommen in der Gegenwart oder ist die Osteopathie noch zu retten. *Deutsche Zeitschrift für Osteopathie, 10*(1), 15–18.

Biografische Notiz

Markus Angermayr, Mag. phil. fac. theol., ist Philosoph, Psychotherapeut (Existenzanalyse) und Focusing Therapeut (DFI-Würzburg). Er ist international als Lehrausbildner und Lehrsupervisor der GLE sowie als Lehrausbildner für Focusing tätig. Seine Forschungsschwerpunkte in der Praxis sind Körperpsychotherapie und Existenzanalyse, Leibphänomenologie, Prozesstheorie. Er publiziert zu Selbstwerdung, Phänomenologie, Prozesstheorie und Poetik, Körperpsychotherapie, Existenziellem Grounding.

17 Der Versuch, Unfassbares in Worte zu fassen

Existenzanalyse als poetische Praxis[1]

Markus Angermayr

> »Das Innerste ist auch denkbar als die Mitte einer Unendlichkeit, die ihrer Art gemäß kein Außen hat.«
>
> *Peter Trawny (2013, S. 9)*

Im Zeitalter von Effizienz, Machbarkeit und wissenschaftlich-evidenzbasierter Studien zur therapeutischen Wirksamkeit erscheint eine Sichtweise, die sich am Poetischen orientiert, etwas altmodisch und nicht gerade gefragt. Gerade deswegen scheint ein Fingerzeig auf die unverfügbaren-poetischen Aspekte der Phänomenologie angesagt.

Denn es gibt in unserer psychotherapeutischen Arbeit Momente, die wir nicht wissenschaftlich erfassen und die auch handwerklich nicht hinreichend beschrieben werden können. Das sind die Augenblicke, in denen sich etwas Unfassbares, vielleicht vage gespürt und gefühlt, anmeldet, resoniert und bei uns ankommt. Augenblicke, in denen mich etwas mit Haut und Haar erfasst, also ganz, und die (eigene) Welt ein wenig anders wird.

Die Motivation auf diese Ereignisse zu achten, speist sich aus zumindest vier Quellen:

1. Es ist mir wichtig darauf hinzuweisen, dass Psychotherapie nicht nur angewandte Wissenschaft oder größtenteils Handwerk (vgl. Längle, 2020) ist, sondern eben auch als Kunst und Heilkunst verstanden werden kann. Psychotherapie braucht sowohl wissenschaftliche Theorie und Praxis-Know-how als auch Zweckfreiheit und Offenheit für das Überraschende und Einzigartige. Wobei jede Sphäre die jeweils andere inspiriert und auch ihre Grenzen aufzuzeigen vermag. Es war unter anderem Martin Heidegger, der zwischen einer technischen, nutzwertbezogenen, und poetischen Lebensweise differenzierte. Ein poetischer Zugang »begreift die Welt nicht von unserem denkeri-

1 Leicht überarbeiteter Artikel von Angermayr, M. (2021). Der Versuch, Unfassbares in Worte zu fassen. Existenzanalyse als poetische Praxis. *Existenzanalyse, 38*(1), 90–97.

schen Abstand, sondern durch existenzielle Teilhabe her und unser Leben dadurch nicht als Getrennt-Sein und Herrschaft, sondern als Mit-Sein und Mit-Schöpfen« (von Schirach, 2019, S. 211).

2. Es ist ein Beitrag zur Phänomenologie und zur Entwicklung der Existenzanalyse mit der Idee, dass wir ein »Verständnis des Daseins« nur durch eine phänomenologisch-poetische, für Resonanzen offene Haltung erschließen können. Damit sind wir mitten im Herzen der hermeneutischen Phänomenologie, in einem aus dem Sein schöpfenden Vorgang, in dem die Phänomene aus sich selbst heraus sprechen und sich so die »Sache selbst zeigt«. Die notwendigen Bedingungen lernen wir unter anderem auch von der Dichtung, Literatur und Kunst. Und zwar so, wie Poet:innen zu ihrer Sprache finden, wie eine Haiku-Dichterin den Ausdruck im Moment erlauscht oder wie Marina Abramović in »The Artist Is Present« das Phänomen Präsenz erlebbar macht (Abramović, 2016, S. 395), so finden Patient:innen zu sich – phänomenologisch und poetisch.
3. Hier werden die Ansätze aus den Arbeiten von Karin Steinert (2019) und mir (Angermayr, 2011, 2014, 2019) aufgenommen und weitergeführt. Steinert und ich haben in Anlehnung an Ariadne von Schirach auf eine poetische Perspektive hingewiesen, die notwendig ist, um Resonanzen zu erfassen.
4. Zuletzt suche ich immer wieder nach einer Lesart von Existenzanalyse, die in der Lage ist, den »Zauber« des phänomenologischen Vorgehens weiterzutragen. Dabei hilft die Inspiration aus Literatur, weil dort das »Lebendige« verdichtet wiederzufinden und das Existenzielle aufbewahrt ist und beim Lesen starke Resonanzen entstehen. Diesen Zugang habe ich in der existenzanalytischen Ausbildung vor vielen Jahren durch Alfried Längle entdeckt.

Diese »Poetische Praxis« wird in diesem Beitrag mit Aspekten der Phänomenologie in der Existenzanalyse in einen Dialog gebracht. Dabei ist keinerlei Vollständigkeit angestrebt und es wird bewusst auf strenge »gusseiserne« Begriffe verzichtet (Bodrožić, 2019), um lebendige, inspirative Spielräume und eine »Poetische Präzision« zu ermöglichen. Dieses spielerische Vorgehen öffnet Weitungs- und Entwicklungsräume für die Existenzanalyse. So merke ich beim Lesen von Autor:innen wie Andreas Weber, Ariadne von Schirach und Marica Bodrožić, dass sich dabei ganz neue und überraschend freche Bezüge auf die philosophischen »Geister«

wie Sören Kierkegaard, Maurice Merleau-Ponty oder Martin Heidegger auftun – und eben auch auf die Theorie und Praxis der Existenzanalyse.

Poetik der Wirklichkeit

> »Uns interessiert in der Erkenntnis des Essentiellen überhaupt nur das, was für das Leben wichtig ist.«
>
> *Alfried Längle (2016, S. 4)*

Unsere Existenz ist viel mehr von poetischen Aspekten geprägt als wir denken. Wir werden angesteckt und berührt von der Schönheit des Lebendigen. Die lebendigen Prozesse in dieser Wirklichkeit beruhen auf Beziehungen, die Bedeutung für das eigene Leben generieren und die wir Menschen und wohl auch tierische und pflanzliche Subjekte in unseren Emotionen erfahren (vgl. Weber, 2016, S. 13). Diese Wirklichkeit ist schöpferisch und ausdruckshaft, weil sie lebendig ist. Wir vergessen, was im Zentrum erfahrener Wirklichkeit steht, weil es in Wirklichkeit den Kern ausmacht: die Vitalität der Welt. Dieser Ansatz erinnert nicht zufällig an das Grundanliegen der hermeneutischen Phänomenologie, an Martin Heideggers Begriff der »Reduktion«, der Rückführung des Blicks vom Seienden zum Sein (Dorra, 2020, S. 30) oder von der Techné zur Poiesis.

Jedes Denken in Beziehungen kann aber auch in einer Poetik erfolgen (Weber, 2016, S. 15). Dabei wird Leben und Lebendigkeit zur zentralen Kategorie des Verstehens, aber auch des Handelns gemacht. Denn unter dem Röntgenblick der wissenschaftlichen Methode wird alles zu verwertbaren Objekten und diese verlieren dabei ihre Lebendigkeit« (vgl. Weber, 2016, S. 25).

Doch die Natur ist – weit mehr als wir uns vorstellen mögen – so wie wir selbst geartet: Sie ist kreativ und pulsiert in jeder ihrer Zellen vor Leben. Sie begehrt und drückt dieses Begehren in empfindsamen Körpern aus.

Ohne den poetischen Aspekten ist eine »exakte« Wissenschaft immer in Gefahr, das Lebendige auszuklammern und zu verlieren – Phänomene des Lebendigen, wie sie sich im Ungefähren, Ungenauen, Vagen, Wilden oder Verborgenen zeigen. Unser körperleibliches Sein ist so ein Phänomen, ein »merkwürdig unvollkommenes konstituiertes Ding« (Husserl, zit. n. Alloa et al., 2012, S. 61).

Gerade mit dem Erleben, dass »etwas nicht stimmt« oder »sich irgendwie komisch und nicht gut anfühlt«, sozusagen sich vage ankündigt, beginnen oft unsere Therapien. Ich weiß es eben noch nicht genau, was es ist. In diesem vagen »etwas« sind Möglichkeiten eingefaltet. Es öffnet sich ein Möglichkeitsraum für das sich zeigende »Eigene«. Das benennt Eugene Gendlin mit dem Kunstwort »Felt Sense« und es wurde zum Schlüsselbegriff des Focusings (Renn, 2016, S. 71ff.). Es ist eine Erfahrung, die wir vermutlich alle kennen, z. B. in einer harmlosen Variante beim Einkaufen, wenn die vage Erinnerung auftaucht: »Da war doch noch etwas, was ich kaufen wollte.«

Die hermeneutische Phänomenologie geht diesen Weg: »Das vom Menschen gelebte Leben mit all seinen Lebensbezügen, der Mensch im Gefüge seiner Welt, muss Ausgang einer phänomenologischen Analyse sein« (Dorra, 2020, S. 30).

Die Poetik der Wirklichkeit beginnt mit Heideggers Reduktion, der Epoché. Ein Einklammern und zur Seite stellen all dessen, was nicht für mein Leben wichtig ist und nicht irgendwie eine (körperleibliche) Resonanz in mir auslöst. Das Aufgreifen von Resonanzen – Schwingungen und Schwebungen – ebenso wie das Durchtönende zur Sprache zu bringen, ist ein poetischer Prozess (vgl. Längle, 2020, S. 55). Mit Handwerk allein geht das nicht. An dieser Stelle ist ein Lassen gefordert, ein »Nicht-Tun« und ein Wahrnehmen des Ereignisses. Es ist ein in Empfang nehmen. Die Existenzanalyse nimmt dieses Selbst-Verhältnis – das sich zu diesem Ereignis verhält –, die Selbst-Wahl (im Sinne Sören Kierkegaards) in den Blick. Existenzanalyse ist offen für die Poetik der Wirklichkeit.

Jede poetische Praxis beginnt seinsorientiert

> »Was immer unserer Wahrnehmung erscheint – es interessiert uns nicht der Beweis, ob es das gibt, sondern vielmehr die Frage, wie sich sein Inhalt uns zeigt, und was er uns sagt.«
>
> *Alfried Längle (2016, S. 3)*

Die phänomenologische Offenheit und Absichtslosigkeit öffnen einen poetischen Raum für das *Jetzt* im Augenblick der Situation. In diesem Raum ereignet sich die »Zwischenleiblichkeit«, Augenblick für Augenblick. »Living interaction first« nennt dies Eugene Gendlin (2016, S. 81) und geht sogar so weit, dass er den Körper mit der Situation identifiziert und unauflöslich verbindet. Körper und Umwelt sind eins, aber sie unterscheiden sich auch in einigen Charakteristika und Tätigkeiten. Gendlin differenziert vier Sphären von Umwelt (ebd., 2016, S. 49):

- Umwelt 1: Hier interagiert der:die Betrachter:in getrennt von den Umweltfaktoren, so wie ein:e Jäger:in Tiere beobachtet: Alltagsblick, Check von innen und außen.
- Umwelt 2: Bezeichnet das Ereignis des lebendigen Prozesses, der hier und jetzt stattfindet, z. B. das Einströmen von Luft in die Lungen. Dieses Ereignis kann ich sowohl vom Körper als auch von der Umwelt – von der Luft – aus betrachten. Hier geschieht Mit-Sein. Die Frage »Was geschieht in dir, wenn du von … sprichst?« nimmt diese Umwelt in den Blick.
- Umwelt 3: Ist die von uns geschaffene, kreierte Umwelt, z. B. das Netz der Spinne oder das von mir gebaute Haus. Es gibt immer mehr Ur-Umwelt, die nicht menschlich geschaffene Welt.
- Umwelt 0: Hier wissen wir nicht, was das genau ist. Ein freier Raum, ein Möglichkeitsraum oder auch ein 0-Punkt-Feld.

Die Weltoffenheit einer poetischen Praxis bezieht sich auf alle Umweltsphären. Als Therapeut:in bin ich, ob ich will oder nicht, eben durch mein Sein höchst wirksam, also prozesswirksam. Die phänomenologische Offenheit der Therapeutenperson ist ein wesentlicher Wirkfaktor.

Seinsorientierung verweist auch auf die Notwendigkeit, die präreflexive Ebene miteinzubeziehen, um daraus zu einem neuen, wahren und gültigen Sprechen zu kommen (Angermayr, 2019). Der Seinsanfang und der Sprachanfang fallen nicht zusammen. »Denn fängt die Sprache an, so ist das Sein schon da; will man mit dem Sein beginnen, versinkt man im schwarzen Loch der Sprachlosigkeit« (Sloterdijk, 1988, S. 38). Dieser vorsprachliche Raum, den wir alle aus unserer Kindheit kennen, der uns aber nur aus zellulären Gedächtnisspuren des Körperleibes heraus zugänglich ist (und aus dem heraus wir alle »sprechen« gelernt haben), ist phänomenologisch in den Blick zu nehmen. Darum kommt unser körperleibliches Sein in den Fokus. Der von Körpern vollzogene materielle Austausch gegenseitiger Wahrnehmbarkeit ist das Grundmoment jeglichen Weltbezugs (vgl. Weber, 2014, S. 170). Das erinnert an das Konzept des »Existenzielles Basistheorems«, des grundlegenden kontinuierlichen Austausches von Welt und Person in der Existenzanalyse (Längle, 2016).

Das Paradox der Seinsorientierung zeigt sich darin, dass ein poetischer Freiraum geöffnet wird für das, was (noch) nicht (in meinem Leben) ist, damit sich zeigen kann, was werden will: das Schöpferische. »Denn wir sind Möglichkeitswesen, kreative Kreaturen, die trotz aller Abhängigkeiten ihre eigene Vergangenheit, Gegenwart und Zukunft erzählend gestalten« (von Schirach, 2018, S. 84). Wir existieren in einem Möglichkeitsraum. Deshalb scheint, »als könnten alle wissenschaftlichen Wahrheiten – so wichtig und gültig sie auch immer sein mögen – niemals die ganze Wahrheit über den Menschen zum Ausdruck bringen« (ebd.).

Die poetische Erfahrung ist an den KörperLeib gebunden

> »Ich bin Leben, das leben will, inmitten von Leben, das leben will!«
>
> *Albert Schweizer (2003)*

Das Erleben und die Erfahrung existenzanalytischer Psychotherapie muss letztlich körperleiblich spürbar sein, ansonsten ist sie nicht wirklich angekommen. »Was immer wir auch explizit planen oder bewusst tun – wir leben aus einem unbewussten, leiblichen Grund heraus, den wir nie ganz vor uns selbst bringen vermögen« (Fuchs, 2017, S. 97). Sonst bleibt es als rein Gedachtes im Möglichkeitsraum, ohne eben existenziell ins Leben zu kommen. Die alten Griechen sprachen dabei von Mäeutik, der metaphorisch verstandenen Hebammenkunst.

Bei praktisch jedem Prozessschritt ist das körperleibliche Geschehen mit eingebunden und kann angefragt werden. Es spricht immer mit (Angermayr, 2019). Wenn wir dabei verweilen, erhält das, was auch immer sich zeigen will, Raum, um zu erscheinen. Die körperleibliche Resonanz ist wie ein inneres GPS-System, ohne das wir in die Irre gehen und uns verlieren. Konkret brachte dies mein Patient Franz auf den Punkt, als er sagte: »Mir wurde bewusst, da ist ja wer. Da bin ich drin. Ich habe das vorher nie so verspürt.«

Wenn die Verbindung mit dem körperleiblichen Fühlen und Spüren abreißt, dann wird die Poetik zu Kitsch. Kitsch ist Schönwetterpoesie ohne Verbindung zur Tiefe, zum Schmerz. Darum ist das prozessuale Halten der lebendigen Verbindung – Kopf, Bauch, Herz und innen, außen – zentral.

Dazu braucht es einen absichtslosen »Prozessraum«, der das Auftauchen des »Lebendigen« ermöglicht. Aus dem impliziten, vagen »etwas« expliziert sich ein Satz, ein Bild, eine Geste, ein Gefühl – und weist einen Weg, zu dem ich wiederum Stellung nehmen kann – auch ganz körperlich. Auch hier ist die Verbindung zu Gendlins Focusing spürbar.

Im poetischen Raum kann ich atmen, ruhig und regelmäßig in meinem Rhythmus, und dabei meine Lebendigkeit wahrnehmen. Das bestätigt auch Marica Bodrožić eindrucksvoll anhand eigener biografischer Erfahrungen und Berichte von Traumatisierten. Sie meint: »Das Zittern und Leiden des Körpers ist einem Wahrheitsverfahren verpflichtet« (Bodrožić, 2019, S. 33). Sofort merke ich als Psychotherapeut:in in diesem Raum strukturelle Stopps, Blockaden und Dinge, die mir den Atem nehmen. Und ich habe Zeit zu lauschen, in mich hinein und in die Situation. Dieses Vorgehen ist wie ein tastendes, spürendes, sprechendes Erforschen und ernst nehmen einer »empirischen Subjektivität«. Aus ihr entsteht so etwas wie »poetische Objektivität« (Weber, 2016, S. 103). Existenzanalyse – so scheint mir – bietet vieles, wonach Andreas Webers »Enlivement« (Verlebendigung) Ausschau hält: unter anderem ein Prozessmodell, das Rationalität mit Subjektivität und Empfindsamkeit verbindet.

Poetik und Intimität

Stellen Sie sich vor: Zwei Menschen sitzen sich gegenüber und halten sich an den Händen. Dann spüren sie vielleicht die Wärme oder Kälte, das Zittern oder die Ruhe. Nun fragen sie sich: Was von meinem Gegenüber, kommt mir hier entgegen und was erzählt mir diese Hand davon und was macht es mit mir? Das sind phänomenologische Fragen nach innen, nach dem was sich zeigen und ereignen will. Das, was jetzt folgt, sofern sich die beiden Menschen auf das Geschehen einlassen, ist ein tastendes, suchendes Sprechen, das in Verbindung mit dem bleibt, was sich implizit im körperleiblichen Eindruck zeigt. Es ist ein sehr intimer Prozess, »ich mit mir und dir«. Genau dieser Such- und Findeprozess ist ein wesentliches poetisches Element.

Poesie ist die Sprache der Intimität und der Innigkeit. Dabei ist nicht ausschließlich die Intimität in ihrer erotisch-sexuellen Bedeutung gemeint.

> »Erst in der Gemeinsamkeit mit anderer lebender Materie komme ich zu mir. Meine Selbstwerdung hängt vom Blick des anderen ab, vom warmen

> Blick der Pflanze, die ganz Auge ist, indem sie das Licht der Sonne über ihre volle Oberfläche spürt« (Weber, 2014, S. 118).

Der Eros der Wirklichkeit beginnt mit der Berührung, ohne die es kein Leben gibt. Diese Berührung ist ganz persönlich und verletzbar. Sie braucht den Schutz des poetischen Freiraums. Darum benötigt Intimität die Verborgenheit und ihre Sprache ist kryptisch. Die Intimität sucht die Dunkelheit und die Stille – nur das Kryptische hat die Möglichkeit zur Klarheit (Trawny, 2013, S. 19). Das Poetische ist das adäquate Instrument zur Erfahrung des Erotischen. Im weiten Sinne ist das Erotische die Quelle der beständigen Transformation und der Selbstaffektion. Intimität ist In-Differenz und dadurch mögliche Selbstaffektion, das Berührtsein von sich. Ich bin z.B. von mir selbst überrascht, berührt. Das war die Erfahrung meines Patienten Franz. »Mir wurde bewusst, da ist ja wer. Da bin ich drin. Ich habe das vorher nie so verspürt.«

Gerade die Themen der dritten Grundmotivation in der Existenzanalyse verweisen auf eine sanfte, verborgene Intimität des »Ich mit mir«. Diese In-Differenz ist durchlässig und öffnet sich im zärtlich-anerkennenden Raum. In dieser Begegnung oder Vereinigung von mir mit mir selbst wird es still. »Ich werde Stillstand und Stille selbst«, das ist ein Ort, an dem ich frei bin. Und das ist der Anfang der Intimität (ebd., S. 25) – der Beginn einer Begegnung.

Begegnet man der Intimität technisch wissenschaftlich, so beginnt sie auszuweichen, zu vertrocknen, sie wird dadurch gefährdet. Sie ist verletzlich und grundlos und erscheint fluide, wie »ins Wasser geschrieben« (ebd., S. 28). In der Existenzanalyse beschreiben wir diese substanzlose Vollzugswirklichkeit als Person als reine Resonanzfähigkeit (Längle, 2020, S. 55). Ich bin ein lebendiges Gespräch. Ich fühle mich selbst dabei und spüre, was ist und werden könnte, wenn ich es mir erlaube so zu sein. Im Dialog und mit der Möglichkeit zur Zustimmung. Diskursiv verbirgt sie sich. Es gibt Unaussprechliches. Feinfühligkeit und Stille gehört zur poetischen Praxis und damit zur Prozessfähigkeit der Therapeutenperson.

Der folgende Fallausschnitt zeigt die Seinsorientierung und das Auftauchen des Wesentlichen aus den körperleiblichen Eindrücken und Empfindungen.

Eine Fallvignette: Phänomenologie und poetische Haltung

Maya ist eine attraktive, ungefähr 38 Jahre alte Frau, verheiratet, hat zwei Kinder. Sie führt eine gut eingeführte Praxis als Ärztin. Sie kommt zu mir in die Praxis mit dem Wunsch nach einer Veränderung, weil sie in ihrem Leben immer wieder das Gefühl hat, manchmal aus der Bahn geworfen zu werden und sie dann nicht mehr das tut, was sie tun möchte, sondern etwas geschieht, das sie wie den Ablauf eines anderen Programms erlebt. Biografisch wurde Maya über lange Zeit emotional sowie durch einen Familienangehörigen auch sexuell missbraucht.

In der folgenden Fallvignette schildere ich die Suche nach Schutz, Halt und Geborgenheit der kleinen Maya und das überraschende Auftauchen (poiesis) von Seinsgrund und Grundwert mitten in der Angst. Maya erzählt, dass sie etwa sieben Jahre alt war, als in ihrer Umgebung mehrere Morde und Selbstmorde in großer zeitlicher Nähe passierten. In ihrer Erinnerung ging sie damals zu ihrer Mutter und wollte ihr sagen, dass sie sich sehr fürchte, Angst habe, und sie fragte, ob ihr auch etwas passieren könnte. Die Mutter aber war hart und abweisend, ohne das kleine Mädchen weiter zu beachten.

»Sie hat ja selbst Angst«, schlussfolgerte Maya. Maya war noch mehr beunruhigt und angsterfüllt. Sie ging zur Tante, die nebenan wohnte, fragte auch sie, ob ihr ebenso etwas passieren könne, und sagte ihr, dass sie Angst habe. Die Tante arbeitete gerade in der Küche, hatte ein großes Messer in der Hand und antwortete abwesend: »Ja, ja, es ist eh kein Wunder, irgendwann bring ich meinen Mann auch noch um …« Und da, sagt Maya, habe sich eine unsichtbare Wand zwischen sie und die Tante gestellt. Maya fühlte sich wie abgeschnitten vom Leben, von der Welt, aber sie konnte sich erinnern, dass sie einen glasklaren Gedanken hatte: »Die können mir da auch nicht helfen.« Und sie ging, ihr Körper ging Richtung draußen. Etwas in diesem Mädchen hatte die Führung übernommen.

An dieser Stelle möchte ich mein Erleben im Gespräch dazu stellen: Meine Haltung als Psychotherapeut ist, den sich gerade vollziehenden Lebensprozess zu begleiten und das Auffinden des Wesentlichen prozesshaft zu unterstützen. Wir gehen an den sich zeigenden Phänomenen entlang. Damit sie sich zeigen können, braucht es Raum, Schutz, Verweilen, Zuwendung sowie Offenheit. Dies bedeutet: wenig zu tun, mehr eintauchen, zu lassen, zu lauschen, den inneren Erlebensstrom aufzunehmen, um dann gemeinsam zu schauen, was davon Maya sich zu eigen machen will, als Eigenes erkennt, erspürt – leibhaftig am eigenen Körper. Dieses dialogisch eingebettete Warten auf das, was zur Welt kommen will und das Sichtbarwerden des Wesentlichen muss ausgehalten werden. Dabei bin ich selbst absichtslos und mit phänomenologischer Offenheit dabei, habe sozusagen die leiblichen Spürantennen geöffnet (vgl. Fuchs, 2000, S. 81). Und dann folgt das Überraschende: Da ist die Bemerkung inmitten der großen Hilflosigkeit und Verlassenheit dieses Mädchens, sie habe dann einen ganz klaren Gedanken gehabt: Die (relevanten Bezugspersonen) können mir da auch nicht helfen! (In dem Moment bin ich augenblicklich hellwach – es wird spannend!)

Und dann erzählt Maya weiter, wie sie geht. Sie denkt, raus zu gehen. Da sind die zwei Türen, eine Haustür nach draußen und eine Tür in den Kuhstall. Etwas (vage) ist da etwas in ihr, dass sie durch die Tür in den Kuhstall gehen lässt. Ihr Körper bewegt sich auf den Stall zu. »Ich müsste nicht, es ist etwas, das mich führt«, sagt sie dazu. Es ist wie eine innere Weisheit, werden wir später dazu sagen. Wohin führt es sie? Zu Heidi, einer Kuh, und da wird es sehr berührend und intim.

Maya ist ein wenig rot im Gesicht, als sie das erzählt, und ich spüre die Dichte und Nähe, die Maya da zu sich hat und das Sich-Auftun einer ganz speziellen Atmosphäre der Begegnung. Ich lasse ihr Zeit, ermutige sie, dabei zu bleiben und sage so etwas wie: »Lassen Sie es zu ... Bleiben Sie mit sich in Verbindung, mit Ihrem körperlichen Empfinden jetzt.«

Und dann – Maya hebt die Hand und bewegt die Finger, wie wenn die Erinnerung in den Fingern wäre – krault sie die Locken der Kuh. »Die hat nämlich so Locken gehabt.« Die Erinnerung ist ganz klar, nichts ist schwammig. Und Heidi, die Kuh, hält – ganz anders als sonst – still. Ich lade sie ein, diese Hand- und Fingerbewegung zu wiederholen und mit ihrer inneren Aufmerksamkeit zu begleiten.

Maya beschreibt die Situation: Sie blicken sich gegenseitig an – das Tier und sie. In diesem Blick wird Maya ruhig, da beginnt die Begegnung zu sprechen, von Sein zu Sein, von Leben zu Leben (poiesis). Es ist »ein liebevoller Blick«, sagt sie, »wie wenn sie auf mich gewartet hat«. Die Angst legt sich. Es entsteht eine Atmosphäre von: Es gibt dich und mich, es ist okay.

Das habe ihr das Überleben und ein Gefühl von Akzeptanz und »ich sehe dich« ermöglicht, mitten in der Angst. »Das ist doch schräg, oder?«, »Unvorstellbar, dass ich das geschafft habe«, sagt sie und wirkt dabei entspannt und weich. Wir müssen beide schmunzeln, aber es ist ein wohlwollendes tiefes Lächeln – Heidi, die Kuh, wird zum relevanten Anderen, zum Du.

Wieder lachen wir. Ich, als Therapeut, bin selbst berührt und erlebe es wie einen magischen Moment, tief verbunden mit dem Seinsgrund ganz ohne Worte. Ich lasse den Moment sein, wirken, sich entfalten (Angermayr, 2011, S. 33ff.).

Existenzielle Magie: Verweilen – den Zauber entfalten lassen

> »Wir brauchen gewissermaßen eine ›poetische Einstellung‹, damit Welt ›zum Sprechen‹ und in ein Antwortverhältnis gebracht werden können.«
>
> *Hartmut Rosa (2016, S. 74)*

Anhand der Fallvignette kann man nachvollziehen, was im Begriff der »poiesis« (griech. Ποίησις) gemeint ist und aus der körperleiblichen-personalen Tiefe erscheint: bewirken, herstellen, hervorbringen – ganz im Sinne Platons, der im Begriff Poiesis alles fasst, was zur Ursache für etwas wird um vom Nichtsein ins Sein überzugehen.

Diese Transformation vom Auftauchen eines vagen »etwas« (in der Fallbeschreibung z. B. »irgendetwas ließ mich in den Kuhstall gehen« bis hin zu den Fingerbewegungen) zum expliziten Sein – dem phänomenologischen Gehalt – braucht den poetischen Freiraum. Das in der Existenzanalyse so wichtige Verweilen, Aushalten und Akzeptieren lässt dem Phänomen seine eigene Zeit, um zur Welt zu kommen im Sinne des Zur-Sprache-Kommens. Peter Sloterdijk spricht von einer »Poetik der Entbindung« und weist mit poetischer Präzision auf den Aspekt der Entbindung als Befreiung von Bindungen als auch auf Bindung an die Welt hin (Sloterdijk, 1988, S. 99). Das implizite präreflexive Vorverständnis darf explizit werden. Diese transformativen Momente haben einen eigenen Zauber. Die Fähigkeiten der Therapeutenperson liegen darin, diesen »Geburtsvorgang« zu begleiten, ganz im Sokratischen Sinne einer Mäeutik. Ein solches »Vorgehen beinhaltet einen nicht planbaren und machbaren, notwendig ›unprofessionellen‹ Anteil – ist somit immer auch Kunst und Begegnung« (Längle, 2001, S. 15).

Wieder liegt der Zauber nicht in einer verklärten, abgehobenen Poesie, sondern im oft schmerzhaften Auffinden der eigenen – subjektiven – Wahrheit. Ein poetischer Blick sucht »nach einer Erfahrung des Daseins *vor* seiner Beschreibung« (von Schirach, 2019, S. 219). Aus einem solchen Dasein erwächst eine Sprache, die offen für Ambiguität ist, die in der Lage ist, Menschen zum Leben zu erwecken und zu verwandeln, anstatt sie zu beziffern und konsumierbar zu machen (vgl. von Schirach, 2018, S. 181).

Poetische Präzision und Objektivität

> »Man suche nur nichts hinter den Phänomenen, sie selbst sind die Lehre.«
>
> *Johann Wolfgang von Goethe (1998, S. 432)*

Wenn Sie an ein Kind denken, das zu Ihnen kommt und Sie vertrauensvoll fragt: Warum scheint die Sonne? Und Sie antworten zugewandt: Die Sonne scheint, damit du es warm hast. Und das kleine Kind blickt Sie mit großen Augen an und geht glücklich und voller Vertrauen ins Leben, um wieder zu spielen.

Wie kann man Ihre Antwort beurteilen? Sie war poetisch präzise und objektiv zugleich. Präzise sind Sie auf die Frage des Kindes eingegangen und haben den springenden Punkt getroffen. Andererseits ist Ihre Antwort – wir wissen es alle – natürlich auch falsch, den »objektiv« ist es nicht die allgemeingültige wissenschaftliche Erklärung.

Poetische Präzision und Objektivität ist auf Rücksicht anderer Wesen in ihrer Leiblichkeit aufgebaut. Sie ist präzise und trifft den Punkt, aber im Sinn einer poetischen Präzision, in der ein anderes Lebewesen genau versteht, was gemeint ist, aber sich dieses Gemeinte nicht in einem eindeutigen Satz restlos abbilden lässt.

> »Die poetische Welterfahrung ist aus demselben Grund präzise und falsch, wie jedes Lebewesen es selbst ist und in seinem tiefsten Innern, vom Stoff nur durchflossen, nicht es selbst [...] Etwas ist, weil es nicht ist – in diesem seltsamen Zwischenreich liegt die Logik des Lebendigen« (Weber, 2014, S. 124ff.).

Diese Form von Präzision und Objektivität entsteht durch Berührbarkeit und dichte Erzählungen. Empfindsamkeit, gefühlte Existenz und verletzbare Teilnahme gehören zu den Forschungsinstrumenten. Das Forschungsprogramm »gipfelt in der Idee, eine genaue Beschreibung der Welt sei nur in der ›Sprache der Poesie‹ möglich« (Weber, 2016, S. 116). Diese Sprache entspricht der Prozesshaftigkeit und Verletzbarkeit allen Lebens.

Wie komplex die Forderung nach einer »Objektivität« ist, zeigt sich in der qualitativen Forschung. Sie ist vom konstituierenden Subjekt nicht zu lösen. Sie geht davon aus, »dass das untersuchte ›Objekt‹, der Mensch, in seiner eigenen Reflexivität zu berücksichtigen und ernst zu nehmen ist«

(vgl. S. Längle, 2007, S. 54). An dieser Stelle würde ich von *poetischer* Objektivität sprechen, weil sie die Lebendigkeit und körperleibliche Verfasstheit des personalen Vollzugs in ihre Forschungen miteinbezieht.

Problematisch sehe ich die Forderung nach Wiederholbarkeit: »Denn auch qualitative Forschung unterliegt der grundlegenden Forderung nach einer ›Objektivität‹ ihrer Erkenntnis, die unter anderem durch Mitteilbarkeit und Wiederholbarkeit konstituiert wird« (ebd., S. 55). An dieser Stelle finde ich interessant, dass der »Begründer des Existenziellen Denkens«, Sören Kierkegaard, eine Wiederholung im wissenschaftlich strengen Sinne für unmöglich gehalten hat. Er hat die Wiederholung im existenziellen Sinne als einen Aneignungsprozess verstanden, Selbstwahl als Wiederholung (Angermayr, 2007, S. 68). Ich orte dabei Paradoxien innerhalb des Personkonzepts, das eine Wiederholung im Sinne eines »Experiments« als unmöglich erscheinen lässt. Versuchen Sie einmal den gelungenen Urlaub exakt zu wiederholen: Sie werden sehr bald die Unmöglichkeit der Wiederholbarkeit erfahren. Oder Sie denken an die unzähligen Blätter im Herbst. Die Schwerkraft wirkt präzise und objektiv auf jedes Blatt und dennoch fällt jedes Blatt unwiederholbar auf seine »eigene« Art und Weise.

Die phänomenologische Forschung in der Existenzanalyse von Silvia Längle verstehe ich als eine Wissenschaft, die diese Erfahrungspraxis aufgreift und entwickelt. Die Ergebnisse dieser Forschungen werden nochmals dialogisch überprüft und nehmen somit den anderen ernst (S. Längle, 2007, S. 57). Dabei ergibt sich ein hermeneutischer Zirkel, der prinzipiell unendlich ist. Silvia Längle orientiert sich dabei konsequent am Prozessmodell der Existenzanalyse (PEA). Soweit die Forschung. Aber wie sieht die praktische Seite einer poetischen Praxis aus? Die poetischen Aspekte in der Phänomenologie haben hohe Praxisrelevanz. Wie aber entwickelt der:die Therapeut:in die poetische Seite in sich? Wie kann ich in so eine lebensfördernde Haltung hineinwachsen? Welche Art von Bildung braucht es dafür?

Bildung und Entwicklung poetischer Vernunft

Bildung ist eine poetische Erfahrung, meint der Philosoph und Schriftsteller Peter Bieri. Poetische Vernunft lernen wir vor allem durch *éducation sentimentale*, also Herzensbildung (Bieri, 2017, S. 36). Wenn wir Bieri folgen, der sich mit der Frage: »Wie wäre es, gebildet zu sein?« auseinandersetzt, wäre neben der Ausbildung vor allem die Selbstbildung gefragt. Ausbilden können uns andere, aber »bilden« können wir uns nur selbst (ebd., S. 7). Die Selbstbildung orientiert sich an der Entwicklung von Weltorientierung, Selbsterkenntnis, Präsenz und Stille, radikale Akzeptanz, poetischer Offenheit und Epochè (auch prozessual gelernter Strukturen). An anderer Stelle spreche ich von »education by taste« und der Notwendigkeit körperorientierter Selbsterfahrung, um das poetische Fingerspitzengefühl zu entwickeln (Angermayr, 2019, S. 53) sowie Mut zum Fühlen und Spüren einzuüben. »Darum ist die Poesie notwendig wie die Luft zum Atmen: Das Wissen über die Lebendigkeit lässt sich nicht in Form von Fakten vermitteln, sondern nur durch Ansteckung mit Leben« (Weber, 2014, S. 262).

Selbstbildung braucht auch Literatur, um ein Verständnis von Handlungen und ihren Gründen zu entwickeln. Literatur hilft, eine Leidenschaft und Genauigkeit im Hinhören zu entwickeln und ein Gefühl für die Komplexität von Lebensformen. Und sie unterstützt dabei, die »Seele« zu weiten und uns moralisch zu sensibilisieren, einfach durch das sichtbar werden der Kontingenz unseres Daseins. Selbstbildung stärkt unsere Urteilskraft: Niemand, der die Dichte poetischer Erfahrung kennt, »wird Bildung mit Ausbildung verwechseln und davon faseln, dass es bei Bildung darum gehe, uns ›fit für die Zukunft‹ zu machen« (Bieri, 2017, S. 39). Es geht also nicht um Bildungsbürger:innen, sondern um Gebildete.

Poetische Vernunft ist die Fähigkeit, eine Atmosphäre zu schaffen, in der es möglich wird, Neues hervorzubringen. Sie ist sozusagen eine »gärtnerische Kompetenz«. Sie verbindet Praxis mit Poetik. Die Verbundenheit und Lebendigkeit von Lebewesen werden hier in den Mittelpunkt gestellt und die subjektive Erfahrung des:der Einzelnen wird ernst genommen. Auch hier trifft sich das Poetische mit dem phänomenologisch-existenziellen Anliegen der Psychotherapie. Diese steht aber immer in Gefahr, der anfangs erwähnten »Machbarkeits- und evidenzbasierten Optimierungsideologien« zu erliegen. Diese Mythen werden den Lebewesen nicht gerecht. Sehr bewegend spricht die Schriftstellerin Marcia Bodrožić von der Notwendigkeit poetischer Vernunft im Zeitalter »gusseisener Begriffe«. Für sie ist »die poetische Vernunft des Einzelnen […] fließend, offen und bleibt sich als einer Bewegung der inneren Wahrheit treu. Nur ein Einzelner kann poetisch sein« (Bodrožić, 2019, S. 20).

Impulse zur Selbstfürsorge aus der poetischen Praxis

> »Es ist Zeit, dass der Stein sich zu blühen bequemt, dass
> der Unrast ein Herz schlägt
> Es ist Zeit, dass es Zeit wird.«
>
> *Paul Celan (2000, S. 28)*

Ich möchte abschließend drei Impulse für ein »poetisch-wildes« Leben – welches aus meiner Sicht die beste Selbstfürsorge für Psychotherapeut:innen ist und alle grundmotivationalen Ebenen berührt – einstreuen und als Orientierungsfragen formulieren. Betrachten wir die Situation mit poetischem Blick:

- Macht es mich lebendig? Ich kann mich bewusst mit dem Schöpferisch-wilden verbinden. »Lebendig sein heißt, sich der Wirklichkeit einer körperlichen Existenz zu überlassen, die mit nichts je im Reinen ist und zugleich aus dieser Ungewissheit ihre Poesie und Schönheit gebiert« (Weber, 2014, S. 138). Wild sein heißt so viel wie »sterben lernen«. »Die Wirklichkeit sehen, ohne sie in eine angenehme Richtung zu bürsten. Wild im Sinne eines Tieres, welches das Notwendige tut, wild wie die ganze von selbst das Notwendige erledigende Natur, mit Anstand, Stil und Anmut« (ebd., S. 95).
- Erlebe ich mich verbunden? Mit mir und anderen Lebewesen und der Welt? Kann ich mich anfreunden mit dem vagen »etwas«, dem Erlebenshintergrund (vgl. Renn, 2016, S. 71f.) und eine Wertschätzung für den zärtlichen Suchprozess ohne Ergebnisdruck entwickeln. Psychotherapie ist kein Frage-Antwort-Spiel, sondern ein Suchprozess mit einer eigenen Logik.
- Welches Verhältnis habe ich zu den »fünf Freiheiten« der erotischen Ökologie? (Weber, 2014, S. 194):
    - sehen und hören, was da ist, anstelle dessen, was da sein sollte, da war oder sein wird;
    - sagen, was ich denke, anstelle dessen, was ich denken sollte;
    - fühlen, was ich fühle, anstelle dessen, was ich fühlen sollte;
    - verlangen, wonach ich bedarf, anstatt beständig auf Erlaubnis warten;
    - in eigener Sache etwas riskieren, anstatt auf Nummer sicher gehen und nicht die Pferde scheu machen.

Zusammenfassung

> »Was uns bleibt, ist die Poesie des einzelnen Lebens. Ist sie stark genug, uns zu tragen?«
>
> *Peter Bieri (2004, S. 469)*

Ich habe einige Aspekte aufgezeigt, die es wichtig erscheinen lassen, die Hinweise der Schriftsteller:innen ernst zu nehmen und Existenzanalyse auch als poetische Praxis zu verstehen.

In der Existenzanalyse schlummern romantische Impulse, die einen poetischen Raum öffnen. Sie tun das schon bei Kierkegaard und Heidegger und ziehen sich durch bis zu den heutigen Phänomenolog:innen und existenziellen Denker:innen.

Durch die ungewöhnliche Verwendung von Begriffen werden neue Räume geöffnet – so wie bei einem Gedicht bekannte Wörter neu zusammenfinden und dadurch ein Phänomen sprechend wird, alte Wörter neu gehört und dadurch neue Räume erlebbar werden.

Nicht zuletzt sind es sehr erfüllende Momente eines Therapeut:innenlebens, nämlich die der tiefen Begegnung im Prozess, da wo Technik und Wissenschaft nicht mehr hinreichen. Es tut sich darin eine Tiefe auf, die poetisch verstanden werden muss, in der sich mitten im Leid Wesentliches zeigt und eine authentische Lebendigkeit möglich wird. Es ist ein Erwachen zum Wesentlichen. Das ist das Gegenteil einer unverbundenen Schöngeisterei im Kitsch.

Existenzanalyse als phänomenologische Psychotherapie bietet poetischen Freiraum und achtet auf die implizierten körperleiblichen Resonanzen bei sich und bei Klient:innen und besonders auf daraus sich entfaltende explizite »Wörter, Bilder, Impulse und Gedanken«. Dieser Prozess ist ganz als »existieren« zu verstehen. Es braucht Prozesswissen und ein Erfahrungslernen von poetischer Präzision. Das gemeinsame kontingente Da-Sein verwandelt sich dann in ein neugierig-liebevolles Erforschen dessen, was möglich ist. Für die Improvisationen meiner Selbst, all das, was ich bin und nicht bin, braucht es jemanden, der mich dabei begleitet, die Resonanzen zu fassen, die mich zum Klingen bringen und in die Welt tragen.

Literatur

Abramović, M. (2016). *Durch Mauern gehen*. Luchterhand.

Alloa, E., Bedorf, T., Grüny, C. & Klass, T. N. (2012). *Leiblichkeit*. UTB.

Angermayr, M. (2007). »Sich selber wählen«. Selbstwerdung bei Sören Kierkegaard und in der modernen Existenzanalyse. Diplomarbeit. Universität Salzburg.

Angermayr, M. (2011). Was kann ich (psychotherapeutisch) tun, damit ich wach bin, wenn »die Sonne aufgeht«? Existenzanalyse als Erwachen zum Wesentlichen. *Existenzanalyse, 28*(2), 31–35.

Angermayr, M. (2014). Existenzielles Grounding. Das Seinserleben als Ressource der Person. *Existenzanalyse, 31*(2), 41–45.

Angermayr, M. (2019). Bevor du sprichst, spricht dein Körper zu dir. Bausteine zur Grundlegung des »Existenziellen Groundings«. *Existenzanalyse, 36*(2), 48–54.

Bieri, P. (2004). *Nachtzug nach Lissabon*. btb.

Bieri, P. (2017). *Wie wäre es gebildet zu sein?* Grünwald.

Bodrožić, M. (2019). *Poetische Vernunft im Zeitalter gusseisener Begriffe*. Matthes & Seitz.

Celan, P. (2000). *Die Hand voller Stunden. Gedichte*. dtv.

Dorra, H. (2020). Menschen verstehen. Hinweise zur hermeneutischen Phänomenologie. *Existenzanalyse, 37*(1), 16–41.

Fuchs, T. (2017). *Das Gehirn – ein Beziehungsorgan. Eine phänomenologisch-ökologische Konzeption*. Kohlhammer.

Fuchs, T. (2000). *Leib – Raum – Person. Entwurf einer phänomenologischen Anthropologie*. Klett-Cotta.

Gendlin, E. (2016). *Ein Prozess-Modell*. Karl Alber.

Längle, A. (2001). Gespräch – Kunst oder Technik? *Existenzanalyse, 18*(2+3), 7–18.

Längle, S. (2007). Phänomenologische Forschung in der Existenzanalyse. *Existenzanalyse, 24*(2), 54–61.

Längle, A. (2016). *Existenzanalyse. Existenzielle Zugänge in der Psychotherapie*. Facultas.

Längle, A. (2016). Phänomenologie. Unterlagen für Ausbildner.

Längle, A. (2020). Neue Entwicklungen in der Psychotherapie. *Existenzanalyse, 37*(1), 52–55.

Renn, K. (2016). *Magische Momente der Veränderung. Was Focusing bewirken kann*. Kösel.

Rosa, H. (2016). *Resonanz. Eine Soziologie der Weltbeziehung*. Suhrkamp.

Schweizer, A. (2003). *Vorträge, Vorlesungen, Aufsätze (Werke aus dem Nachlaß)*. Hrsg. v. C. Günzler, U. Luz & J. Zürcher. C. H. Beck.

Sloterdijk, P. (1988). *Zur Welt kommen – zur Sprache kommen*. Suhrkamp.

Steinert, K. (2019). Existenzanalyse und Resonanz. Psychotherapie als Resonanzraum. *Existenzanalyse, 36*(1), 4–14.

Trawny, P. (2013). *Ins Wasser geschrieben*. Matthes & Seitz.

Von Goethe, J. W. (1998). *Schriften zur Kunst, Schriften zur Literatur, Maximen und Reflexionen, Goethes Werke, Hamburger Ausgabe, Band XII*. C. H. Beck.

Von Schirach, A. (2018). *Du sollst nicht funktionieren. Für eine neue Lebenskunst*. Klett-Cotta.

Von Schirach, A. (2019). *Die psychotische Gesellschaft. Wie wir Angst und Ohnmacht überwinden*. Tropen.

Weber, A. (2014). *Lebendigkeit. Eine erotische Ökologie*. Kösel.

Weber, A. (2016). *Enlivment. Eine Kultur des Lebens. Versuch einer Poetik für das Anthropozän*. Matthes & Seitz.

Biografische Notiz

Markus Angermayr, Mag. phil. fac. theol., ist Philosoph, Psychotherapeut (Existenzanalyse) und Focusing Therapeut (DFI-Würzburg). Er ist international als Lehrausbildner und Lehrsupervisor der GLE sowie als Lehrausbildner für Focusing tätig. Seine Forschungsschwerpunkte in der Praxis sind Körperpsychotherapie und Existenzanalyse, Leibphänomenologie, Prozesstheorie. Er publiziert zu Selbstwerdung, Phänomenologie, Prozesstheorie und Poetik, Körperpsychotherapie, Existenziellem Grounding.